从古至今，吸取天地精华的疗法

摒弃枯燥难懂的医学术语，
用通俗易懂的语言将最实用的知识传授给你！

拔罐保健康

Baguan bao jiankang

刘康◉主编

让每一个人都能轻松摆脱疾病的困扰，
为人生留下最健康的一页！

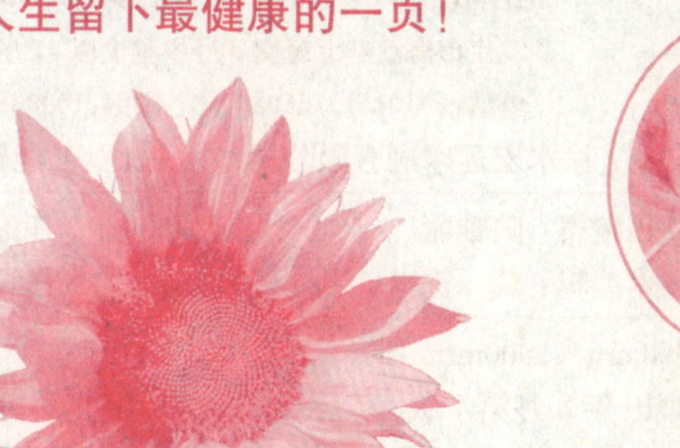

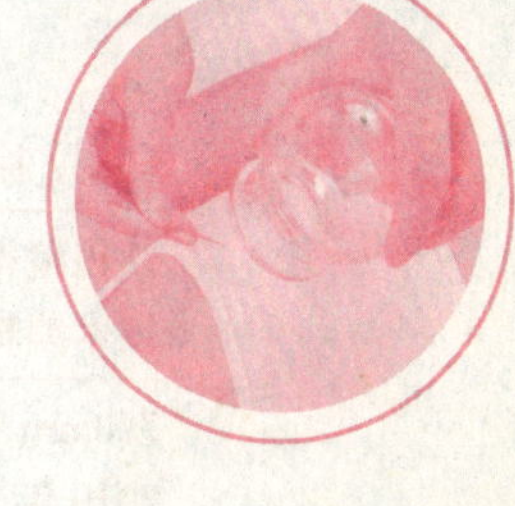

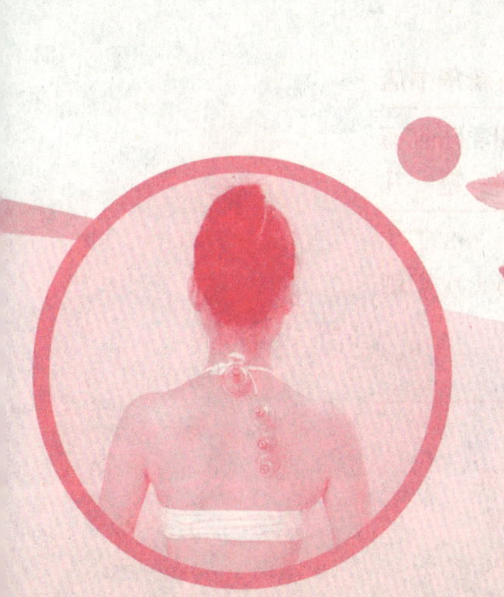

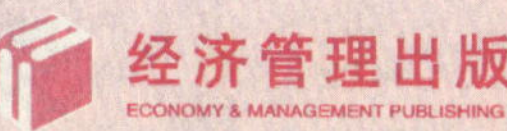

经济管理出版社
ECONOMY & MANAGEMENT PUBLISHING HOUSE

图书在版编目(CIP)数据

拔罐保健康/刘康主编 .—北京:经济管理出版社,2009.12

ISBN 978－7－5096－0852－4

Ⅰ.①拔… Ⅱ.①刘… Ⅲ.①拔罐疗法 Ⅳ.①R244.3

中国版本图书馆CIP数据核字(2009)第219951号

出版发行:经济管理出版社

北京市海淀区北蜂窝8号中雅大厦11层

电话:(010)51915602 邮编:100038

印刷:徐水宏远印刷有限公司 经销:新华书店

组稿编辑:陆雅丽 责任编辑:陆雅丽

技术编辑:黄 铄 责任校对:超 凡

720mm×1000mm/16 18印张 333千字

2010年5月第1版 2010年5月第1次印刷

定价:36.00元

书号:ISBN 978－7－5096－0852－4

前言

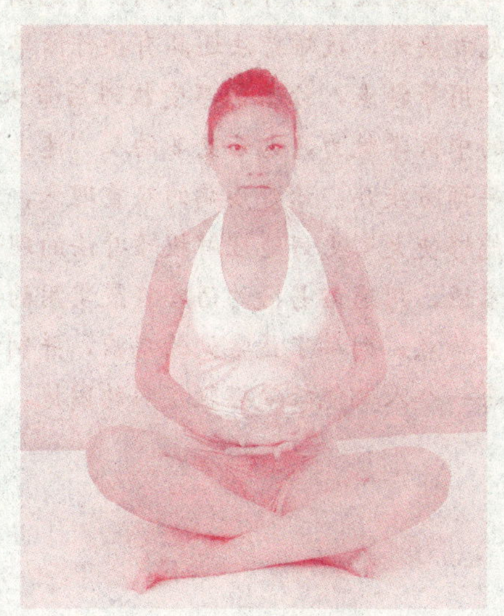

“保持健康，远离疾病”，这句话对于现代人来说格外重要，在每一天的工作、学习和生活中，紧张而繁忙的生活节奏和工作压力让很多人都感到无法轻松应对，身体和精神不停地闪着疾病的“报警信号”。这些信号表面上看似一些不痛不痒的小问题，但经过日久累积，就会在无形之中给身体造成巨大的负担，让健康岌岌可危。

在医学昌明的今天，健康问题不再是治病那么简单的事情，也不是吃药打针就可以轻松应对，它融入了更加广泛的防治措施，使人们获得健康的途径有了更多的选择，它就是拔罐！

拔罐与按摩、刮痧的最大不同之处，在于它是以罐具作为治疗工具，利用燃烧或其他方法将罐内空气“去除”，使罐内产生负压，并作用于人体的施治部位，将体内的“毒气”拔出，达到治病防病的目的。随着医学的不断发展，民间的拔罐疗法在保持传统的同时，也融入了新的科学理论，用经络学说来探讨体表皮肤与内脏器官的联系，总结出皮肤区域与脏腑器官的定位规律，并根据人体质的特点和健康需求，将拔罐从外科疾病逐渐扩大到内科疾病，广泛运用于内科、外科、妇科、五官科、皮肤科、神经科等。同时又在传统的火罐、药罐、针罐的拔罐方法中增加了真空抽气罐、电拔罐、磁疗罐等新式拔罐法，进一步丰富和发展了拔罐疗法，提高了拔罐的医疗功效，使拔罐疗法旧貌换新颜。

拔罐的部位主要是头部、面部、肩部、腰背部、胸腹部、四肢部，通过对这些部位进行拔罐不仅能将“毒气”拔出，还可以提前发现潜在的病理变化，以了解身体健康发展的趋向，并且能对脏腑器官起到治疗和保健的作用。特别是一些经常困扰人们却又容易反复发作的多发病、常见病，运用拔罐疗法就能迅速产生疗效。除了见效快外，拔罐疗法还具有操作简单、不需要专业的医学基础、效果显著无副作用等特点，让人们享受拔罐后带来的健康体验的同时，又能领略到拔罐带来的中医学魅力，也让更多的人“迷上”拔罐疗法。

本书正是本着倡导预防疾病、治疗疾病的双重理念，由相关的专业人士共同指导编著的。为了能够使大家更好地理解拔罐疗法的理论及实际操作，我们摒弃枯燥难懂的医学术语，用通俗易懂的语言将最实用的知识传达给读者，根据人体不同部位的相关特点，列举了最常见的病症，并制订了详细而科学的具体操作方案，力求让每一个人都能轻松摆脱疾病的困扰，为人生留下最健康的一页！

编　者

2009年12月

目录

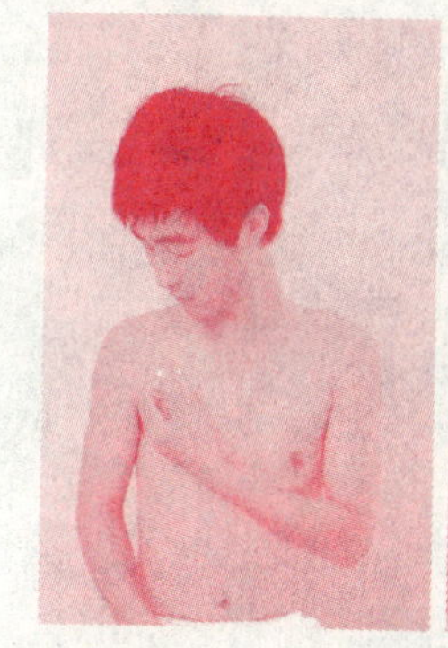
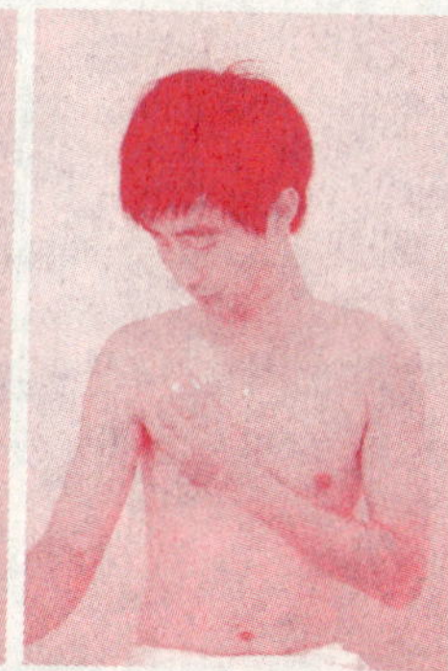
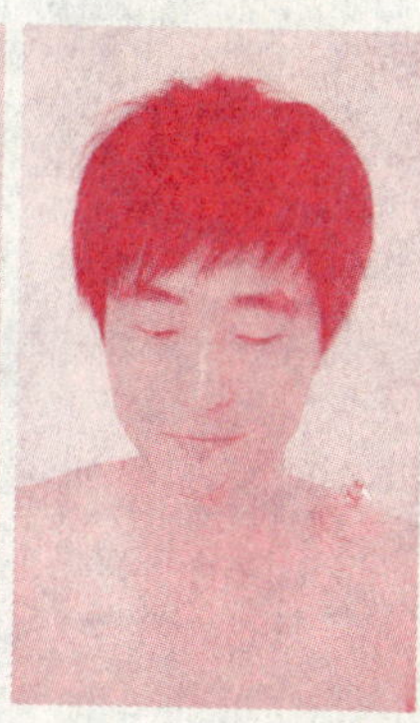
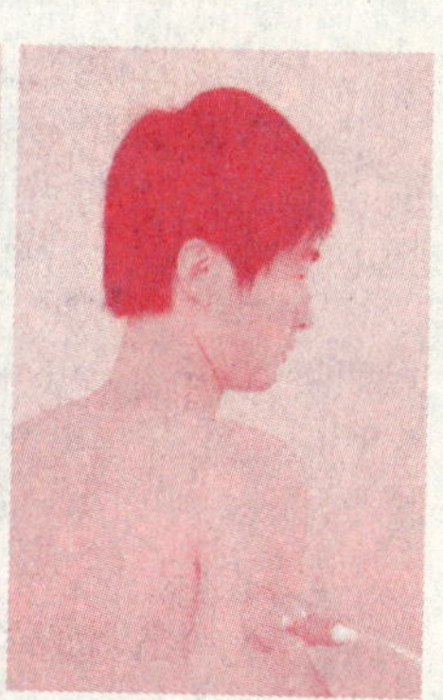

第一章

拔罐的基础知识

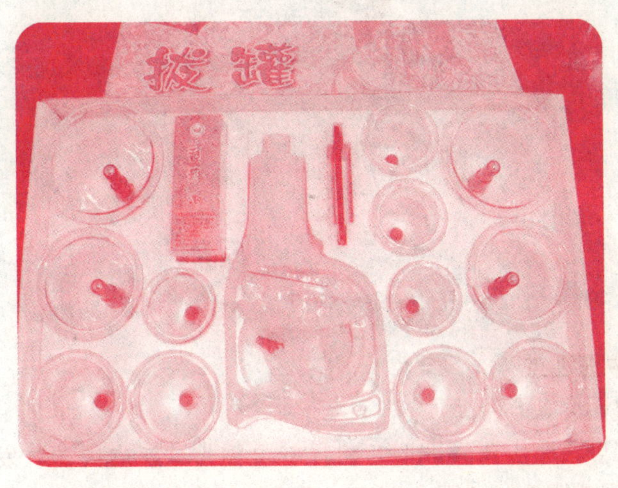

在民间，有“针灸拔罐，不好去一半”的说法，这也使许多人认为拔罐疗法是针灸学的一部分。但是，通过最近几年的学习和实践，人们对拔罐产生的功效有了一个新的认识，拔罐并非作为针灸的一个附属，而是与针灸一样是一个独立的治疗方法，并在中医学中发挥着同样极大的作用！

拔罐的健康原理

中医认为，人体之所以会出现疾病，是由于阴阳失调、气血紊乱、邪气聚生、经络不畅造成的，造成这些原因的罪魁祸首就是“风、寒、暑、湿、燥、火”之六淫。这些致病因素对人体环境中的脏腑及气血津液具有极大的危害性，拔罐通过对皮肤、经络和穴位进行适当刺激，能够将“邪毒”和“瘀滞”带出体内，从而使气血得到条畅，并调动机体的自我防卫系统，有效地改变经络、阴阳失衡的病理状态。从传统中医和现代医学研究方面来看，拔罐具有如下的功效。

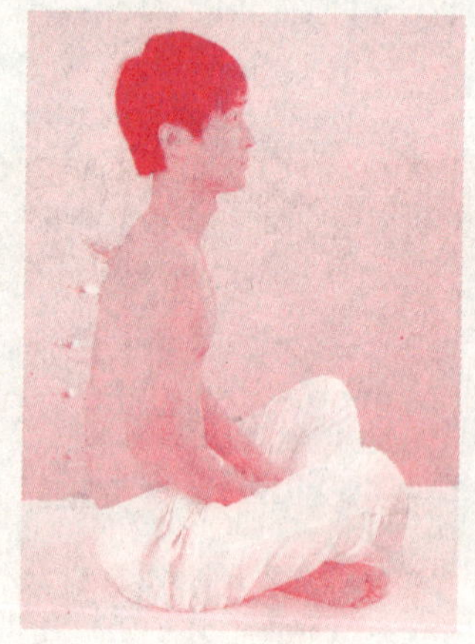

1. 传统中医观点

(1) 调整阴阳，平衡体质。

当人体出现阴阳平衡失调时，机体就会因为“盛虚失调”发生疾病，如“阴盛阳病，阳盛阴病”、“阳虚则寒，阴虚则热”等病理变化。拔罐通过对穴位和经脉进行刺激，能够对机体重新进行调理，使阴阳得到调和，从而实现强身健体、防病治病的目的。例如，由于肝火上亢或肝火上炎引起的头痛、高血压等就可以对大椎穴拔罐泻肝火。再如，脾胃虚寒引起的泄泻，可取足阳明胃经和足太阴脾经以及背部的相关穴位，将体内的寒气拔出。

(2) 消邪扶正。

中医认为，邪气是导致疾病的因素，正气则是机体活动以及抗病的能力，拔罐通过刮拭经脉，使气血得到疏导，从而防止体内因气血瘀积产生邪毒，并增强脏腑功能和体内正气，抑制或驱除邪毒的侵袭。

（3）活血化瘀。

机体之所以出现病痛，是由于气血不通导致经络堵塞引起的，在局部或相应穴位进行拔罐，能够疏通气血、消散瘀血、畅通经络，当气血恢复运行后，自然就能达到“通则不痛”的目的。

2. 现代医学研究

（1）增强机体免疫力。

拔罐疗法能够对局部皮肤产生较强的负压作用，在负压的作用下，局部皮肤的毛细血管破裂，释放出组织胺、5-羟色胺等神经介质，这些神经介质能对机体的各部位功能产生良性刺激作用，有效调动免疫系统的运作功能，增加局部耐受性以及机体的抵抗能力，从而达到防治疾病的目的。

（2）调节神经系统。

大脑对身体各部位功能具有调节和管制的作用，一旦这种调节与管制出现异常，就会使机体因运作失调引发各种疾病。拔罐通过对机体微弱的良性刺激，当神经系统末梢的感受器接收到这一信号后，就会将其从脏腑传导到大脑皮质，并通过刺激对大脑皮质的兴奋与抑制功能进行调节，有助于促进患病机体的自我愈合。

（3）调节肌肉和血管功能。

拔罐对运动系统的作用比较明显，通过刺激某一部位的神经，使相应部位的血管和肌肉的功能活动得到调节，避免局部过于兴奋而引起的平滑肌痉挛。此外，拔罐还能将机体内的水肿、黏液、瘀血拔出，防止这些物质对肌肉造成感染，引发肌肉炎症，并起到缓解疼痛的作用。

拔罐的疗疾原则

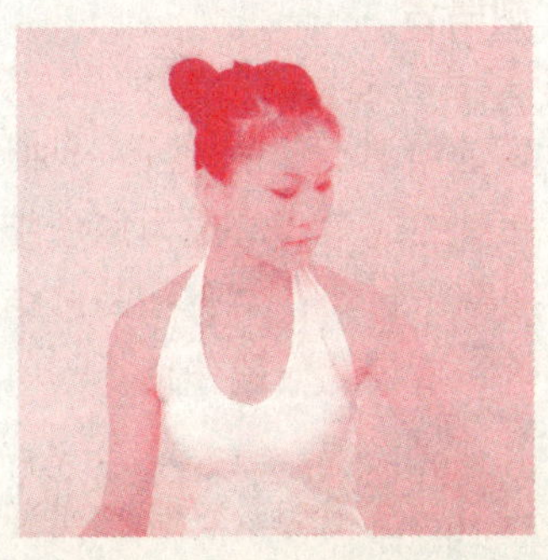

拔罐作为一种以“疗疾为主、保健为辅”的方法越来越受到人们的重视和

欢迎，在家庭保健治病中也越来越常见，但是不少人具体操作后却往往无法达到预期的目的，于是便对拔罐的疗效产生质疑。其实，拔罐与其他传统医学一样，都应当遵循一定的原则，只要在原则下进行操作，就能起到事半功倍的作用。

1. 治标兼顾本

中医认为，治病应当“标本兼治”、“治本顾标”。例如，当出现高热症状时，除了应当“抽火灭热”外，还应当找出引起发热的原因。如果发热是因为肾水不足引起的，还应当对肾区进行拔罐，使肾经得到疏导，来帮助人体对抗火热的侵害。再如，支气管哮喘发作时除了要止喘外，还应当考虑病症发作的原因，弄清是由于肺虚、肾虚还是脾虚造成水泛积湿，以致生成痰毒，在平日也应当对症进行调养，只有治病兼治本才能彻底将病根拔除。

2. 冬病夏治

“冬病”是指冻疮、风湿、哮喘等寒性疾病，但由于现代人特别是女性经常在空调房中办公，原本就虚寒的体质就更加严重，只要一变天就会出现感冒、咳嗽等症状，因此也被归为“寒病”当中。

中医认为，对这些寒病不能等到冬天发作时才开始治疗，而是应当在夏季就开始进行辨证施治。原因是“寒病”患者身体多为阳虚，气血运行不畅使阴寒凝滞脉络，从而导致疾病反复发作。在夏季气温高、人体阳气充沛时，再加上有温热作用的拔罐疗法，能够提高阳气对药物或其他良性刺激的推动作用，将体内寒气排出体外，就能使病症在冬季得到减轻或根治。

3. 以痛为腧

“以痛为腧”是拔罐临床的一个常用原则，它主要针对的是肌肉组织的症状，如疼痛、麻木、寒凉、痉挛、僵硬、紧张等。这些症状是局部病症反映在体表的一种病灶点，在选取相应穴位的同时对压痛点进行拔罐操作，能对“要害部位”产生直接的作用，减轻机体的疼痛感。

4. 拔、刺、按、灸、刮结合

“拔、刺、按、灸、刮结合”就是在拔罐前后对吸拔部位进行按摩、刮痧、针刺或艾灸，主要用于痹痛证或寒证。拔罐是一种作用于人体深层的治疗方法，而按摩、针灸、艾灸针对的或为表层或为深浅结合，因此在治疗方面具有一定的局限性，将拔罐与按摩、针灸、艾灸和刮痧结合起来，能够使人体得到全面的治疗，使治疗效果达到事半功倍的作用。

5. 虚实辨证

人体的体质有虚实之分，病症也分为虚证和实证，因此在拔罐时应当遵循“虚实辨证”的原则，以免造成“虚者更虚，实者更实”的不利结果。“虚实辨证”的拔罐原则通常体现在选穴和拔罐方法上。

在取穴方面，虚证应选择补益作用的穴位，如身柱穴、昆仑穴、气海穴、命门穴、足三里穴、三阴交穴等；实证则应选择具有宣泄作用的穴位，如曲池穴、太冲穴、合谷穴、大椎穴、丰隆穴、劳宫穴等。

在拔罐方法上，虚证一般使用留罐法、闪罐法、熨罐法或针罐法，手法为补法或平补平泻法，而且在拔罐的时间、拔罐的力度都应当适中；实证多采用血罐法、走罐法或针罐法，手法为泻法或平补平泻法，拔罐的时间或力度都可适当增加。

拔罐的罐具及辅助工具

古代用竹筒等作为拔罐的工具，用香油和水作为介质，这些拔罐工具虽然取材方便，但是在实际操作中会给受术者造成不适感，而且对穴位的刺激效果并不理想。现代中医对拔罐进行了改良，不仅使拔罐技术得到显著发展，而且在工具的选择上增加了“人文”理念，在增加拔罐效果的同时还能最大限度地保护皮肤，减轻受术者的疼痛感。尽管如此，现代拔罐使用的工具并没有因此变得复杂，没有超出罐子、毛巾以及拔罐介质等的范围，在使用上却给人带来更舒适的享受。

1. 罐具

罐具是拔罐的主要工具，对罐具的通常要求主要有六点：罐口内缘要光滑，罐口厚而光滑，罐具容量要大，能够缓慢起罐，能够稳定放置，便于冲洗。符合上述六点要求的罐具主要有以下几种：

(1) 竹罐。

竹罐又称竹筒，是用坚实成熟的老竹子制成，罐身长 8～10 厘米，口径在 3.3 厘米、5 厘米、7 厘米不等。竹罐为圆柱形，中间略粗、两端稍细，形似腰鼓一般，口底和四周较平整光滑。

竹罐的优点是轻巧、价廉、耐用，且不易破损，但由于干燥后易爆裂或漏气，因此在使用前应当先用温水浸泡数分钟。

(2) 陶瓷罐。

陶瓷罐使用陶土烧制而成，罐身长 4～9 厘米，口径在 3～8 厘米不等。陶瓷罐呈圆柱状，中间略大，口底平正，罐身光滑。

陶瓷罐的优点是吸拔力大，而且由于内外壁上了一层釉，可以减轻皮肤的痛感。但它也有一定的缺点，如罐身较重，容易破损，无法透过表层观察罐内皮肤的变化。在这些缺点中，最大的问题就是易破损，因为陶瓷罐一旦毛口出现破损，就会失去吸拔的能力。

(3) 玻璃罐。

玻璃罐顾名思义就是使用耐热的硬玻璃吹制而成，按口径及罐身的大小可分为大、中、小三种型号，常用于针刺后拔罐，使用时可根据拔罐部位选择大小适合的玻璃罐。玻璃罐的罐口小、罐身大，且罐口的边缘略微向外凸，形似笆斗一般。

玻璃罐的优点是透明，能够在拔罐的过程中观察到皮肤发生的变化，但由于材质的缺陷，它的导热性非常快，很容易烫伤皮肤；材质脆硬，容易破损。常适用于针刺后拔罐。

(4) 金属罐。

金属罐的规格、型号与陶瓷罐和玻璃罐相似，一般多用铜、铅、不锈钢等金属材料制成，主要用于火力排气法。

金属罐优点是消毒便利，而且比较结实。但缺点是价格较贵，导热性快，极易烫伤皮肤，而且无法观察所拔部位皮肤的变化。

(5) 抽气罐。

抽气罐是最现代的罐具，它是将罐具与抽气器连接在一起，上部为抽气器，下部为罐体，材质多使用玻璃或者塑料。

抽气罐与传统火罐的不同之处在于，使用起来非常便利，无需点火，不易烫伤；便于观察皮肤的变化；能随意调节对穴位的吸附力度；放气时不会造成疼痛。

温馨提示：罐具口径大小的选择。

(1) 病变范围小的部位以及大部分穴位，宜选择口径稍大于病变范围的罐具。

(2) 病变范围较大的、背部等肌肉较肥厚的部位，宜选择更大的罐具，或用罐具进行密排。

2. 拔罐常用的辅助工具

拔罐时除了罐具之外，相关的辅助工具也不可少，有的辅助工具甚至能够对拔罐效果起到推波助澜的作用，下面就列出几种拔罐常见的辅助工具。

(1) 燃料。

燃料在火罐法中使用，多为浓度 75%～95%的酒精棉球，高度数的白酒也可以代替酒精作为燃料使用。

(2) 镊子。

镊子多用在闪火法，通常是用来夹住点燃的酒精棉球，在罐内绕一周，使火罐内均匀受热。

(3) 消毒清洁用品。

常用的消毒清洁用品是酒精脱脂棉球、毛巾、纸巾等，一般用于拔罐前后清洁皮肤。其中毛巾和纸巾应当选用质地柔软且对皮肤无刺激性、无伤害的天然纤维织物。

(4) 拔罐介质。

常用的拔罐介质为凡士林、石蜡油以及各种中药、拔罐油等。在拔罐前涂抹在需要拔罐的部位和罐口，用凡士林、石蜡油能起到润滑的作用，可加强皮肤和拔罐之间的密合度，防止烫伤和疼痛感，多用于保健性拔罐；中药介质能促进拔罐功效，多用于治疗性拔罐；拔罐油则兼具二者的特点，具有清热解毒、活血化瘀、消炎镇痛的作用，而且渗透性较强、润滑性较好，在拔罐前涂抹可以保护皮肤、预防感染、减轻疼痛、加快病邪排出。

应当注意的是，如果将红花油作为拔罐介质应当谨慎挑选罐具，因为红花油对罐具有一定的腐蚀性，很可能会缩短罐具的使用寿命。

(5) 针具。

针具通常在刺络拔罐法及针罐法使用，常用的针具有针灸毫针、三棱针、皮肤针等。

拔罐常用的罐口区域

拔罐的罐具使用决定了罐口部位的精确度不如针灸、按摩等对穴位的要求那么严格，但在运用时仍然应当找准罐口部位的中心位置，这样才能准确无误地对机体表皮部位下的脏腑产生作用，提高拔罐的疗效。根据拔罐临床经验，常用罐口区域主要分布在胸腹、腰背以及下肢部位。

1. 胸腹部

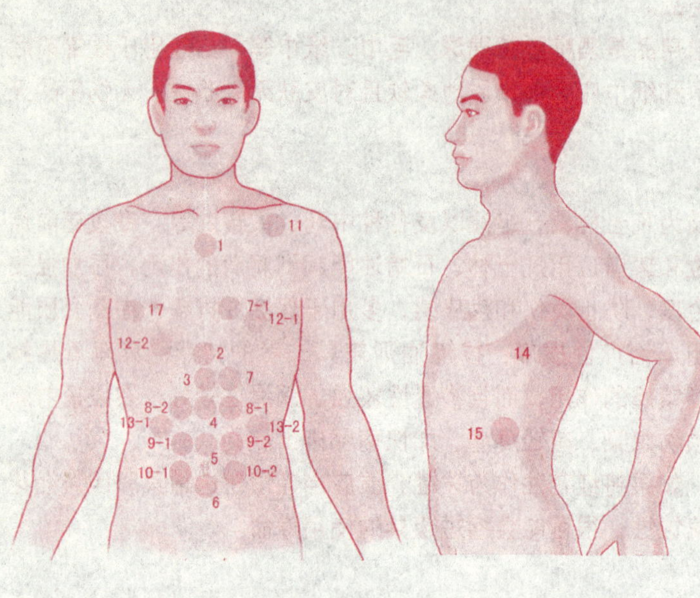

1 华盖区
2 前心区
3 胃脘区
4 肠区
5 脐中区
6 气海区（小腹区）
7 左胃区
7-1 右胆囊区
8-1 左肠区
8-2 右肠区
9-1 右结肠区
9-2 左结肠区
10-1 右小腹区
10-2 左小腹区
11 前肺尖区（中府区）
12-1 左乳根区
12-2 右期门区
13-1 右腹区
13-2 左腹区
14 大包区
15 章门区

在划分胸腹部罐口区域前，可先在胸腹部从喉咙向下经脐部画一条中心线，将腹部分成左右等分。

(1) 华盖区。

【位置】位于当前正中线上，喉咙凹陷处与心口窝凹陷处之间的部位，平第1肋间。

【涉及穴位】华盖穴、紫宫穴、玉堂穴。

【功能】清热、止咳、化痰、止呕。

【主治】肺部、气管以及食管疾病或免疫力低下。

(2) 前心区。

【位置】心口窝正中处。

【涉及穴位】鸠尾穴、巨阙穴。

【功能】清心、宁神、化滞、和中。

【主治】咳嗽、咯血、呕吐、心痛、胸痛、心悸、癫痫。

(3) 胃脘区。

【位置】心口窝凹陷处的下缘。

【涉及穴位】中脘穴、下脘穴。

【功能】健脾、益胃、化湿、益气。

【主治】肠胃疾病、心中烦热、惊悸。

(4) 肠区。

【位置】在胃脘区正下方至接近脐部上缘的位置，与胃脘穴相邻。

【涉及穴位】无

【功能】消食、化滞。

【主治】肠胃疾病。

(5) 脐中区。

【位置】肚脐中心。

【涉及穴位】水分穴、神阙穴、阴交穴。

【功能】清热、利湿、调水、调和。

【主治】腹泻、腹痛、腹胀、反胃、呕吐、二便不利。

(6) 气海区（小腹区）。

【位置】肚脐下缘以下的部位。

【涉及穴位】阴交穴、石门穴、气海穴。

【功能】补肾、利水、清热、固精。

【主治】腹胀、二便不通、月经不调、带下、盆腔炎、崩漏、阴部多汗、遗精、遗尿、前列腺炎、尿频尿急。

温馨提示：上面六个罐口区域通常互相交叉，即一个区域的一部分有时也是另一个区域的一部分。

(7) 左胃区、右胆囊区。

【位置】以乳中和胸中线的连线为中点，分别向上和向下延伸成一条直线，与胃脘区相邻，但罐具边缘更接近胸中线。

【涉及穴位】无

【功能】健脾、益胃、止痛、化滞。

【主治】不思饮食、呕吐、消化不良、腹痛、腹胀、胃痛。

温馨提示：左胃区与胃脘区配合治疗胃部疾病，右胆囊区用于治疗胆囊疾病。

(8) 左右肠区。

【位置】与肠区分别相邻，位于肠区正中线的左右两侧。

【涉及穴位】无

【功能】化痰、通窍、消胀、化滞。

【主治】呕吐、腹胀、消化不良、腹泻、腹痛、心烦、遗尿。

(9) 左右结肠区。

【位置】脐部两侧。

【涉及穴位】无

【功能】和胃、调肠、理气、活血。

【主治】呕吐、腹胀、腹痛、肠鸣、二便不通、便秘、消化不良、久泻不止、体热、劳损、水肿。

(10) 左右小腹区。

【位置】脐中区斜下方，气海区旁。

【涉及穴位】无

【功能】养肾、护肝、理肠、通便。

【主治】腹胀、腹痛、腹泻、胃痛、肠鸣、消化不良、恶心、便秘、遗尿、月经不调、前列腺疾病。

(11) 前肺尖区（中府区）。

【位置】前胸中线旁平第1肋间隙处，至肩头与第1肋骨凹陷处。

【涉及穴位】中府穴、云门穴。

【功能】清肺、调气。

【主治】恶寒、烦热、气喘、咳嗽、胸痛、肩背痛、面浮肿、手臂不举。

(12) 左乳根区、右期门区。

【位置】胃脘区旁开的肋骨下缘处，直对乳中。其中，左乳根区位于左心室下。

【涉及穴位】期门穴。

【功能】利胆、疏肝、活血、化瘀。

【主治】咳嗽、呕吐酸水、消化不良、目眩、胸胁胀满、胃痛、乳痈、心痛。

(13) 左右腹区。

【位置】乳中上下的直线上，分别位于左乳根区和右期门区下方。

【涉及穴位】无

【功能】调中、散寒、消食、导滞。

【主治】腹胀、腹水、消化不良、便秘、小腹寒痛、肾炎、肝炎、肠炎、阑尾炎、肠功能紊乱。

(14) 大包区。

【位置】自心口窝外开至腑中线上，第6肋间隙处。

【涉及穴位】大包穴。

【功能】疏通经络、调和诸经。

【主治】身痛、咳喘、胸胁胀痛、肢体无力。

（15）章门区。

【位置】侧卧，肠区旁开，与腋下第 11 肋尖端下缘相交处。

【涉及穴位】京门穴、章门穴、带脉穴。

【功能】疏肝、理肾、活血、化瘀。

【主治】面部浮肿、呕吐、胁肋痛、腹胀、腹水、肠疝痛、尿少色黄、腰背痛。

2. 腰背部

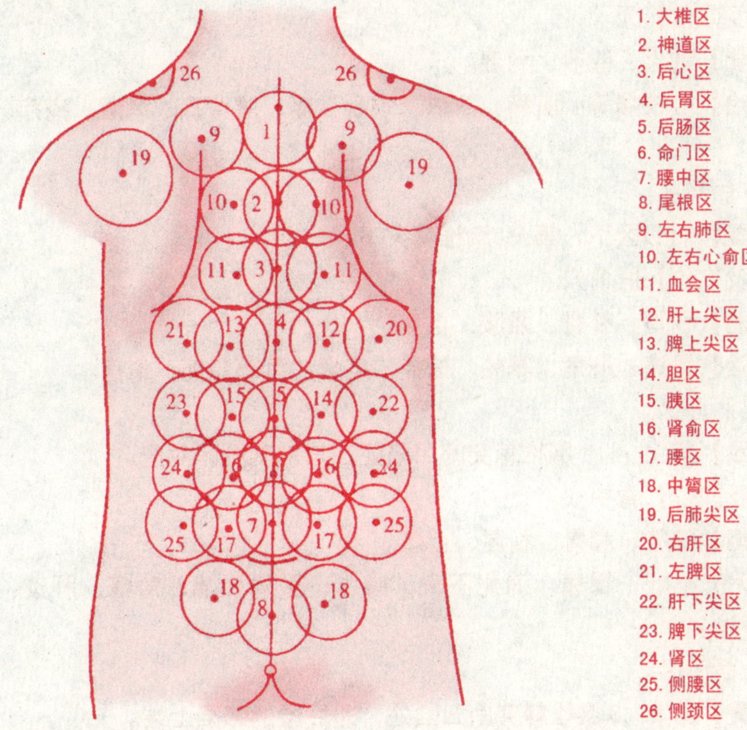

从大椎穴至尾根部共分为 7 个罐口区域，后背两侧的肩胛骨距脊椎最近的边缘与脊椎连线的中点，上下成一条直线，该条直线上有 8 个罐口部位；靠近肩膀顶部有一个罐口部位；肩胛骨内缘上下直线上有 5 个罐口部位。下面就介绍常用的部位。

（1）大椎区。

【位置】第 7 颈椎与第 1 胸椎棘突之间的凹陷处。

【涉及穴位】大椎穴、陶道穴。

【功能】清热、益气、养血、宁心。

【主治】高血压、颈椎病、头痛、感冒、虚汗、失眠、发热、恶寒、痹痛、咳嗽、哮喘、呕吐、抽搐、腰背痛、癫痫。

(2) 神道区。

【位置】大椎区下，第 5、6 胸椎棘突之间的凹陷处。

【涉及穴位】身柱穴、神道穴。

【功能】安神、定志、清热、散风。

【主治】发热、恶寒、咳嗽、头痛、中风、抽搐、失眠。

(3) 后心区。

【位置】第 7、8 胸椎间凹陷处，与前心区相对。

【涉及穴位】无

【功能】清火、除热、利湿。

【主治】心绞痛等心脏病、寒热、颈项强痛、腰背痛、风湿、疮疖、气喘、咳嗽。

(4) 后胃区。

【位置】后心区下，第 10 胸椎棘突下。

【涉及穴位】肝俞穴。

【功能】和胃、补肾、强腰、止痛。

【主治】胃痛、肝病、寒热、抽搐、痉挛、背部急痛、癔病。

(5) 后肠区。

【位置】第 11、12 胸椎棘突间凹陷处，与前胸肠区对应。

【涉及穴位】脊中穴。

【功能】健脾、和胃、利湿、止痛。

【主治】呕吐、胃痛、消化不良、腹胀、腰脊强痛、痔疮、肝炎、脱肛、增生性脊椎炎。

(6) 命门区。

【位置】第 2、3 腰椎棘突间凹陷处，即后腰的凹陷上端。

【涉及穴位】悬枢穴、命门穴。

【功能】固精、调气、壮阳。

【主治】失眠、水肿、腹痛、月经不调、高血压、低血压、脊椎炎、肠炎、胃炎、阳痿、早泄、腰痛。

(7) 腰中区。

【位置】第 4、5 腰椎棘突间凹陷处，即后腰凹陷处。

【涉及穴位】腰阳关穴。

【功能】强腰、健脊、益肾、调气。

【主治】腰椎间盘突出、坐骨神经痛、腰骶痛、下肢痿痹、遗精、阳痿。

(8) 尾根区。

【位置】尾根部位。

【涉及穴位】腰俞穴、上髎穴、次髎穴、中髎穴、下髎穴。

【功能】通条任督二脉。

【主治】下肢麻痹、发热无汗、坐骨神经痛、腰肌劳损、膀胱炎、腰脊强痛、便血、遗尿、感冒以及妇科疾病、男科疾病。

(9) 肺区（左右）。

【位置】肩胛骨边缘距脊椎最近处于脊椎连线的终点处，即大椎区斜下方。

【涉及穴位】大杼穴、风门穴、肺俞穴。

【功能】宣肺、祛风、舒筋、清热、活血。

【主治】感冒发热、抽搐、伤风咳嗽、胸背痛、胸膜炎、脑溢血、颈椎病、增生性脊椎炎、落枕。

(10) 心俞区（左右）。

【位置】第 5 胸椎棘突旁开，毗邻神道区。

【涉及穴位】厥阴俞、心俞穴。

【功能】宁心、安神、疏通心络。

【主治】失眠、惊悸、呕吐、咳嗽、牙痛、健忘、胸闷、心痛。

(11) 血会区。

【位置】后心区，接近脊椎。

【涉及穴位】膈俞穴。

【功能】和血、理气、祛痰、宽膈、通心脉。

【主治】心痛、腹痛、咳嗽、气喘、呃逆、吐血、背痛脊强、发热、恶寒。

(12)(13) 肝（脾）上尖区。

【位置】第 9 胸椎棘突旁开，后心区旁，后胃区的两侧，左侧为脾上尖区，右侧为肝上尖区。

【涉及穴位】肝俞穴、胆俞穴、脾俞穴。

【功能】疏肝、和血、清泻、安神、解郁。

【主治】眩晕、头痛、中风、咳嗽、脑出血、脊背痛、黄疸、癫狂、癔病。

(14)(15) 胆区、胰区。

【位置】第 11、12 胸椎棘突旁开，后胃区旁，胆区在肝上尖区下方，胰区在脾上尖区下方。

【涉及穴位】脾俞穴、胃俞穴。

【功能】和胃、健脾、利湿、调中。

【主治】水肿、黄疸、呕吐、咳嗽、胃病、肝病、疝病、胰腺痛。

(16) 肾俞区。

【位置】命门区旁。

【涉及穴位】三焦俞穴、肾俞穴、气海俞穴。

【功能】补肾、通三焦、调气、利水。

【主治】水肿、腹胀、腹水、痢疾、遗尿、遗精、阳痿、早泄、肠鸣、夜盲、咳喘、失音、消渴、妇科病、腰骶痛、脚膝拘急。

(17) 腰区。

【位置】腰中区的两侧。

【涉及穴位】大肠俞穴、小肠俞穴、关元俞穴。

【功能】调和二肠、理气、化滞。

【主治】二便不利、遗尿、痛经、腹胀、腹痛、糖尿病、腰肌劳损、腰骶痛、腰脊强痛及男科、妇科疾病。

(18) 中膂区。

【位置】尾根区的两侧。

【涉及穴位】无

【功能】健肾、壮腰、清热、利湿、培元、疏焦。

【主治】坐骨神经痛、类风湿性关节炎、腰脊痛、腰骶神经痛、腰肌劳损、痉挛痹缩、膝脚不遂、肾炎、痔疮。

(19) 后肺尖区（天秉区）。

【位置】左右肺区旁，肩胛骨内边缘上段。

【涉及穴位】天宗穴、秉风穴、天髎穴。

【功能】疏风、散寒、止痛、舒筋。

【主治】颈项强痛、肩背拘急、肩周炎、落枕、颈椎病、上肢麻痹不举、气喘、咳嗽、感冒、肺炎、肺结核。

(20)(21) 肝区、脾区。

【位置】肩胛骨边缘下，与后胃区平行，右面是肝区、左面是脾区。

【涉及穴位】无

【功能】护肝、健脾、清血。

【主治】头痛、呕吐、消化不良、头晕、泄泻、身热、小便赤黄、黄疸、糖尿病、心血管疾病、风湿、类风湿性关节炎。

(22)(23) 肝（脾）下尖区。

【位置】肝区下方，与后胃区平行。

【涉及穴位】无

【功能】和胃、理气、除湿、泄热。

【主治】同肝区、脾区。

(24) 肾区。

【位置】第 1、2 腰椎棘突外开，肾俞穴旁。

【涉及穴位】无

【功能】健肠胃、化瘀滞、补肾精、清热气、利小便。

【主治】肾炎、肾脏疾病、胃病、乳腺炎、肝病、水肿、腰脊强痛、两肋疼痛。

(25) 侧腰区。

【位置】毗邻左右腰区，肾区下方，与腰中区平行。

【涉及穴位】无

【功能】疏通经络、补肾壮阳。

【主治】下肢疼痛、腰腿痛、瘫痪、风湿性关节炎、肾炎。

(26) 侧颈区。

【位置】大椎穴与肩头连线中点的肩顶部位。

【涉及穴位】无

【功能】清热、调气、散风、通经。

【主治】头痛、颈椎病、落枕、眩晕、失语、咳嗽、肩周炎、肩背风湿痛、感冒、扁桃体炎。

3. 下肢部

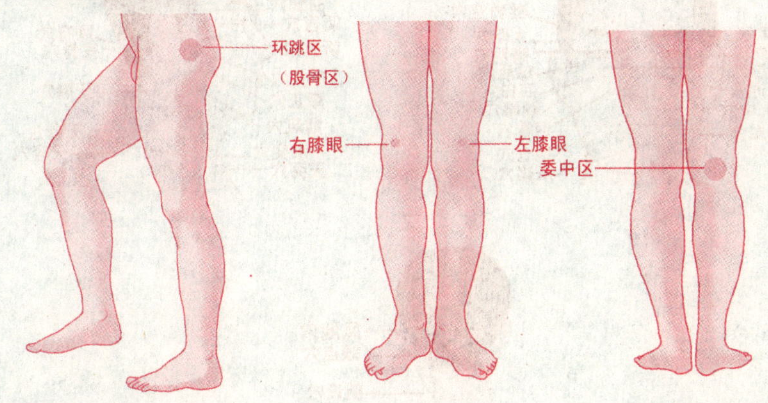

(1) 环跳区（股骨区）。

【位置】骶管裂孔与股骨大转子最高点连线外 1/3 与内 2/3 的交界处。

【涉及穴位】无

【功能】祛风、除湿、利节、舒筋。

【主治】坐骨神经痛、风湿或类风湿性关节炎、腰脊疼痛、下肢瘫痪麻痹。

(2) 左右膝眼。

【位置】膝盖两侧的凹陷处。

【涉及穴位】膝眼穴、膝关穴、阴陵泉穴、阳陵泉穴。

【功能】畅通气血、止痛利节。

【主治】膝关节疼痛、髌骨损伤。

(3) 委中区。

【位置】膝盖后中央，腿胭窝中点、两筋之间。

【涉及穴位】委中穴。

【功能】清热、祛湿、通经。

【主治】下肢麻痹、坐骨神经痛、风湿或类风湿性关节炎。

拔罐的穴位选取

1. 头面颈部穴位

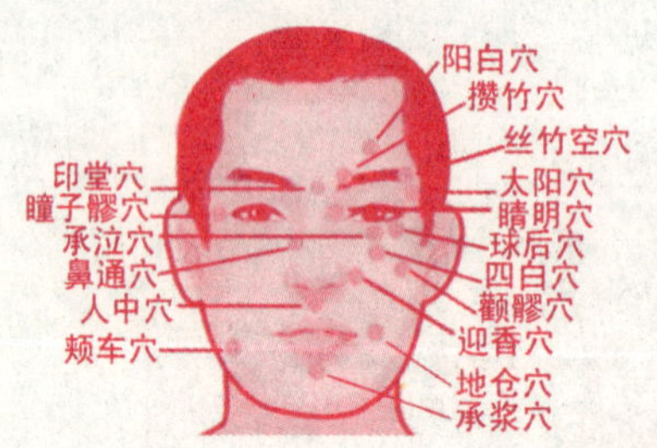

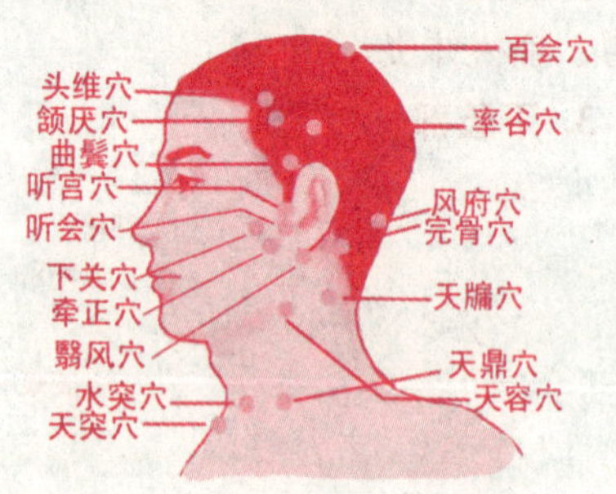

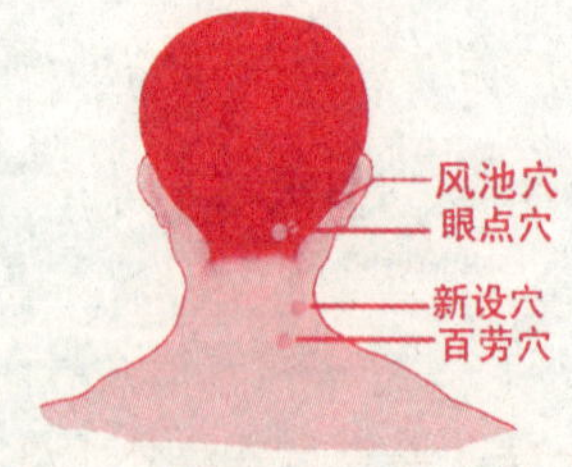

百会穴

【位置】头部，当前发际正中直上 7 寸，或两耳尖连线中点处。

【主治】头痛、眩晕、惊悸、高血压、低血压、耳鸣、失眠、鼻塞、脱肛、痔疾、子宫脱垂、泄泻。

【刺灸法】平刺 0.5～0.8 寸；可灸。

印堂穴

【位置】前额部，当两眉头间连线与前正中线之交点处。

【主治】头痛、头晕、前头痛、三叉神经痛、失眠、高血压、鼻塞、流涕、鼻炎、目眩、眼部疾病等。

【刺灸法】向下平刺 0.3～0.5 寸，或三棱针放血；可灸。

睛明穴

【位置】面部，目内眦角稍上方凹陷处。

【主治】目赤肿痛、迎风流泪、眼睛疲倦、视物不清、目眩、近视、夜盲、三叉神经痛、结膜炎、偏头痛。

【刺灸法】闭目，左手轻推眼球向外侧固定，右手缓慢进针，紧靠眶缘直刺 0.5～1 寸。不捻转、不提插，或只轻微地捻转和提插。出针后按压针孔片刻，以防出血。本穴禁灸。

攒竹穴

【位置】面部，当眉头陷中，眶上切迹处。

【主治】头痛、迎风流泪、目赤、目肿痛、口眼歪斜、视物不清、眼睛疲劳、眼皮跳而不止、假性近视。

【刺灸法】平刺 0.5～0.8 寸；禁灸。

太阳穴

【位置】颞部，当眉梢与目外眦之间，向后约 1 寸的凹陷处。

【主治】头痛、偏头痛、神经血管性头痛、眼睛疲劳、牙痛、三叉神经痛、目赤肿痛、视神经萎缩等疾病。

【刺灸法】直刺或斜刺 0.3～0.5 寸，或用三棱针点刺出血；可灸。

头维穴

【位置】头侧部，当额角发际上 0.5 寸，头正中线旁 4.5 寸。

【主治】头痛、目眩、口痛、溢泪。

【刺灸法】平刺 0.5～1 寸；禁灸。

曲鬓穴

【位置】头部，当耳前鬓角发际后缘的垂线与耳尖水平线交点处。

【主治】偏头痛、颔颊肿、牙关紧闭、呕吐、牙痛、目赤肿痛、项强不得顾。

【刺灸法】向后平刺 0.5～0.8 寸；可灸。

率谷穴

【位置】头部，当耳尖直上入发际 1.5 寸，角孙穴直上方。

【主治】头痛、眩晕、呕吐、小儿惊风。

【刺灸法】平刺 0.5～1 寸；可灸。

颔厌穴

【位置】头部鬓发上，当头维穴与曲鬓穴弧形连线的上 1/4 与下 3/4 交点处。

【主治】头痛、眩晕、目外眦痛、牙痛、耳鸣、惊痫。

【刺灸法】直刺 0.3～0.4 寸；可灸。

丝竹空穴

【位置】面部，当眉梢凹陷处。

【主治】头痛、目眩、目赤痛、眼皮跳而不止、牙痛、癫痫。

【刺灸法】平刺 0.5～1 寸；不宜灸。

四白穴

【位置】面部，瞳孔直下，当眶下孔凹陷处。

【主治】目赤、目痛痒、夜盲症、头晕、头痛、口眼歪斜、眼皮跳而不止。

【刺灸法】直刺或斜刺 0.3～0.5 寸，不可深刺。

阳白穴

【位置】前额部，当瞳孔直上，眉上 1 寸。

【主治】三叉神经痛、眼睛疲劳、头痛、目眩、目痛、外眦疼痛。

【刺灸法】平刺 0.5～0.8 寸；可灸。

承泣穴

【位置】面部，瞳孔直下，当眼球与眶下缘之间。

【主治】昏迷、晕厥、暑病、癫狂、痫症、急慢惊风、鼻塞、鼻出血、风水面肿、牙痛、牙关紧闭、黄疸、消渴、霍乱、瘟疫、脊膂强痛、挫闪腰疼等症。

【刺灸法】以左手拇指向上轻推眼球，紧靠眶缘缓慢直刺 0.5～1.5 寸，不宜提插。

球后穴

【位置】面部，当眶下缘外 1/4 与内 3/4 交界处。

【主治】视神经萎缩、视网膜色素变性、青光眼早期白内障、近视。

【刺灸法】沿眶下缘从外下向内上，向视神经孔方向刺 0.5～1 寸；可灸。

瞳子髎穴

【位置】面部，目外眦旁，当眶外侧缘处。

【主治】头痛、目赤、目痛、迎风流泪、远视不明、白内障、目翳。

【刺灸法】向后刺或斜刺 0.3～0.5 寸，或用三棱针点刺出血。

颊车穴

【位置】面颊部，下颌角前上方约 1 横指（中指），当咀嚼时咬肌隆起，按之凹陷处。

【主治】牙痛、口歪、颊肿、张口困难。

【刺灸法】直刺 0.3～0.5 寸，平刺 0.5～1 寸。

颧髎穴

【位置】面部，当目外眦直下，颧骨下缘凹陷处。

【主治】口眼歪斜、牙痛、颊肿。

【刺灸法】直刺 0.3～0.5 寸，斜刺或平刺 0.5～1 寸。

迎香穴

【位置】鼻翼外缘中点旁，当鼻唇沟中间。

【主治】鼻塞、鼻出血、口歪、鼻炎、鼻窦炎、流涕、牙痛、感冒等。

【刺灸法】斜刺或平刺 0.3～0.5 寸。

鼻通穴

【位置】面部，当鼻翼软骨与鼻甲的交界处，近处鼻唇沟上端处。

【主治】鼻炎、鼻窦炎、过敏性鼻炎、头痛。

【刺灸法】向内上方斜刺 0.3～0.5 寸；可灸。

地仓穴

【位置】面部，口角外侧，上直对瞳孔。

【主治】口歪、流涎、眼皮跳而不止。

【刺灸法】斜刺或平刺 0.5～0.8 寸。

人中穴

【位置】面部，当人中沟的上 1/3 与中 1/3 交点处。

【主治】昏迷、晕厥、暑病、癫狂、鼻塞、牙痛、黄疸、消渴。

【刺灸法】向上斜刺 0.3～0.5 寸，或用指甲按掐；不灸。

牵正穴

【位置】面颊部，耳垂前方 0.5 寸，与耳中点相平处。

【主治】面神经麻痹、口疮、下牙痛、腮腺炎。

【刺灸法】直刺 0.5～1 寸，局部有酸胀的感觉向面部扩散；可灸。

承浆穴

【位置】面部，当颏唇沟的正中凹陷处。

【主治】口眼歪斜、面肿、牙痛、牙龈肿、流涎、口舌生疮、消渴嗜饮、小便不禁、癫痫。

【刺灸法】斜刺 0.3～0.5 寸；可灸。

完骨穴

【位置】头部，当耳后乳突的后下方凹陷处。

【主治】头痛、颈项强痛、落枕、失眠、面瘫、喉痹、颊肿、癫痫、疟疾、三叉神经痛、偏头痛。

【刺灸法】斜刺 0.5～0.8 寸；可灸。

下关穴

【位置】面部耳前方，当颧弓与下颌切迹所形成的凹陷中。

【主治】耳聋、耳鸣、牙痛、三叉神经痛、张嘴困难、面瘫、颞颌关节炎等。

【刺灸法】直刺 0.5～1 寸。

听会穴

【位置】面部，当耳屏间切迹的前方，下颌骨髁状突的后缘，张口有凹陷处。

【主治】耳鸣、耳聋、牙痛、口眼歪斜、头痛。

【刺灸法】直刺 0.5 寸；可灸。

听宫穴

【位置】面部，耳屏前，下颌骨髁状突的后方，张口时呈凹陷处。

【主治】耳鸣、耳聋、牙痛、三叉神经痛、头痛、目眩头昏。

【刺灸法】直刺 1～1.5 寸。

翳风穴

【位置】耳垂后方，当乳突与下颌角之间的凹陷处。

【主治】耳鸣、耳聋、面瘫、牙关紧闭、颊肿、瘰疬、慵懒倦怠。

【刺灸法】直刺 0.8～1 寸；可灸但勿直接灸。

天牖穴

【位置】颈侧部，当乳突的后下方，平下颌角，胸锁乳突肌的后缘。

【主治】头晕、头痛、面肿、目昏、暴聋、项强。

【刺灸法】直刺 0.8～1 寸；可灸。

风府穴

【位置】项部，当后发际正中直上 1 寸，枕外隆凸直下，两侧斜方肌之间凹陷处。

【主治】癫狂、痫症、癔病、中风不语、悲恐惊悸、半身不遂、眩晕、颈项强痛、咽喉肿痛、目痛、鼻出血。

【刺灸法】伏案正坐位，使头微前倾，项肌放松，向下颌方向缓慢刺入 0.5～1 寸，针尖不可向上。

新设穴

【位置】项部第 4 颈椎横突尖端，斜方肌外缘。

【主治】项肌瘫痪、后头痛、颈项强痛、项肌痉挛及扭伤、枕神经痛、肩胛部疼痛、咳嗽、气喘、咽喉肿痛、颈项淋巴腺肿大。

【刺灸法】直刺 0.5～0.8 寸；艾炷灸 3～7 壮，或艾条灸 5～15 分钟。

眼点穴

【位置】项部，后颈左右旁开 1 寸。

【主治】落枕、脑溢血复原、哮喘、咳嗽、肺结核、颈项强痛。

【刺灸法】直刺或向内斜刺 0.5～1 寸；可灸。

天容穴

【位置】颈外侧部，当下颌角的后方，胸锁乳突肌的前缘凹陷中。

【主治】耳鸣、耳聋、咽喉肿痛、颈项强痛。

【刺灸法】直刺 0.5～1 寸。

天突穴

【位置】颈部，当前正中线上胸骨上窝中央。

【主治】呃逆、咳嗽、哮喘、呕吐、咽喉肿痛、神经性呕吐、咽喉炎、扁桃体炎。

【刺灸法】先直刺 0.2～0.3 寸，然后沿胸骨柄后缘，气管前缘缓慢向下刺入 0.5～1 寸；可灸。

水突穴

【位置】颈部，胸锁乳突肌的前缘，当人迎穴与气舍穴连线的中点。

【主治】咽喉肿痛、咳嗽、气喘。

【刺灸法】直刺 0.3～0.8 寸。

天鼎穴

【位置】颈外侧部，胸锁乳突肌后缘，当结喉旁，扶突穴与缺盆穴连线中点。

【主治】咽喉肿痛、颈项强痛、瘰疬。

【刺灸法】直刺 0.5～0.8 寸。

百劳穴

【位置】项部，当大椎穴直上 2 寸，后正中线旁开 1 寸。

【主治】咳嗽、哮喘、肺结核、颈项强痛。

【刺灸法】直刺或向内斜刺 0.5～1 寸；可灸。

2. 胸腹部穴位

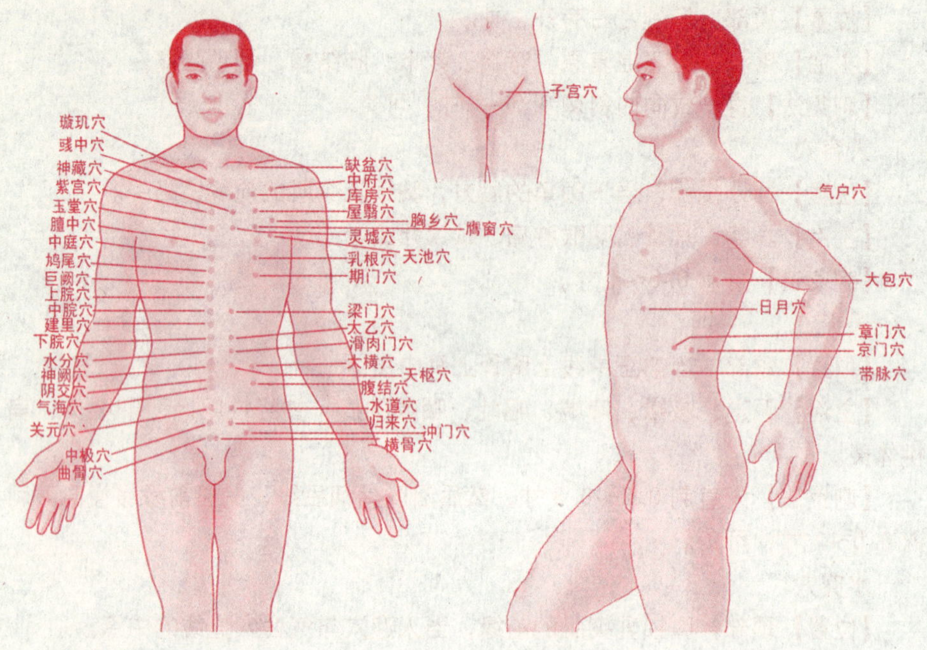

气户穴

【位置】胸部，当锁骨中点下缘，距前正中线 4 寸。

【主治】咳嗽、气喘、呃逆、胸胁胀满、胸痛。

【刺灸法】斜刺或平刺 0.5～0.8 寸。

中府穴

【位置】胸外侧部，云门穴下 1 寸，平第 1 肋间隙处，距前正中线 6 寸。

【主治】咳嗽、气喘、肺胀满、胸痛、肩背痛。

【刺灸法】向外斜刺或平刺 0.5～0.8 寸，不可向内深刺。

缺盆穴

【位置】锁骨上窝中央，距前正中线 4 寸。

【主治】咳嗽、气喘、咽喉肿痛、缺盆中痛、瘰疬。

【刺灸法】直刺或斜刺 0.3～0.5 寸。孕妇禁针。

璇玑穴

【位置】胸部，当前正中线上，天突穴下 1 寸。

【主治】咳嗽、气喘、胸满痛、喉痹、咽肿、食积。

【刺灸法】平刺 0.3～0.5 寸；可灸。

库房穴

【位置】胸部，当第 1 肋间隙，距前正中线 4 寸。

【主治】咳嗽、气喘、胸胁胀痛。
【刺灸法】斜刺或平刺 0.5～0.8 寸。
彧中穴
【位置】胸部，当第 1 肋间隙，前正中线旁开 2 寸。
【主治】咳嗽、气喘、痰壅、胸胁胀满、厌食。
【刺灸法】斜刺或平刺 0.5～0.8 寸；可灸。
神藏穴
【位置】胸部，当第 2 肋间隙，前正中线旁开 2 寸。
【主治】咳嗽、气喘、胸痛、烦懑、呕吐、厌食。
【刺灸法】斜刺或平刺 0.5～0.8 寸；可灸。
紫宫穴
【位置】胸部，当前正中线上，平第 2 肋间。
【主治】咳嗽、气喘、胸胁满、胸痛、喉痹、呕吐、消化不良。
【刺灸法】平刺 0.3～0.5 寸；可灸。
屋翳穴
【位置】胸部，当第 2 肋间隙，距前正中线 4 寸。
【主治】咳嗽、气喘、胸胁胀痛、乳腺炎。
【刺灸法】斜刺或平刺 0.5～0.8 寸。
膺窗穴
【位置】胸部，当第 3 肋间隙，距前正中线 4 寸。
【主治】咳嗽、气喘、胸胁胀痛、乳腺炎。
【刺灸法】斜刺或平刺 0.5～0.8 寸。
灵墟穴
【位置】胸部，当第 3 肋间隙，前正中线旁开 2 寸。
【主治】咳嗽、气喘、痰多、胸胁胀痛、呕吐、乳腺炎。
【刺灸法】斜刺或平刺 0.5～0.8 寸；可灸。
胸乡穴
【位置】胸外侧部，当第 3 肋间隙，距前正中线 6 寸。
【主治】胸胁胀痛。
【刺灸法】斜刺或向外平刺 0.5～0.8 寸。
玉堂穴
【位置】胸部，当前正中线上，平第 3 肋间。
【主治】胸疼痛、咳嗽、气短、喘息、喉痹咽肿、呕吐寒痰、两乳肿痛。
【刺灸法】平刺 0.3～0.5 寸；可灸。

天池穴

【位置】胸部，当第 4 肋间隙，乳头外 1 寸，前正中线旁开 5 寸。

【主治】胸闷心烦、咳嗽、痰多、气喘、胸痛、瘰疬、乳腺炎。

【刺灸法】斜刺或平刺 0.5～0.8 寸，不宜深刺；可灸。

膻中穴

【位置】胸部，当前正中线上，平第 4 肋间，两乳头连线的中点。

【主治】咳嗽、气喘、胸痹、心痛、心悸、心烦、少乳、呃逆、腹痛、乳腺炎。

【刺灸法】平刺 0.3～0.5 寸；可灸。

乳根穴

【位置】胸部，当乳头直下，乳房根部，当第 5 肋间隙，距前正中线 4 寸。

【主治】咳嗽、气喘、呃逆、胸痛、乳腺炎。

【刺灸法】斜刺或平刺 0.5～0.8 寸。

中庭穴

【位置】胸部，当前正中线上，平第 5 肋间，即胸剑结合部。

【主治】胸腹胀满、噎嗝、呕吐、心痛。

【刺灸法】平刺 0.3～0.5 寸；可灸。

期门穴

【位置】胸部，当乳头直下，第 6 肋间隙，前正中线旁开 4 寸。

【主治】胸胁胀满疼痛、呕吐、呃逆、吞酸、腹胀、泄泻、喘咳。

【刺灸法】斜刺 0.5～0.8 寸；可灸。

大包穴

【位置】在侧胸部，腋中线上，当第 6 肋间隙处。

【主治】气喘、胸胁痛、全身疼痛、四肢无力。

【刺灸法】斜刺或向后平刺 0.5～0.8 寸。

章门穴

【位置】侧腹部，当第 11 肋游离端的下方。

【主治】腹痛、腹胀、肠鸣、泄泻、呕吐、神疲肢倦、胸胁痛、黄疸、腰脊痛。

【刺灸法】斜刺 0.5～0.8 寸；可灸。

鸠尾穴

【位置】上腹部，前正中线上，当胸剑结合部下 1 寸。

【主治】胸痛、心悸、心烦、癫痫、胸中满痛、咳嗽气喘、呕吐、呃逆、反胃、胃痛。

【刺灸法】斜向下刺 0.5～1 寸；可灸。

日月穴

【位置】上腹部，当乳头直下，第 7 肋间隙，前正中线旁开 4 寸。

【主治】胁肋疼痛、胀满、呕吐、吞酸、呃逆、黄疸。

【刺灸法】斜刺 0.5～0.8 寸；可灸。

巨阙穴

【位置】上腹部，前正中线上，当脐中上 6 寸。

【主治】胸痛、心痛、心烦、惊悸、癫狂、胸满气短、咳逆上气、腹胀暴痛、呕吐、呃逆、吞酸、黄疸、泄利。

【刺灸法】直刺 0.5～1 寸；可灸。

上脘穴

【位置】上腹部，前正中线上，当脐中上 5 寸。

【主治】胃脘疼痛、腹胀、呕吐、呃逆、消化不良、黄疸、咳嗽痰多、癫痫。

【刺灸法】直刺 0.5～1 寸；可灸。

中脘穴

【位置】上腹部，前正中线上，当脐中上 4 寸。

【主治】腹胀、腹泻、腹痛、腹鸣、呃逆、胃脘痛、吞酸、呕吐、疳积、哮喘、头痛、目眩、耳鸣、痤疮、神经衰弱、惊悸、惊风、产后血晕、胁下坚痛等。

【刺灸法】直刺 0.5～1 寸；可灸。

梁门穴

【位置】上腹部，当脐中上 4 寸，距前正中线 2 寸。

【主治】胃痛、呕吐、食欲不振、腹胀、泄泻。

【刺灸法】直刺 0.8～1.2 寸。

建里穴

【位置】上腹部，前正中线上，当脐中上 3 寸。

【主治】胃脘疼痛、腹胀、呕吐、食欲不振、水肿。

【刺灸法】直刺 0.5～1 寸；可灸。

太乙穴

【位置】上腹部，当脐中上 2 寸，距前正中线 2 寸。

【主治】胃病、心烦、癫狂。

【刺灸法】直刺 0.8～1.2 寸。

下脘穴

【位置】上腹部，前正中线上，当脐中上 2 寸。

【主治】脘痛、腹胀、呕吐、呃逆、消化不良、肠鸣、泄泻。

【刺灸法】直刺 0.5～1 寸；可灸。

水分穴

【位置】上腹部，前正中线上，当脐中上 1 寸。

【主治】腹痛、腹胀、肠鸣、泄泻、水肿、腰脊强急。

【刺灸法】直刺 0.5～1 寸；可灸。

滑肉门穴

【位置】上腹部，当脐中上 1 寸，距前正中线 2 寸。

【主治】胃痛、呕吐、癫狂。

【刺灸法】直刺 0.8～1.2 寸。

神阙穴

【位置】腹中部，脐中央。

【主治】中风虚脱、四肢厥冷、形惫体乏、绕脐腹痛、水肿鼓胀、脱肛、泄利、便秘、尿失禁。

天枢穴

【位置】腹中部，平脐中，距脐中 2 寸。

【主治】腹胀肠鸣、消化不良、恶心欲吐、绕脐痛、便秘、泄泻、痢疾、月经不调。

【刺灸法】直刺 1～1.5 寸。

大横穴

【位置】腹中部，距脐中 4 寸。

【主治】泄泻、便秘、腹痛。

【刺灸法】直刺 1～2 寸；可灸。

阴交穴

【位置】下腹部，前正中线上，当脐中下 1 寸。

【主治】绕脐冷痛、泄泻、疝气、小便不利、带下。

【刺灸法】直刺 0.5～1 寸；可灸。孕妇慎用。

气海穴

【位置】下腹部，前正中线上，当脐中下 1.5 寸。

【主治】腰腹痛、水肿鼓胀、脘腹胀满、消化不良、便秘、食欲不振、泄痢不禁、夜尿症、遗精、阳痿、疝气、月经不调、痛经、经闭、崩漏、带下、恶露不止、形体羸瘦、四肢乏力。

【刺灸法】直刺 0.5～1 寸；可灸。孕妇慎用。

水道穴

【位置】下腹部，当脐中下 3 寸，距前正中线 2 寸。

【主治】小腹胀满、小便不利、痛经、疝气。

【刺灸法】直刺 1～1.5 寸。

关元穴

【位置】下腹部，前正中线上，当脐中下 3 寸。

【主治】遗尿、尿血、尿频、尿潴留、尿道痛、脱肛、便血、尿闭、遗精、阳痿、早泄、少腹疼痛、痛经、闭经、恶露不止、月经不调、神经衰弱、失眠症、手脚冰冷、荨麻疹、消渴、眩晕、虚劳冷惫、羸瘦无力等。

【刺灸法】直刺 0.5～1 寸；可灸。

腹结穴

【位置】下腹部，大横穴下 1.3 寸，距前正中线 4 寸。

【主治】腹痛、泄泻、疝气。

【刺灸法】直刺 1～2 寸。

中极穴

【位置】下腹部，前正中线上，当脐中下 4 寸。

【主治】小便不利、阳痿、早泄、遗精、月经不调、痛经、带下、子宫脱垂。

【刺灸法】直刺 0.5～1 寸；可灸。

归来穴

【位置】下腹部，当脐中下 4 寸，距前正中线 2 寸。

【主治】腹痛、疝气、月经不调、白带、子宫脱垂。

【刺灸法】直刺 1～1.5 寸。

子宫穴

【位置】在下腹部，当脐中下 4 寸，中极旁开 3 寸。

【主治】子宫下垂、月经不调、痛经、功能性子宫出血、子宫内膜炎。

【刺灸法】直刺 0.8～1.2 寸；可灸。

横骨穴

【位置】下腹部，当脐中下 5 寸，前正中线旁开 0.5 寸。

【主治】少腹痛、遗精、阳痿、遗尿、小便不通、疝气。

【刺灸法】直刺 0.8～1.2 寸；可灸。

曲骨穴

【位置】下腹部，当前正中线上，耻骨联合上缘的中点处。

【主治】少腹胀满、遗尿、疝气、遗精、阳痿、月经不调、赤白带下、痛经。

【刺灸法】直刺 0.5～1 寸，排尿后针刺；可灸。

冲门穴

【位置】腹股沟外侧，距耻骨联合上缘中点 3.5 寸，当髂外动脉搏动处的外侧。

【主治】腹痛、疝气、崩漏、带下。

【刺灸法】避开动脉，直刺 0.5～1 寸。

带脉穴

【位置】侧腹部，章门下 1.8 寸，当第 12 肋骨游离端下方垂线与脐水平线的交点上。

【主治】月经不调、赤白带下、疝气、腰胁痛。

【刺灸法】直刺 0.5～0.8 寸；可灸。

京门穴

【位置】侧腰部，章门后 1.8 寸，当第 12 肋骨游离端的下方。

【主治】肠鸣、泄泻、腹胀、腰胁痛。

【刺灸法】斜刺 0.5～1 寸；可灸。

3. 肩腰背部穴位

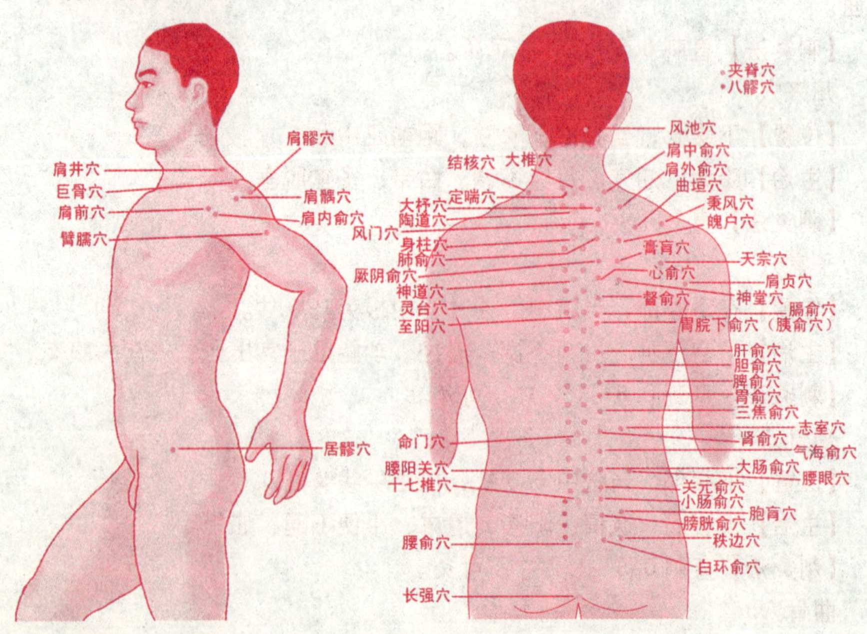

肩井穴

【位置】肩上，前直乳中穴，当大椎穴与肩峰端连线的中点上。

【主治】肩背痹痛、手臂不举、颈项强痛、乳腺炎、瘰疬、诸虚百损。

【刺灸法】直刺 0.5～0.8 寸，深部正当肺尖，慎不可深刺；可灸。

肩髃穴

【位置】臂外侧，三角肌上，臂外展，或向前平伸时，当肩峰前下方向凹陷处。

【主治】肩臂挛痛不遂、瘰疬。

【刺灸法】直刺或向下斜刺 0.8～1.5 寸。

肩髎穴

【位置】肩部，肩髃穴后方，当臂外展时，于肩峰后下方呈现凹陷处。

【主治】臂痛、肩重不能举。

【刺灸法】直刺 0.5～1 寸；可灸。

臂臑穴

【位置】臂外侧，三角肌止点处，当曲池穴与肩髃穴连线上，曲池穴上 7 寸处。

【主治】肩臂痛、颈项拘挛、瘰疬、目疾。

【刺灸法】直刺或向上斜刺 0.8～1.5 寸。

天宗穴

【位置】肩胛部，当冈下窝中央凹陷处，与第 4 胸椎相平。

【主治】肩胛疼痛、气喘、乳腺炎。

【刺灸法】直刺或斜刺 0.5～1 寸。

曲垣穴

【位置】肩胛部，冈上窝内侧端，当臑俞穴与第 2 胸椎棘突连线的中点处。

【主治】肩胛疼痛。

【刺灸法】直刺或斜刺 0.5～1 寸。

温馨提示：臑俞穴位于肩部，当腋后纹头直上，肩胛冈下缘凹陷中。

肩内俞穴

【位置】在肩髃穴与云门连线之中点直下 1 寸处。

【主治】肩臂痛不举。

【刺灸法】直刺 0.5～1 寸；艾炷灸 3～5 壮，或艾条灸 5～15 分钟。

肩前穴

【位置】肩部，正坐垂臂，当腋前皱臂顶端与肩髃穴连线的中点。

【主治】肩臂痛、臂不能举。

【刺灸法】直刺 1～1.5 寸；可灸。

肩贞穴

【位置】肩关节后下方，臂内收时，腋后纹头上 1 寸。

【主治】肩臂疼痛、瘰疬、耳鸣。

【刺灸法】直刺 1~1.5 寸。

巨骨穴

【位置】肩上部，当锁骨肩峰端与肩胛冈之间凹陷处。

【主治】肩臂挛痛不遂、瘰疬。

【刺灸法】直刺，微斜向外下方，进针 0.5~1 寸。

秉风穴

【位置】肩胛部，冈上窝中央，天宗穴直上，举臂有凹陷处。

【主治】肩胛疼痛、上肢酸麻。

【刺灸法】直刺或斜刺 0.5~1 寸。

定喘穴

【位置】背部，第 7 颈椎棘突下，旁开 0.5 寸。

【主治】支气管炎、支气管哮喘、肩关节软组织损伤、落枕、咳嗽、上肢疼痛不举、肩背痛、麻痹、荨麻疹、头后部痛。

【刺灸法】直刺或针尖向内斜刺 0.5~1 寸；可灸。

肩中俞穴

【位置】背部，当第 7 颈椎棘突下，旁开 2 寸。

【主治】咳嗽、气喘、肩背疼痛、视物不清。

【刺灸法】斜刺 0.5~0.8 寸。

大椎穴

【位置】背部后颈下端，第 7 颈椎棘突下凹陷处。

【主治】热病、疟疾、咳嗽、哮喘、项强颈痛、肩背痛、手臂痹痛、腰脊强痛、小儿惊风、小儿体质虚弱、癫狂、五劳虚损、中暑、呕吐、黄疸、风疹。

【刺灸法】斜刺 0.5~1 寸；可灸。

结核穴

【位置】后正中线旁开 3.5 寸，与大椎穴相平处。

【主治】肺结核及其他结核病。

【刺灸法】直刺 0.5~1 寸。

肩外俞穴

【位置】背部，当第 1 胸椎棘突下，旁开 3 寸。

【主治】肩背疼痛、颈项强急。

【刺灸法】斜刺 0.5~0.8 寸。

大杼穴

【位置】背部，当第1胸椎棘突下，旁开1.5寸。

【主治】咳嗽、发热、项强、肩背痛。

【刺灸法】斜刺0.5～0.8寸。

风池穴

【位置】项部，当枕骨之下，与风府穴相平，胸锁乳突肌与斜方肌上端之间的凹陷处。

【主治】头痛、眩晕、颈项强痛、落枕、目赤目痛、溢泪、鼻渊、鼻出血、耳聋、中风、面瘫、疟疾、热病、感冒、甲状腺肿大。

【刺灸法】针尖微下，向鼻尖方向斜刺0.5～0.8寸，或平刺透风府穴；可灸。

夹脊穴

【位置】颈部，第1颈椎至第4骶骨椎棘突下两侧，后正中线旁开0.5寸，两侧各28个穴；背腰部，当第1胸椎至第5腰椎棘突下两侧，后正中线旁开0.5寸，两侧各17个穴位。

【主治】上胸部穴位治疗心肺、上肢疾病，下胸部位治疗胃肠疾病，腰部的穴位治疗腰、腹及下肢疾病。

【刺灸法】直刺0.3～0.5寸，或用梅花针叩刺；可灸。

陶道穴

【位置】背部，当后正中线上，第1胸椎棘突下凹陷中。

【主治】头痛项强、恶寒发热、咳嗽、气喘、胸痛、脊背酸痛。

【刺灸法】斜刺0.5～1寸；可灸。

风门穴

【位置】背部，当第2胸椎棘突下，旁开1.5寸。

【主治】感冒、咳嗽、发热头痛、颈椎痛、肩膀酸痛、胸背痛。

【刺灸法】斜刺0.5～0.8寸。

肺俞穴

【位置】背部，当第3胸椎棘突下，旁开1.5寸。

【主治】咳嗽、气喘、吐血、骨蒸、潮热、盗汗、鼻塞。

【刺灸法】斜刺0.5～0.8寸。

身柱穴

【位置】背部，当后正中线上，第3胸椎棘突下凹陷中。

【主治】身热、头痛、咳嗽、气喘、惊厥、癫狂、痫症、腰脊强痛、疔疮发背。

【刺灸法】斜刺 0.5～1 寸；可灸。

魄户穴

【位置】背部，当第 3 胸椎棘突下，旁开 3 寸。

【主治】咳嗽、气喘、肺痨、项强、肩背痛。

【刺灸法】斜刺 0.5～0.8 寸。

膏肓穴

【位置】背部，当第 4 胸椎棘突下，旁开 3 寸。

【主治】咳嗽、气喘、遗精、消化不良。

【刺灸法】斜刺 0.5～0.8 寸。

厥阴俞穴

【位置】背部，当第 4 胸椎棘突下，旁开 1.5 寸。

【主治】咳嗽、心痛、胸闷、呕吐。

【刺灸法】斜刺 0.5～0.8 寸。

心俞穴

【位置】背部，当第 5 胸椎棘突下，旁开 1.5 寸。

【主治】胸痛、心绞痛、心悸、晕车、头痛、恶心、咳嗽、盗汗、失眠、健忘、梦遗、癫痫。

【刺灸法】斜刺 0.5～0.8 寸。

神道穴

【位置】背部，当后正中线上，第 5 胸椎棘突下凹陷中。

【主治】心痛、惊悸、失眠、腰脊强、肩背痛、咳嗽、气喘。

【刺灸法】斜刺 0.5～1 寸；可灸。

神堂穴

【位置】背部，当第 5 胸椎棘突下，旁开 3 寸。

【主治】咳嗽、气喘、胸闷、脊背强痛。

【刺灸法】斜刺 0.5～0.8 寸。

灵台穴

【位置】背部，当后正中线上，第 6 胸椎棘突下凹陷中。

【主治】咳嗽、气喘、项强脊痛、身热、疔疮。

【刺灸法】斜刺 0.5～1 寸；可灸。

督俞穴

【位置】背部，当第 6 胸椎棘突下，旁开 1.5 寸。

【主治】心痛、胸闷、腹痛、寒热、气喘。

【刺灸法】斜刺 0.5～0.8 寸。

膈俞穴

【位置】背部，当第7胸椎棘突下，旁开1.5寸。

【主治】慢性出血性疾病、呕吐、贫血、呃逆、气喘、咳嗽、神经性呕吐、潮热、盗汗、荨麻疹。

【刺灸法】斜刺0.5～0.8寸。

至阳穴

【位置】背部，当后正中线上，第7胸椎棘突下凹陷中。

【主治】胸胁胀痛、腰背痛、腹痛、黄疸、咳嗽、气喘、脊强、身热。

【刺灸法】斜刺0.5～1寸；可灸。

胃脘下俞穴（胰俞穴）

【位置】背部，当第8胸椎棘突下，旁开1.5寸。

【主治】支气管炎、胸膜炎、胃炎、胰腺炎、肋间神经痛。

【刺灸法】针尖向脊柱方向斜刺0.3～0.5寸；可灸。

肝俞穴

【位置】背部，当第9胸椎棘突下，旁开1.5寸。

【主治】胃肠病、腹痛、胁痛、黄疸、吐血、目赤、目眩、癫狂、癫痫、脊背痛、肝病、老人斑、皮肤粗糙、失眠。

【刺灸法】斜刺0.5～0.8寸。

胆俞穴

【位置】背部，当第10胸椎棘突下，旁开1.5寸。

【主治】坐骨神经痛、胆囊炎、风湿性关节炎、肝炎、黄疸、口苦、胁痛、潮热。

【刺灸法】斜刺0.5～0.8寸。

脾俞穴

【位置】背部，当第11胸椎棘突下，旁开1.5寸。

【主治】腹胀、食欲不振、呕吐、口渴、泄泻、痢疾、便血、水肿、背痛、倦怠感、黄疸、糖尿病。

【刺灸法】斜刺0.5～0.8寸。

胃俞穴

【位置】背部，当第12胸椎棘突下，旁开1.5寸。

【主治】胃溃疡、胃炎、胃痉挛、呕吐、恶心、胸胁痛、胃脘痛、腹胀、肠鸣、胃肠功能引起的消瘦。

【刺灸法】斜刺0.5～0.8寸。

三焦俞穴

【位置】腰部，当第1腰椎棘突下，旁开1.5寸。

【主治】肠鸣、腹胀、呕吐、泄泻、水肿、腰背强痛、发热。

【刺灸法】直刺0.5～1寸。

肾俞穴

【位置】腰部，当第2腰椎棘突下，旁开1.5寸。

【主治】遗尿、遗精、阳痿、月经不调、白带异常、水肿、低血压、耳鸣、耳聋、腰痛、肾脏病、高血压、精力减退。

【刺灸法】直刺0.5～1寸。

志室穴

【位置】腰部，当第2腰椎棘突下，旁开3寸。

【主治】遗精、阳痿、小便不利、水肿、腰脊强痛。

【刺灸法】斜刺0.5～0.8寸。

命门穴

【位置】腰部，当后正中线上，第2腰椎棘突下凹陷中。

【主治】虚损腰痛、遗尿、尿频、泄泻、遗精、阳痿、早泄、赤白带、头晕、耳鸣、癫痫、惊恐、手足逆冷。

【刺灸法】直刺0.5～1寸；可灸。

气海俞穴

【位置】腰部，当第3腰椎棘突下，旁开1.5寸。

【主治】肠鸣腹胀、痛经、腰痛。

【刺灸法】直刺0.5～1寸。

腰阳关穴

【位置】腰部，当后正中线上，第4腰椎棘突下凹陷中。

【主治】腰骶疼痛、腰部怕冷、下肢痿痹、月经不调、赤白带下、遗精、阳痿。

【刺灸法】直刺0.5～1寸；可灸。

大肠俞穴

【位置】腰部，当第4腰椎棘突下，旁开1.5寸。

【主治】腹胀、泄泻、便秘、腰痛。

【刺灸法】直刺0.8～1.2寸。

腰眼穴

【位置】腰部，位于第4腰椎棘突下，旁开约3.5寸凹陷中。

【主治】腰痛、腹痛、尿频、遗尿、消渴等。

【刺灸法】直刺0.5～1寸；可灸。

关元俞穴

【位置】腰部，当第5腰椎棘突下，旁开1.5寸。

【主治】腹胀、泄泻、小便频数或不利、遗尿、腰痛、早泄。

【刺灸法】直刺0.8～1.2寸。

十七椎穴

【位置】腰骶部，当后正中线上，第5腰椎棘突下。

【主治】腰骶痛、腿痛、下肢痿痹或瘫痪、坐骨神经痛、痛经、功能性子宫出血、崩漏、月经不调。

【刺灸法】直刺0.5～1寸；可灸，艾炷灸3～7壮，或艾条灸10～15分钟。

腰俞穴

【位置】骶部，当后正中线上，适对骶管裂孔。

【主治】腰脊强痛、腹泻、便秘、痔疾、脱肛、癫痫、月经不调、下肢痿痹。

【刺灸法】向上斜刺0.5～1寸；可灸。

小肠俞穴

【位置】骶部，当骶正中嵴旁1.5寸，平第1骶后孔。

【主治】遗精、遗尿、白带、小腹胀痛、泄泻、痢疾、疝气、腰腿疼。

【刺灸法】直刺或斜刺0.8～1寸；灸3～7壮。

膀胱俞穴

【位置】骶部，当骶正中嵴旁1.5寸，平第2骶后孔。

【主治】小便不利、遗尿、泄泻、便秘、腰脊强痛。

【刺灸法】直刺或斜刺0.8～1.2寸。

白环俞穴

【位置】骶部，当骶正中嵴旁1.5寸，平第4骶后孔。

【主治】遗尿、疝气、遗精、月经不调、白带异常、腰部疼痛。

【刺灸法】直刺1～1.5寸。

秩边穴

【位置】臀部，平第4骶后孔，骶正中嵴旁开3寸。

【主治】小便不利、便秘、痔疮、腰骶痛、下肢痿痹。

【刺灸法】直刺1.5～2寸。

八髎穴

【位置】包括上髎、次髎、中髎和下髎，分别在第1、2、3、4骶后孔中。

【主治】腰骶部疾病、下腰痛、坐骨神经痛、下肢痿痹、小便不利、月经不调、小腹胀痛、盆腔炎。

【刺灸法】直刺 1～1.5 寸。

胞肓穴

【位置】臀部，平第 2 骶后孔，骶正中嵴旁开 3 寸。

【主治】肠鸣、腹胀、便秘、癃闭、腰脊强痛。

【刺灸法】直刺 1～1.5 寸。

居髎穴

【位置】髋部，当髂前上棘与股骨大转子最凸点连线的中点处。

【主治】腰腿痹痛、足痿、疝气。

【刺灸法】直刺或斜刺 1.5～2 寸；可灸。

长强穴

【位置】尾骨端下，当尾骨端与肛门连线的中点处。

【主治】泄泻、痢疾、便秘、癫狂、腰脊尾骶部疼痛。

【刺灸法】斜刺，针尖向上与骶骨平行刺入 0.5～1 寸。

4. 上肢穴位

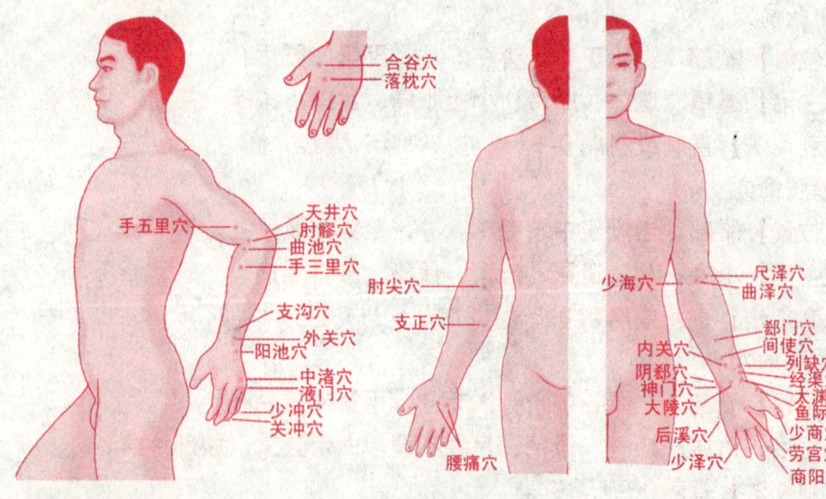

阳池穴

【位置】腕背横纹中，当指总伸肌腱的尺侧缘凹陷处。

【主治】腕痛、肩臂痛、耳聋、口干、喉痹。

【刺灸法】直刺 0.3～0.5 寸；可灸。

大陵穴

【位置】腕掌横纹的中点处，当掌长肌腱与桡侧腕屈肌腱之间。

【主治】心痛、心悸、胃痛、呕吐、惊悸、胸胁痛、便秘。

【刺灸法】直刺 0.3～0.5 寸；可灸。

合谷穴

【位置】手背，第 1、2 掌骨间，当第 2 掌骨桡侧的中点处。

【主治】头痛、目赤肿痛、鼻出血、牙痛、面瘫、耳聋、腮腺炎、咽喉肿痛、热病无汗、多汗、腹痛、便秘、经闭。

【刺灸法】直刺 0.5～1 寸。

腰痛穴

【位置】手背侧，当第 2、3 掌骨及第 4、5 掌骨之间，当腕横纹与掌指关节中点处，一侧二穴。

【主治】急性腰扭伤。

【刺灸法】向掌心斜刺 0.5～1 寸。

液门穴

【位置】手背部，当第 4、5 指间，指蹼缘后方赤白肉际处。

【主治】头痛、目赤、耳痛、耳鸣、耳聋、喉痹、疟疾、手臂痛。

【刺灸法】直刺 0.3～0.5 寸；可灸。

中渚穴

【位置】手背部，当环指本节（掌指关节）的后方，第 4、5 掌骨间凹陷处。

【主治】头痛、目眩、目赤、目痛、耳聋、耳鸣、肋间神经痛、后颈沉重感、喉痹、手指不能屈伸。

【刺灸法】直刺 0.3～0.5 寸；可灸。

劳宫穴

【位置】手掌心，当第 2、3 掌骨之间偏于第 3 掌骨，握拳屈指的中指尖处。

【主治】中暑、心痛、癫狂、口疮、口臭。

【刺灸法】直刺 0.3～0.5 寸；可灸。

鱼际穴

【位置】拇指本节（第 1 掌指关节）后凹陷处，约当第 1 掌骨中点桡侧，赤白肉际处。

【主治】咳嗽、咳血、咽喉肿痛、失音、发热。

【刺灸法】直刺 0.5～0.8 寸。

后溪穴

【位置】手掌尺侧，微握拳，当小指本节（第 5 掌指关节）后的远侧掌横纹头赤白肉际。

【主治】头项强痛、目赤、耳聋、咽喉肿痛、腰背痛、癫狂、癫痫、手指及肘臂挛痛。

【刺灸法】直刺 0.5～1 寸。

落枕穴

【位置】手背侧，当第 2、3 掌骨间，掌指关节后约 0.5 寸处。

【主治】落枕、手臂痛、胃痛。

【刺灸法】直刺 1～1.5 寸；可灸。

少冲穴

【位置】小指末节桡侧，距指甲角 0.1 寸。

【主治】心悸、心痛、胸胁痛、癫狂、热病。

【刺灸法】浅刺 0.1 寸，或点刺出血。

关冲穴

【位置】手环指末节尺侧，距指甲角 0.1 寸（指寸）。

【主治】头痛、目赤、耳聋、耳鸣、喉痹、热病、心烦。

【刺灸法】浅刺 0.1 寸，或用三棱针点刺出血；可灸。

少泽穴

【位置】小指末节尺侧，距指甲角 0.1 寸。

【主治】头痛、目翳、咽喉肿痛、急性乳腺炎、乳汁少、热病。

【刺灸法】浅刺 0.1 寸，或点刺出血。

少商穴

【位置】拇指末节桡侧，距指甲角 0.1 寸。

【主治】咽喉肿痛、咳嗽、鼻出血、发热、癫狂。

【刺灸法】浅刺 0.1 寸，或点刺出血。

商阳穴

【位置】食指末节桡侧，距指甲角 0.1 寸。

【主治】耳聋、牙痛、咽喉肿痛、手指麻木、热病、昏迷。

【刺灸法】浅刺 0.1 寸，或点刺出血。

神门穴

【位置】腕部，腕掌侧横纹尺侧端，尺侧腕屈肌腱的桡侧凹陷处。

【主治】心病、心烦、惊悸、健忘、失眠、胸胁痛。

【刺灸法】直刺 0.3～0.5 寸。

郄门穴

【位置】前臂掌侧，当曲泽穴与大陵穴的连线上，腕横纹上 5 寸。

【主治】心痛、心悸、胸痛、心烦、癫疾。

【刺灸法】直刺 0.5～1 寸；可灸。

间使穴

【位置】前臂掌侧，当曲泽穴与大陵穴的连线上，腕横纹上 3 寸，掌长肌腱与桡侧腕屈肌腱之间。

【主治】心痛、心悸、胃痛、呕吐、热病、烦躁、疟疾、癫狂、肘挛、臂痛。

【刺灸法】直刺 0.5～1 寸；可灸。

阴郄穴

【位置】前臂掌侧，当尺侧腕屈肌腱的桡侧缘，腕横纹上 0.5 寸。

【主治】心痛、惊悸、骨蒸盗汗、吐血、衄血。

【刺灸法】直刺 0.3～0.5 寸。

支正穴

【位置】前臂背面尺侧，当阳谷穴与少海穴的连线上，腕背横纹上 5 寸。

【主治】头痛、目眩、热病、癫狂、项强、肘臂酸痛。

【刺灸法】直刺或斜刺 0.5～0.8 寸。

外关穴

【位置】前臂背侧，当阳池穴与肘尖穴的连线上，腕背横纹上 2 寸，尺骨与桡骨之间。

【主治】热病、头痛、偏头痛、颊痛、耳聋、耳鸣、目赤肿痛、胁痛、肩背痛、落枕、手脚麻痹、肘臂屈伸不利、手指疼痛、手颤。

【刺灸法】直刺 0.5～1 寸；可灸。

列缺穴

【位置】前臂桡侧缘，桡骨茎突上方，腕横纹上 1.5 寸，当肱桡肌与拇长展肌腱之间。

【主治】感冒、头痛、项强、咳嗽、气喘、咽喉肿痛、口眼歪斜、牙痛。

【刺灸法】向上斜刺 0.3～0.5 寸。

经渠穴

【位置】前臂掌面桡侧，桡骨茎突与桡动脉之间凹陷处，腕横纹上 1 寸。

【主治】咳嗽、气喘、胸痛、咽喉肿痛、腕痛。

【刺灸法】避开桡动脉，直刺 0.3～0.5 寸。

太渊穴

【位置】腕掌侧横纹桡侧，桡动脉搏动处。

【主治】咳嗽、气喘、咳血、胸痛、咽喉肿痛、腕臂痛。

【刺灸法】避开桡动脉，直刺 0.3～0.5 寸。

肘髎穴

【位置】臂外侧，屈肘，曲池穴上方 1 寸，当肱骨边缘处。

【主治】肘臂部痪痛、麻木、挛急。

【刺灸法】直刺 0.5～1 寸。

天井穴

【位置】臂外侧，屈肘时，当肘尖直上 1 寸凹陷处。

【主治】偏头痛、胁肋痛、颈项痛、肩臂痛、耳聋、瘰疬、瘿气、癫痫。

【刺灸法】直刺 0.5～1 寸；可灸。

支沟穴

【位置】前臂背侧，当阳池穴与肘尖穴的连线上，腕背横纹上 3 寸，尺骨与桡骨之间。

【主治】耳聋、耳鸣、肩背酸痛、胁肋痛、呕吐、便秘、热病。

【刺灸法】直刺 0.5～1 寸；可灸。

肘尖穴

【位置】肘后部，屈肘当尺骨鹰嘴的尖端。

【主治】目肿痛、目翳、疔疮、肠炎、瘰疬、瘙痒。

【刺灸法】艾炷灸 3～7 壮，或艾条灸 5～15 分钟。(本穴一般不针)

内关穴

【位置】前臂掌侧，当曲泽穴与大陵穴的连线上，腕横纹上 2 寸，掌长肌腱与桡侧腕屈肌腱之间。

【主治】心痛、心悸、胸痛、胃痛、呕吐、呃逆、失眠、眩晕、哮喘、偏头痛、热病、肘臂挛痛。

【刺灸法】直刺 0.5～1 寸；可灸。

曲池穴

【位置】肘横纹外侧端，屈肘，当尺泽穴与肱骨外上髁连线中点。

【主治】咽喉肿痛、牙痛、目赤痛、瘰疬、热病上肢不遂、手臂肿痛、腹痛吐泻、高血压、癫狂。

【刺灸法】直刺 1～1.5 寸。

少海穴

【位置】屈肘，当肘横纹内侧端与肱骨内上髁连线的中点处。

【主治】心痛、肘臂挛痛、瘰疬、头项痛、腋胁痛。

【刺灸法】直刺 0.5～1 寸。

手三里穴

【位置】臂背面桡侧，当阳池穴与曲池穴连线上，肘横纹下 2 寸处。

【主治】牙痛、上肢不遂、腹痛、腹泻、手腕痛。

【刺灸法】直刺 0.8～1.2 寸。

曲泽穴

【位置】肘横纹中，当肱二头肌腱的尺侧缘。

【主治】心痛、心悸、胃痛、呕吐、抽筋、热病、烦躁、肘臂痛、咳嗽。

【刺灸法】直刺0.8～1寸，或者用三棱针刺血；可灸。

手五里穴

【位置】臂外侧，当曲池穴与肩髃穴连线上，曲池穴上3寸处。

【主治】肘臂挛痛、瘰疬。

【刺灸法】避开动脉，直刺0.5～1寸。

尺泽穴

【位置】肘横纹中，肱二头肌腱桡侧凹陷处。

【主治】咳嗽、感冒、气喘、咽喉疼痛、哮喘潮热、胸部胀满、心悸、吐泻、肘臂挛痛。

【刺灸法】直刺0.8～1.2寸，或点刺出血。

5. 下肢穴位

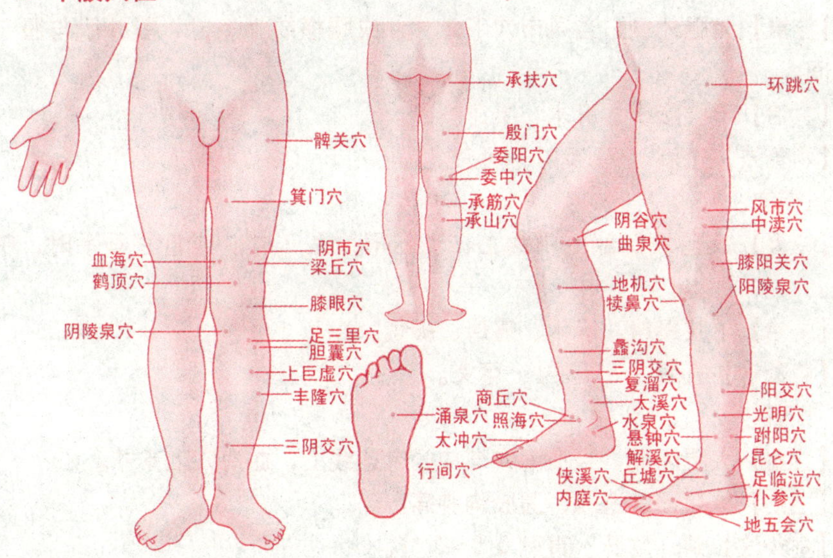

阴市穴

【位置】大腿前面，当髂前上棘与髌底外侧端的连线上，髌底上3寸。

【主治】下肢腿膝痿痹、屈伸不利、疝气、腹胀腹痛。

【刺灸法】直刺1～1.5寸。

梁丘穴

【位置】屈膝，大腿前面，当髂前上棘与髌底外侧端的连线上，髌底上2寸。

【主治】膝肿痛、下肢不遂、痉挛、胃痛、乳腺炎、尿血、腹泻、膝痛、浮肿等。

【刺灸法】直刺 1～1.2 寸。

血海穴

【位置】屈膝，在大腿内侧，髌底内侧端上 2 寸，当股四头肌内侧头的隆起处。

【主治】月经不调、膝痛、更年期综合征、痛经、崩漏、经闭、湿疹、丹毒。

【刺灸法】直刺 1～1.5 寸。

髀关穴

【位置】大腿前面，当髂前上棘与髌底外侧端的连线上，屈髋时，平会阴，居缝匠肌外侧凹陷处。

【主治】腰痛膝冷、痿痹、腹痛。

【刺灸法】直刺 1～2 寸。

中渎穴

【位置】大腿外侧，当风市穴下 2 寸，或腘横纹上 5 寸，股外肌与股二头肌之间。

【主治】下肢痿痹、麻木、半身不遂。

【刺灸法】直刺 1～1.5 寸；可灸。

风市穴

【位置】大腿外侧部的中线上，当腘横纹上 7 寸。或直立垂手时，中指尖处。

【主治】下肢痿痹、麻木、瘙痒、脚气。

【刺灸法】直刺 1～1.5 寸；可灸。

箕门穴

【位置】大腿内侧，当血海穴与冲门穴连线上，血海穴上 6 寸。

【主治】尿潴留、遗尿、腹股沟肿痛。

【刺灸法】避开动脉，直刺 0.5～1 寸。

承扶穴

【位置】大腿后面，臀下横纹的中点。

【主治】腰骶臀股部疼痛、痔疾。

【刺灸法】直刺 1～2 寸。

殷门穴

【位置】大腿后面，当承扶穴与委中穴的连线上，承扶穴下 6 寸。

【主治】腰痛、下肢痿痹。

【刺灸法】直刺 1～2 寸。

环跳穴

【位置】股外侧部，侧卧屈股，当股骨大转子最凸点与骶管裂孔连线的外 1/3 与中 1/3 交点处。

【主治】腰胯疼痛、下肢痿痹、风疹、挫闪、腰疼、膝踝肿痛。

【刺灸法】直刺 2～2.5 寸；可灸。

鹤顶穴

【位置】膝上部，髌底的中点上方凹陷处。

【主治】各种膝关节病、脑血管病后遗症。

【刺灸法】直刺 0.5～0.8 寸；可灸。

膝阳关穴

【位置】膝外侧，当股骨外上髁上方的凹陷处。

【主治】膝肿痛、抽筋、小腿麻木。

【刺灸法】直刺 0.8～1 寸。

曲泉穴

【位置】膝内侧，屈膝，当膝关节内侧端，股骨内侧髁的后缘，半腱肌、半膜肌止端的前缘凹陷处。

【主治】月经不调、痛经、白带、子宫脱垂、遗精、阳痿、疝气、小便不利、头痛、目眩、癫狂、膝肿痛、下肢痿痹。

【刺灸法】直刺 1～1.5 寸；可灸。

委中穴

【位置】腘横纹中点，当股二头肌腱与半腱肌肌腱的中间。

【主治】腰痛、下肢痿痹、腹痛、吐泻、小便不利、遗尿、丹毒。

【刺灸法】直刺 1～1.5 寸，或用三棱针点刺腘静脉出血。

阴谷穴

【位置】腘窝内侧，屈膝时，当半腱肌肌腱与半膜肌肌腱之间。

【主治】阳痿、疝痛、月经不调、尿潴留、膝股内侧痛。

【刺灸法】直刺 0.8～1.2 寸。

膝眼穴

【位置】屈膝，在膝部，髌骨与髌韧带外侧凹陷中。

【主治】膝痛、下肢麻痹、屈伸不利、脚气。

【刺灸法】向后内斜刺 0.5～1 寸。

承筋穴

【位置】小腿后面，当委中穴与承山穴的连线上，腓肠肌肌腹中央，委中穴下5寸。

【主治】痔疮、腰腿拘急疼痛。

【刺灸法】直刺1～1.5寸。

承山穴

【位置】小腿后面正中，委中穴与昆仑穴之间，当伸直小腿或足跟上提时腓肠肌肌腹下出现尖角凹陷处。

【主治】痔疾、脚气、便秘、腰腿拘急疼痛。

【刺灸法】直刺1～2寸。

委阳穴

【位置】小腿后面，腘横纹外侧端，当股二头肌腱的内侧。

【主治】腹满、小便不利、腰脊强痛、腿足挛痛。

【刺灸法】直刺1～1.5寸。

足三里穴

【位置】小腿前外侧，当膝眼穴下3寸，距胫骨前缘一横指（中指）。

【主治】胃痛、头痛、牙痛、神经痛、胃下垂、呕吐、食欲不振、便痢、腹部胀满、噎嗝、泄泻、便秘、乳腺炎、肠炎、下肢痹痛、水肿、癫狂、脚气、虚劳羸瘦、鼻部疾病、心脏病。

【刺灸法】直刺1～2寸。

丰隆穴

【位置】小腿前外侧，当外踝尖上8寸，条口穴外，距胫骨前缘二横指（中指）。

【主治】头痛、眩晕、痰多咳嗽、呕吐、便秘、水肿、癫狂痛、下肢痿痹。

【刺灸法】直刺1～1.5寸。

悬钟穴

【位置】小腿外侧，当外踝尖上3寸，腓骨前缘。

【主治】颈项强痛、胸腹胀满、胁肋疼痛、膝腿痛、脚气。

【刺灸法】直刺0.5～0.8寸；可灸。

阴陵泉穴

【位置】小腿内侧，当胫骨内侧踝后下方凹陷处。

【主治】腰腿痛、膝痛、晕眩、腹水、腹痛、泄泻、食欲不振、小便不利、尿闭、尿失禁、遗精、阳痿、月经不调、痛经、附件炎、黄疸、糖尿病。

【刺灸法】直刺1～2寸。

阳陵泉穴

【位置】小腿外侧，当腓骨小头前下方凹陷处。

【主治】半身不遂、膝痛、下肢痿痹、腓肠肌痉挛、腰腿疲劳、坐骨神经痛、胆囊炎、高血压、胃痛、慢性胃炎、胸胁痛、黄疸。

【刺灸法】直刺或斜向下刺 1～1.5 寸；可灸。

复溜穴

【位置】小腿内侧，太溪穴直上 2 寸，跟腱的前方。

【主治】泄泻、肠鸣、水肿、腹胀、腿肿、盗汗、身热无汗、腰脊强痛。

【刺灸法】直刺 0.8～1 寸；可灸。

光明穴

【位置】小腿外侧，当外踝尖穴上 5 寸，腓骨前缘。

【主治】目痛、夜盲、乳胀痛、膝痛、下肢痿痹、颊肿。

【刺灸法】直刺 0.5～0.8 寸；可灸。

上巨虚穴

【位置】小腿前外侧，当膝眼穴下 6 寸，距胫骨前缘一横指（中指）。

【主治】肠鸣、腹痛、泄泻、便秘、肠炎、下肢痿痹、脚气。

【刺灸法】直刺 1～2 寸。

胆囊穴

【位置】小腿外侧，当腓骨头前下方凹陷处直下 2 寸。

【主治】胸胁痛、下肢麻痹、耳聋。

【刺灸法】直刺 1～1.5 寸；可灸。

阳交穴

【位置】小腿外侧，当外踝尖上 7 寸，腓骨后缘。

【主治】胸胁胀满疼痛、癫疾、膝股痛、下肢痿痹。

【刺灸法】直刺 0.5～0.8 寸；可灸。

跗阳穴

【位置】小腿后面，外踝后，昆仑穴直上 3 寸。

【主治】头痛、腰骶痛、下肢痿痹、外踝肿痛。

【刺灸法】直刺 0.8～1.2 寸。

三阴交穴

【位置】小腿内侧，当足内踝尖上 3 寸，胫骨内侧缘后方。

【主治】肠鸣腹胀、泄泻、痛经、足肿、过胖过瘦、月经不调、带下、手脚冰冷、冷感症、更年期障碍、遗精、阳痿、遗尿、疝气、失眠、下肢痿痹、脚气以及妇科多种疾病。

【刺灸法】直刺 1～1.5 寸。

地机穴

【位置】小腿内侧，当内踝尖与阴陵泉穴的连线上，阴陵泉穴下 3 寸。

【主治】腹痛、泄泻、小便不利、水肿、月经不调、痛经、遗精。

【刺灸法】直刺 1～1.5 寸。

蠡沟穴

【位置】小腿内侧，当足内踝尖上 5 寸，胫骨内侧面的中央。

【主治】月经不调、赤白带下、子宫脱垂、疝气、小便不利、小腹痛、腰背拘急。

【刺灸法】平刺 0.5～0.8 寸；可灸。

丘墟穴

【位置】外踝的前下方，当趾长伸肌腱的外侧凹陷处。

【主治】颈项痛、胸胁痛、下肢痿痹、外踝肿痛、疝气、目赤肿痛、中风偏瘫。

【刺灸法】直刺 0.5～0.8 寸；可灸。

太溪穴

【位置】足内侧，内踝后方，当内踝尖穴与跟腱之间的凹陷处。

【主治】头痛、牙痛、喉痛、气喘、气管炎、咳嗽、耳鸣、耳聋、手足冰冷、胸痛、关节炎、风湿痛、失眠、健忘、遗精、阳痿、内踝肿痛。

【刺灸法】直刺 0.5～0.8 寸；可灸。

水泉穴

【位置】足内侧，内踝后下方，当太溪穴直下 1 寸，跟骨结节的内侧凹陷处。

【主治】月经不调、痛经、子宫脱垂、小便不利、目眩、腹痛。

【刺灸法】直刺 0.3～0.5 寸；可灸。

内庭穴

【位置】足背当第 2、3 跖骨结合部前方凹陷处。

【主治】急慢性胃炎、急慢性肠炎、齿龈炎、扁桃体炎、趾跖关节痛、足背肿痛、吐酸、腹泻、痢疾、便秘。

【刺灸法】直刺或斜刺 0.5～0.8 寸。

侠溪穴

【位置】足背外侧，当第 4、5 趾间，趾蹼缘后方赤白肉际处。

【主治】头痛、眩晕、惊悸、耳鸣、耳聋、目外眦赤痛、颊肿、胸胁痛、膝股痛、足跗肿痛。

【刺灸法】直刺或斜刺 0.3～0.5 寸；可灸。

太冲穴

【位置】足背侧，当第1跖骨间隙的后方凹陷处。

【主治】头痛、眩晕、牙痛、疝气、眼病、月经不调、癃闭、遗尿、小儿惊风、癫狂、痫症、胁痛、腹胀、黄疸、呕逆、咽痛干、目赤肿痛、膝股内侧痛、足跗肿、下肢痿痹以及消化系统疾病、呼吸系统疾病、生殖系统疾病。

【刺灸法】直刺0.5～0.8寸；可灸。

照海穴

【位置】足内侧，内踝尖下方凹陷处。

【主治】咽干、失眠、惊恐不宁、目赤、肿痛、月经不调、痛经、赤白带下、子宫脱垂、疝气、尿频、脚气。

【刺灸法】直刺0.5～0.8寸；可灸。

昆仑穴

【位置】足部外踝后方，当外踝尖与跟腱之间的凹陷处。

【主治】头痛、项强、目眩、癫痫、腰骶疼痛、足跟肿痛。

【刺灸法】直刺0.5～0.8寸。

涌泉穴

【位置】足底部，卷足时足前部凹陷处，约当第2、3趾趾缝纹头端与足跟连线的前1/3与后2/3交点上。

【主治】头顶痛、神经衰弱、倦怠感、妇女病、失眠、嗜睡、高血压、晕眩、糖尿病、过敏性鼻炎、更年期障碍、畏寒、肾脏病、咽喉痛、二便不利。

【刺灸法】直刺0.5～0.8寸；可灸。

仆参穴

【位置】足外侧部，外踝后下方，昆仑穴直下，跟骨外侧，赤白肉际处。

【主治】下肢痿痹、足跟痛、癫痫。

【刺灸法】直刺0.3～0.5寸。

行间穴

【位置】足背侧，当第1、2趾间，趾蹼缘的后方赤白肉际处。

【主治】月经过多、闭经、痛经、白带、遗尿、疝气、胸胁满痛、呃逆、咳嗽、头痛、眩晕、目赤痛、失眠、膝肿、下肢内侧痛、足跗肿痛。

【刺灸法】直刺0.5～0.8寸；可灸。

解溪穴

【位置】足背与小腿交界处的横纹中央凹陷处，当拇长伸肌腱与趾长伸肌腱之间。

【主治】脚踝扭伤、头痛、眩晕、便秘、腹胀、下肢痿痹。

【刺灸法】直刺0.5～1寸。

足临泣穴

【位置】足背外侧，当足4趾本节（第4趾关节）的后方，小趾伸肌腱的外侧凹陷处。

【主治】头痛、目外眦痛、目眩、乳腺炎、瘰疬、胁肋痛、痹痛、足跗肿痛。

【刺灸法】直刺0.5～0.8寸；可灸。

地五会穴

【位置】足背外侧，当足4趾本节（第4趾关节）的后方，第4、5趾骨之间，小趾伸肌腱的内侧缘。

【主治】头痛、目赤痛、耳鸣、胸满、胁痛、乳腺炎、足跗肿痛。

【刺灸法】向后内斜刺0.5～1寸。

商丘穴

【位置】足内踝前下方凹陷中，当舟骨结节与内踝尖穴连线的中点处。

【主治】腹胀、泄泻、便秘、黄疸、足踝痛。

【刺灸法】直刺0.5～0.8寸。

温馨提示：除了上述穴位外，在拔罐中经常还会用到阿是穴，阿是穴没有固定的位置，通常是指症状的反应点（区），按压其会感觉疼痛。

拔罐的吸拔方法

吸罐与起罐是拔罐操作的两个重要步骤，吸拔方法是否到位不仅关系到能否减轻受术者的疼痛感，对治疗效果也具有影响力。根据病情以及具体操作方式的不同，拔罐的吸拔方法可分为如下几种。

1. 以排气法分类

(1) 火罐法。

火罐法借助罐内火焰的热力，利用热胀冷缩的原理将罐内的空气排空，从而对皮肤产生负压，它的应用很广泛，多用于外伤性疼痛、腰腿痛以及呼吸系统疾病。根据燃火方式不同，火罐法可分为五种：

①投火法：用纸条作为燃烧物，将其点燃后投入罐中，待火焰变小后迅速将罐具罩至身体侧面的吸拔部位。

②闪火法：用较长的镊子夹住酒精棉球，点燃后一手持罐靠近皮肤，一手

迅速将酒精棉球在靠近罐底部绕一圈，然后快速将罐具罩在吸拔部位。

③贴棉法：取一块1厘米见方的较薄的棉花，略浸酒精后贴于罐内壁中段，点燃后迅速罩于吸拔部位。

④架火法：取一个直径在2～3厘米、不易燃烧及导热的长方形物体，将其放在吸拔部位，然后在上面放一块酒精棉，点燃后将罐具迅速罩于吸拔部位。

⑤滴酒法：用95%酒精或白酒，滴入罐具内1～3滴，将酒沿着罐壁摇匀后用火点燃，迅速将罐具罩于吸拔部位。

（2）水罐法。

水罐法是利用水蒸气的热力将罐内的空气排出。具体操作如下：将竹罐在沸水中煎煮，然后用镊子夹住罐口，使其罐口向下；用浸湿的毛巾扣住罐口，迅速将罐具罩于吸拔部位。水罐法通常与疏通、活血、通络的药罐法配合使用，多用于风湿痹证或软组织病症。

（3）抽气罐法。

抽气罐法就是利用抽气筒将罐具内的空气抽出，使紧扣于吸拔部位的罐具因产生负压对部位发生作用。适合一般病症。

2. 以拔罐形式分类

拔罐形式主要包括用罐的数量以及运罐的手法，主要有以下几种：

（1）单罐法。

在较小病变部位或有明显压痛点的位置，选择一个口径大小适中的罐具进行局部拔罐。适合一般病症。

（2）多罐法。

在较广泛病变部位或无明显压痛点的位置，选择数个甚至十数个口径适中的罐具进行拔罐。一般来说适用于腰背部肌肉酸痛或劳损以及内脏器官瘀血等疾病。

（3）闪罐法。

吸拔后不留罐，直接将罐具拔起再拔上，直至皮肤潮红、充血或出现泛有瘀血为止。适用于局部麻木、感觉迟钝以及功能减退性病症。此外，一些不宜留罐的部位，如面部等应当使用闪罐法。

（4）留罐法。

留罐法又叫坐罐法，就是将罐具吸拔于部位时并不立刻起罐，而是留置一段时间，直到皮肤潮红、充血或瘀血。适用于一般病症。

（5）推罐法。

推罐法又叫走罐法或行罐法，是指选择口径较大的罐具，在腰背部、臀髋部、腿股部等面积较大、肌肉丰厚的部位上下左右推拉移动。推罐时手应当握住罐底，用罐具的下半边着力，慢慢向前推动。适用于经络气血不通、肌肉麻痹酸痛、风寒湿邪侵袭、脏腑功能失调等病症。应当注意的是，在背部可前后左右推罐，但胸部和腹部与背部应有区别，胸部应按肋骨走向移动，腹部则应旋转移动。

3. 以综合分类划分

拔罐法除了在同一拔罐操作中使用不同的拔罐方法，还可以将拔罐与其他治疗手法结合起来，从而增加拔罐的刺激，达到提高疗效的目的。

(1) 药罐法。

药罐法常与煮罐法合用，是将中药与拔罐法结合使用的方法，常用于感冒、咳嗽、风湿痹证、溃疡病、慢性胃炎、消化不良、牛皮癣等。药罐法可分为三种：

①煮药罐法：将竹筒在中药药液中煎煮15分钟。

②贮药罐法：将配置好的中药密封于布袋中，在清水中煮成药液，然后将煎好的药液倒入抽气罐或玻璃罐中，药液量为罐具的1/2～2/3，然后排出罐具内气体后吸拔于机体部位上。

③酒药罐法：将提前泡好的药酒滴在罐内，然后用火罐中的滴酒法进行操作。

(2) 针罐法。

针罐法就是在拔罐前，先用毫针刺入穴位中，得气后留针，并在留针过程中以针刺处为中心进行拔罐。针罐法将针灸与拔罐结合使用，对顽固性痹证具有较好的疗效。

(3) 针药罐法。

与针罐法相似，不同的是在留针过程中用药罐进行拔罐。

(4) 刺络拔罐。

刺络拔罐又叫刺血拔罐或放血拔罐。使用三棱针、皮肤针在吸拔部位点刺，必要时出血后再进行拔罐，血量通常在10滴左右，中等血量在10毫升左右，大量出血在15毫升左右。刺络拔罐适用于丹毒、神经性皮炎、痤疮、扭伤等病症。

(5) 温罐法。

温罐法就是将罐具吸拔于部位后，用艾灸温灸罐具周围，也可以在拔罐前后用艾灸温灸吸拔部位。温罐法具有拔罐和热疗的双重作用，可用于寒证。

(6) 刮痧罐法。

刮痧罐法就是拔罐前先在吸拔部位刮痧至皮肤潮红或出现红痧，再按常规方法进行拔罐。此方法通常用于病变范围较小的部位。

(7) 按摩罐法。

按摩罐法既可在拔罐过程中循经按摩，也可以在拔罐前后进行。此方法多用于疼痛病症以及软组织损伤等病症。

4. 起罐法

起罐又叫脱罐，是指将罐具从吸拔部位拔下的手法，起罐的方法根据罐具的不同也各不相同，但无论是哪一个都应当牢记一点：起罐不可硬拔或旋动，而且空气进入罐具内的速度一定要缓慢。下面介绍两种常用的起罐方法。

(1) 火罐和水罐。

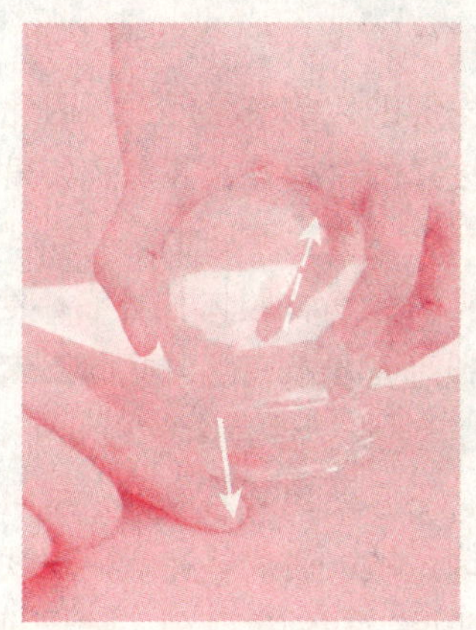

一手持罐体向一方倾斜，另一手在罐体倾斜的对侧，用手指沿着罐口边沿逐一向下按，使罐外空气慢慢进入罐内，当负压消失后罐具即可脱落。

(2) 抽气罐。

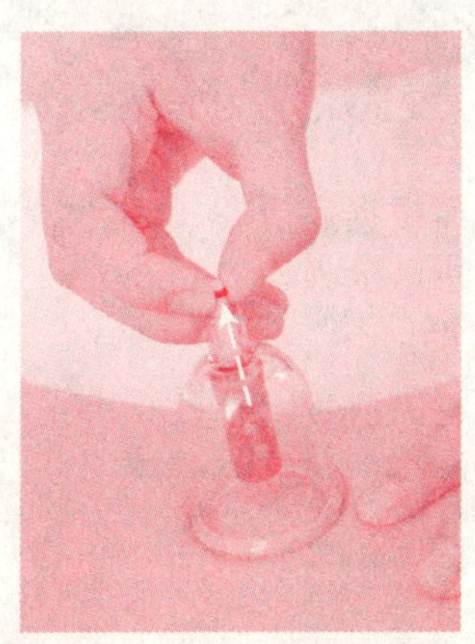

一手按着罐体，另一手向上拉动排气阀门，使空气缓缓进入罐内，罐具自然松动、脱落。

拔罐应注意的细节

俗话说“细节决定健康”。不少人在拔罐时就是因为忽视了细节问题，结果使拔罐疗法功亏一篑，严重时甚至还会对身体造成不利后果。通常而言，拔罐应当注意以下细节：

1. 拔罐进行前应注意的细节

(1) 分清拔罐人群和部位。

拔罐是一种治疗重于保健的传统中医疗法，因此在拔罐前一定要先了解受术者是否适合拔罐，有无拔罐的禁忌症，等等。如果忽略了这一点，不但无法获得拔罐应有的效果，反而会造成“无病生病”或“病上加病”的结果。

不宜拔罐的人群：精神紧张者，肢体抽搐者，高热抽搐者，皮肤病患者，全身高度浮肿者，静脉曲张患者，患有出血倾向疾病者，肺部慢性病患者，形体消瘦者，过饱或醉酒者，经期女性，等等。此外，出血倾向，如血小板较少、血友病、白血病患者，不宜使用刺络拔罐，慎用其他拔罐法。

不宜拔罐的部位：出现过敏、溃烂等症状的皮肤，瘀血严重的部位，烫伤的部位，消瘦且无弹性的肌肤，孕妇的腹部、腰骶部以及三阴交穴、合谷穴、昆仑穴等禁忌穴位，血管分布密集的部位，颈部的两侧，等等。此外，在胸背或腹部等有重要脏器的部位不宜使用针罐法或针药罐法。

(2) 对罐器进行处理。

①在拔罐前，首先应当根据病情轻重、患部面积大小以及皮肤的弹性选择合适的罐具，一般而言，中、小口径的罐具吸拔力较大，在家庭拔罐中最常用。

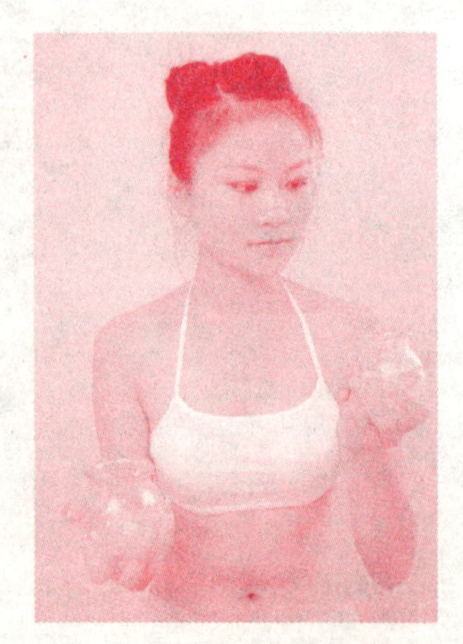

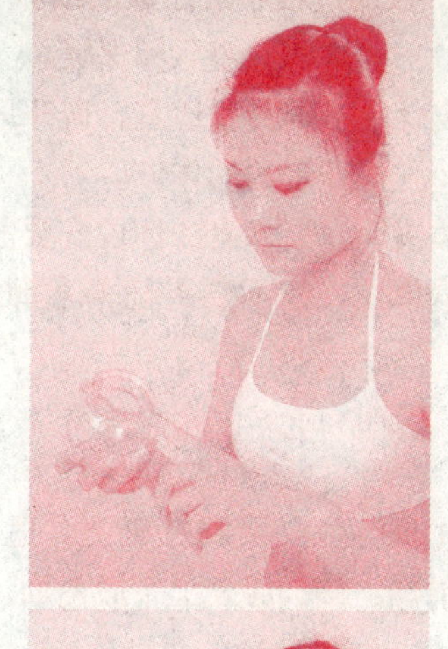

②检查罐具的边缘是否光滑，有无破损，并用酒精对边缘处进行消毒。

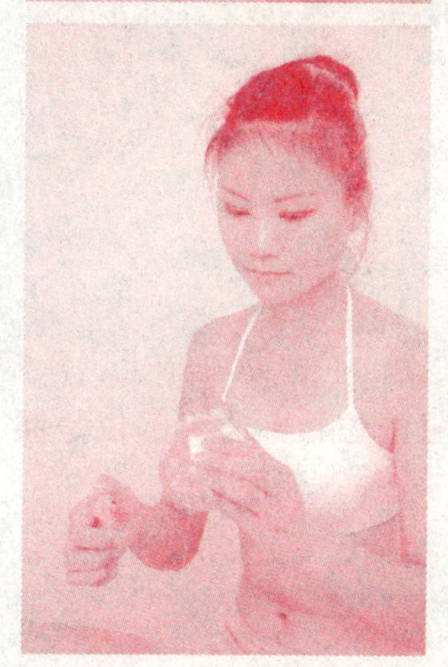

③在深秋、冬季或初春等天气寒冷的季节，拔罐前应当先用火烘烤罐底，使罐体以及罐口变得温热，罐具的温度以略高于体温为宜。

(3) 对皮肤的处理。

①应当用消毒用品对需要拔罐的部位进行清洁，擦去汗水、油脂以及护肤品等，以增强影响拔罐介质的渗透力以及罐口的稳定性。

②如果需要拔罐的部位皮下脂肪较少，而且皮肤干燥无弹性，最好用消过毒的湿毛巾擦拭，以防漏气和烫伤。

③如果需要拔罐的部位凹凸不平，或受术者患有头痛、溃疡等症时，应当先用棉垫或药棉垫，防止漏气和烫伤。

④如果受术者的皮肤因曾经患过疮疡而显得干硬，应当先用消毒温湿毛巾擦拭，使局部皮肤变得柔软，以缓解拔罐时的疼痛感。

⑤如果拔罐部位有汗毛，应当预先剃去，然后再涂上适量的凡士林。

2. 拔罐过程中应注意的细节

(1) 拔罐时应避风和保暖。

需保持室内温度适宜，避开风口，防止受凉。

(2) 选择合适的体位。

拔罐时，受术者的体位既要舒适，又要便于拔罐操作。受术者一旦选取了舒适的体位，就不要再随意移动，以防罐具脱落。一般采用的体位有以下几种：

①仰卧位：平躺在床上，适用部位是前额、胸、腹及上下肢前面。

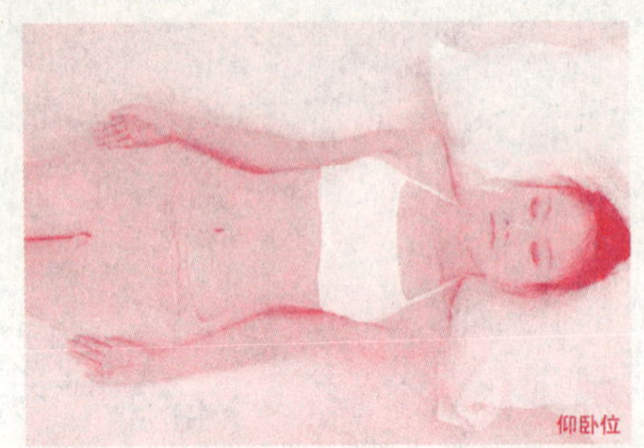
仰卧位

②俯卧位：趴在床上，双臂寻找最舒服的位置，适用部位是腰、背、臀部及上下肢后面。

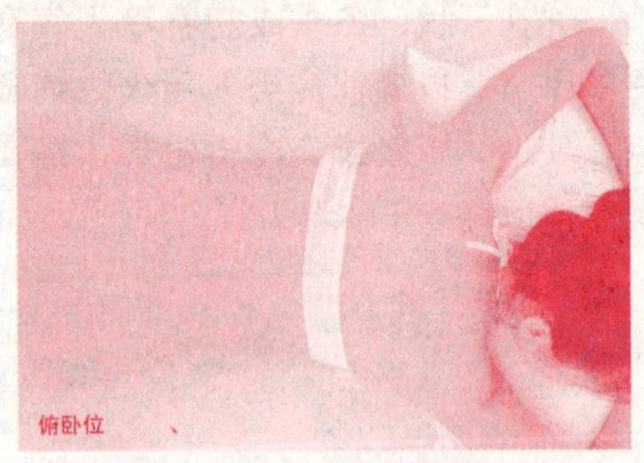
俯卧位

③坐位：坐在无靠背的椅子，适用部位是项部、背部、上肢及膝部。

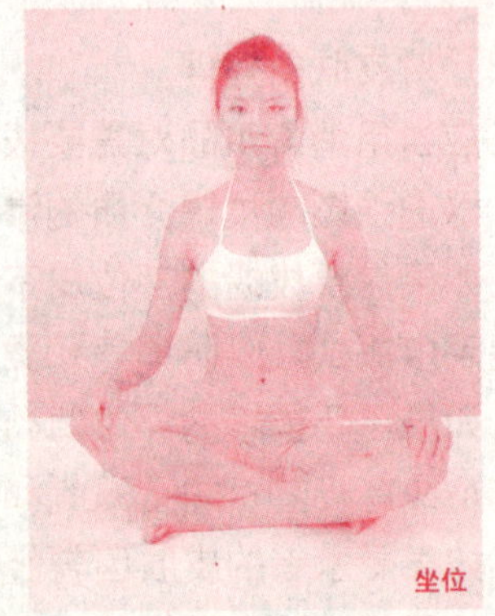
坐位

(3) 吸拔要领与技巧。

①拔罐的力度应当按照“实则泻之，虚则补之”的方法进行，虚性体质者使用补法，即选用小型号罐具，吸拔时要轻，留罐时间稍短，走罐时沿着经络进行。实性体质者可使用泻法，即选用较大型号的罐具，吸拔时稍用力，留罐

时间要稍长一些，走罐时逆着经络走向进行。平补平泻介于补法与泻法之间，选用中罐或小罐，吸拔力度适当，走罐时沿着经络循行来回走罐，刺激量性中等适中，留罐时间适量长短适中。

②留罐时间一般在10～15分钟，最短在5分钟，如果留罐时间过长容易吸出水泡。

③在进行各种拔罐时，应当视情况而定。

拔火罐时，罐口应当靠近吸拔的部位，在燃火后迅速罩到皮肤上，否则吸拔力度不够，影响拔罐效果。如果罐具温度过高应当换罐，或者用湿毛巾轻轻擦拭，待罐口温度稍微降低之后再继续拔罐。

用闪火法时，酒精棉中的酒精量不宜过多，以免滴在皮肤上或罐口处，造成烫伤。

用水罐法或药罐法时，必须将罐内的热水或热药液甩净，以免烫伤皮肤。

用刺络（出血）拔罐时，出血面积应等于或略大于火罐的口径。

用多罐法时，排罐的距离应当视人而定，密排法的罐距在3厘米，适用于体壮并伴有疼痛症的人；疏排法的罐距在6厘米以上，适用于身体较弱的人。

用针罐法时，受术者的肌肉应当放松，否则极易造成弯针。在针刺后罩罐时，应注意不要将针压入肌体更深处，造成脏腑损伤。

走罐的速度应当均匀，不要忽快忽慢，更不要在骨突出、皮肤褶皱、体表细嫩、小关节处推拉，以免损伤皮肤或使罐具漏气。走罐时还应在罐口涂上润滑的介质，防止皮肤因干燥而破损。

当局部出现严重瘀血时，不宜在原处继续拔罐。

（4）对晕罐的紧急处理。

拔罐时注意与受术者保持沟通，如果病人有温暖、舒适、入睡等反应，则属正常现象；如果病人感觉不适即晕罐，则有可能吸拔力量过大或体位不适造成的，应当采取相关的措施。

通常情况下，晕罐多出现于初次拔罐者或年老体弱者、儿童，表现为拔罐过程中突发头晕目眩、恶心欲吐、面色苍白、肢体欠温、周身冷汗、呼吸急促等症状。一旦受术者出现上述问题，施术者应当先起罐，然后帮助受术者平躺，并盖上吸汗的毛巾被等盖物。晕罐较轻者可喂服温开水或糖水，休息片刻即可恢复；晕罐较重者应当掐按或针刺人中穴、内关穴、足三里穴、中冲穴或艾灸百会穴、中极穴、关元穴、涌泉穴，一般情况下也会迅速缓解。

（5）减轻拔罐时的疼痛。

①在施行针罐法时，若针口处的皮肤过于胀痛，或酸胀痛感向其他部位发生性传递，应当先起罐，对针的深度或刺向进行调整，待反应减轻后再继续未

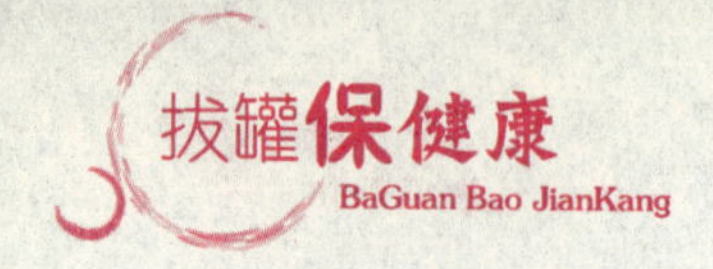

完成的拔罐操作。

②拔罐时先对腰背部进行吸拔。原因是人体内的病气以及垃圾通常聚集在胸腹部，这里的肌肉又较为敏感，所以在拔罐时会特别疼痛。先对腰背部进行吸拔，能够使一部分“邪气”从体内拔出，从而减少胸腹部中堆积的垃圾和病气，疼痛自然就会减轻很多。

③在拔罐时，最好选择多个吸拔部位，使体内的垃圾和病气能够通过多个途径排出，从而减少肌肉的负担，同样有助于缓解疼痛感。

3. 拔罐之后应注意的细节

(1) 对水泡进行处理。

在拔罐后，如果皮肤上出现水泡，最好先涂少量的龙胆紫药水，待药水晾干后水泡会自然消失或萎缩。如果水泡较大，可用消毒毫针刺破或用消毒注射器抽出水泡内的液体，然后包上消毒纱布，定时更换纱布，待生有水泡的皮肤愈合后再继续操作拔罐。

(2) 拔罐后不宜立刻洗澡。

拔罐后皮肤非常脆弱，而且毛孔处于完全张开的状态，此时洗澡很容易使邪气通过毛孔进入皮肤，引发感冒。此外，拔罐后洗澡还易使皮肤受损、感染、发炎。因此，即使拔罐后出汗较多，也应当立即穿衣或盖被，若没有出现起水泡等情况，3 小时后可以洗澡。

(3) 拔罐后应喝一杯热水。

拔罐过程使汗毛孔张开，在令邪气外散的同时会带走体内一部分津液，拔罐后喝一杯热水可以补充人体流失的水分，并能促进新陈代谢，加快代谢物的排出。

(4) 应遵守拔罐的间隔。

拔罐疗法的间隔通常根据受术者的体质和拔罐后的恢复情况而定，以局部皮肤适当恢复、不适感消失为准。一般每日或隔日拔罐 1 次，10 次为 1 疗程，每个疗程中间休息 3～5 天。应注意的是，同一部位不能天天拔，至少要等到拔痕消失后再进行相关操作。

拔罐后的罐象与病灶

拔罐之后，通常会出现点片状紫红色瘀点、瘀斑或兼微热痛感，或局部发红，片刻后消失，恢复正常皮色，这些皆是拔罐的正常反应，它们向人们提示了不同的健康信息。不过应注意的是，贫血的病人和肥胖者在拔罐后也没有吸拔痕迹，在具体操作时应区别对待。

罐印告诉我们的健康信息：

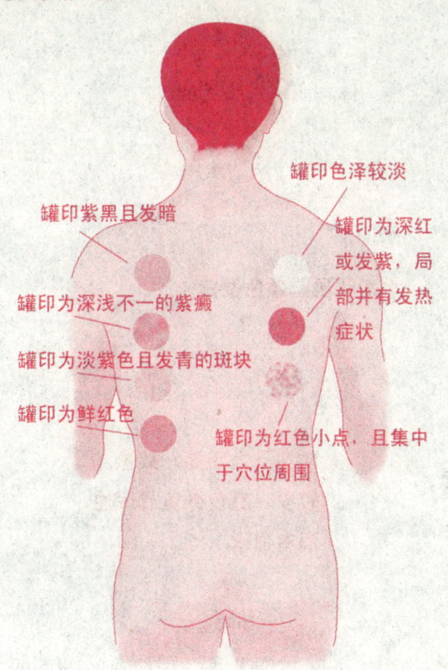

具体罐象	健康提示
罐印紫黑且发暗	表明身体有血瘀或受寒等问题，如果罐象面积较大，则说明患有外感风寒。如果印痕数日不退，则说明病程已久，需要多治疗一段时间。
罐印为深浅不一的紫癜	表明身体有气滞血瘀之证。
罐印为淡紫色且发青的斑块	表明身体有气虚血瘀之证。
罐印为鲜红色	表明身体有阴虚之证。
罐印色泽较淡	表明身体有气虚、阳虚之证。
罐印为深红或发紫，局部并有发热症状	表明身体有热毒或阴虚火旺之证。
罐印为红色小点，且集中于穴位周围	表明该穴位所对应的脏腑出现异常。

水泡告诉我们的健康信息:

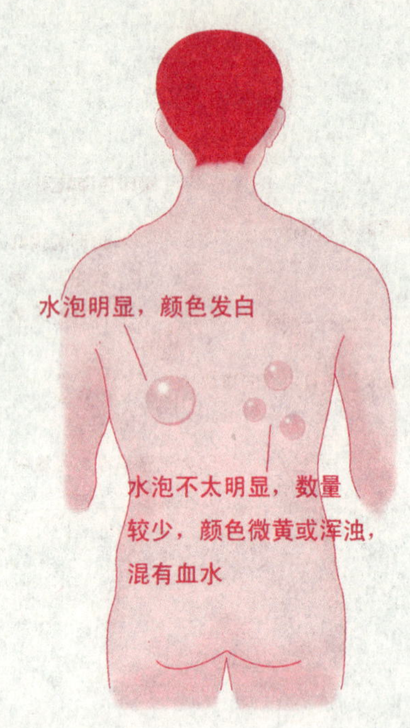

水泡情况	健康提示
水泡明显，颜色发白	表明身体有寒湿之证。
水泡不太明显，数量较少，颜色微黄或浑浊，混有血水	表明身体有湿热之证。

皮肤温度告诉我们的健康信息：

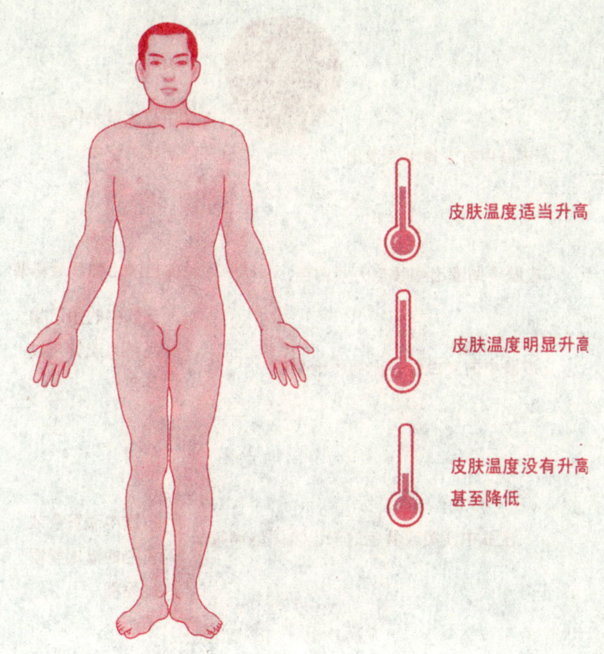

皮肤温度情况	健 康 提 示
皮肤温度适当升高	表明身体正气充沛，抵抗力较好。
皮肤温度明显升高	表明身体有阴虚之证，感受阳邪、实邪，或所患疾病的证候为实证、热证。
皮肤温度没有升高甚至降低	表明身体有阳虚之证，感受风、寒、湿邪，或所患疾病的证候为虚证、寒证。

皮肤渗出物告诉我们的健康信息：

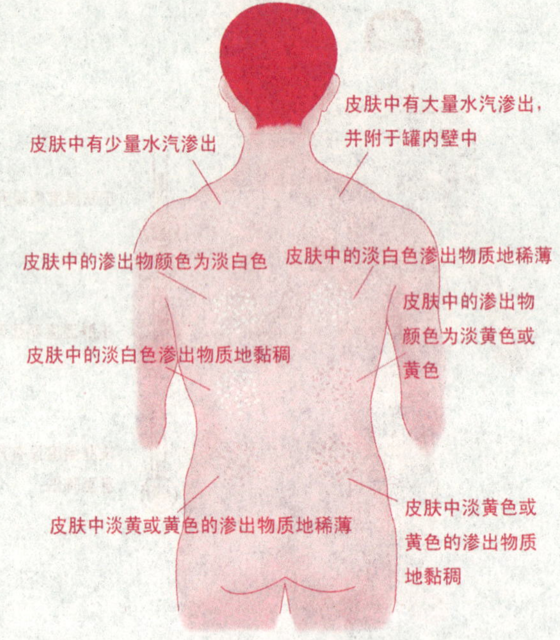

皮肤渗出物情况	健 康 提 示
皮肤中有少量水汽渗出	表明身体正气充沛，健康状况良好。
皮肤中有大量水汽渗出，并附于罐内壁中	表明身体内的痰、饮、水、湿毒比较严重。
皮肤中的渗出物颜色为淡白色	表明身体有寒证。
皮肤中的淡白色渗出物质地稀薄	表明身体有虚寒之证。
皮肤中的淡白色渗出物质地黏稠	表明身体有实寒之证。
皮肤中的渗出物颜色为淡黄色或黄色	表明身体有热证。
皮肤中淡黄色或黄色的渗出物质地稀薄	表明身体有虚热之证。
皮肤中淡黄色或黄色的渗出物质地黏稠	表明身体有实热之证。

罐象告诉我们的疾病信息：

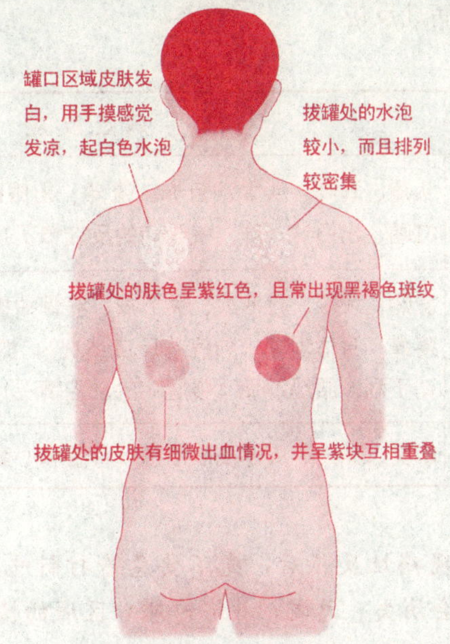

具体罐象	健康提示
罐口区域皮肤发白，用手摸感觉发凉，起白色水泡	表明身体患有风湿之病，若白泡中夹有白沫说明受风较重。
拔罐处的皮肤有细微出血情况，并呈紫块互相重叠	表明身体可能患有水疱、单纯疱疹、带状疱疹、麻疹、风疹、猩红热、斑疹伤寒，或者将要发斑疹。
拔罐处的水泡较小，而且排列较密集	表明身体有水肿，并有可能患有心脏病、肾脏病、肝脏病以及内分泌疾病。
拔罐处的肤色呈紫红色，且常出现黑褐色斑纹	表明可能患有肌肉风湿症和类风湿性关节炎。

温馨提示：用拔罐来检测身体是否患病应注意以下几点：

(1) 被吸拔的部位如果在5分钟之内出现吸拔特征，说明该部位存在疾病隐患。

(2) 吸拔特征通常出现在四肢和无内脏投影的躯干部位。

(3) 并不是所有的患病人群都会出现吸拔特征，如肥胖患者、贫血患者、衰竭者、体质虚弱者以及恶液质状态的患者都不会出现明显的吸拔特征。

拔罐可能出现的病灶反应：

身体部位	病灶反应
头部	头痛、耳鸣、头晕、目赤、流涕、出眼眦、牙痛、鼻血；呕气、打嗝、出白沫（肺、气管病的反应情况）、脱发。
躯干	发热、发冷、打寒战、关节痛、筋骨抽搐、夜间腿脚抽筋、全身疼痛；身体发痒（肺病的反应情况），抓挠后痒感加剧；全身行动不利、腰腿不便（腰腿病的反应情况）。
脚部	脚臭、脓疱、脚部皮肤溃疡（肾脏和心脏病的反应情况）。

温馨提示：当出现病灶反应后，先不要急着打针吃药，当病气从体内排净，不良反应自然就会消失。总之，拔罐时罐口区域的情况多种多样，因人而异，因病而异，不必大惊小怪，只要坚持拔罐和重罐，就可以使各种情况恢复正常，治愈疾病。

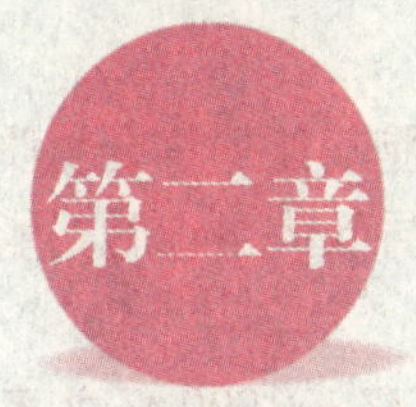

改善头部症状的拔罐疗法

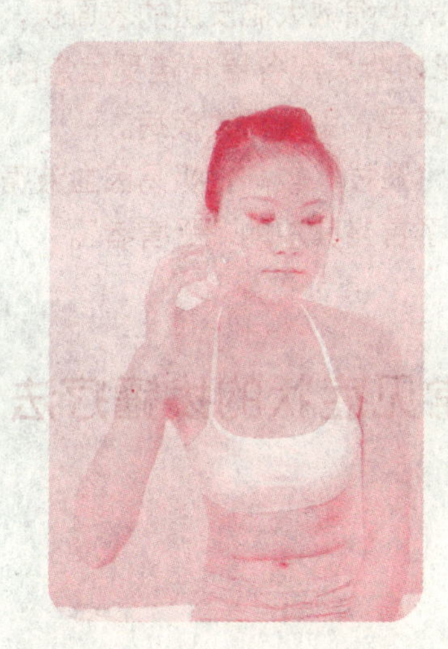

头面颈部是人体之“首”，在临床上包括许多疾病，像眼科、鼻科、口腔科、头部神经科、牙科等都属于头部疾病的范畴。这些疾病不仅关系到人们的“面子问题”，同时也是头部病痛最重要的“反射区”，让人们不得不“忧形于色”。

头部症状的特点

（1）黑色素是调节大脑细胞功能的重要物质，但是随着脑容量的增加，黑色素的分泌会逐渐减少，极易导致大脑细胞功能失调、神经功能发生病变，从而引发相关疾病。

（2）大脑神经细胞有 200 亿～1000 亿之多，但在 40～70 岁时就会减少 20％，70 岁以上的老人则会减少 30％。大脑细胞的减少会影响到脑部神经的正常运作，使其无法给脏腑下达准确的指令，从而使脏腑的正常运作遭到破坏，并使脏腑对应的头部各器官出现异常。例如，在中医学中，肝气上亢或肾精不足均会导致脑性眩晕，鼻腔疾病则是由于肺气虚实不定造成的，等等。

（3）脑细胞的减少会大大缩减大脑皮层的表面积，也就是医学常说的“脑部萎缩”，在一定程度上能切断头部各器官接受信息的途径，使神经活动出现紊乱，最终导致器官功能变异，引发相关疾病。

（4）由于头部所处的“海拔”较高，极易因血液循环不畅导致到脑细胞缺氧、缺血，因此头部就成了首当其冲的“受害者”。

常见症状的拔罐疗法

眩晕

眩晕是由大脑内部植物神经紊乱造成的疾病，多由耳部疾病引起，经过治疗、调节后能够得到良好的改善，但如果置之不理，极有可能使前庭系统受损。在临床上，高血压、动脉硬化、内耳性眩晕、贫血、神经衰弱等疾病常会引发眩晕。中医将此病分为四种类型：肝阳上亢、气血亏虚、肾精不足、痰浊中阻。

1. 主要症状

（1）肝阳上亢：舌红苔少，有时呈现为黄色，面红口干苦；头晕目眩，眼花耳鸣，头部有胀痛感，心烦易怒，少寐多梦，劳累过度时头痛加重。

（2）气血亏虚：舌淡嫩，面色不泽，神疲懒言；头晕眼花，视物昏黑，劳累时发作，动则加剧；患者盗汗，心悸失眠。

(3) 肾精不足：舌淡红，心慌烦热，眩晕耳鸣，耳聋健忘，痴呆萎靡，腰膝酸软，男性患者可能出现阳痿遗精。

(4) 痰浊中阻：舌胖苔白腻，头重如蒙，眩晕呕吐，胸闷流痰，泛恶纳呆，嗜睡欲卧，四肢浮肿。

2. 拔罐治疗

(1) 拔罐选穴：

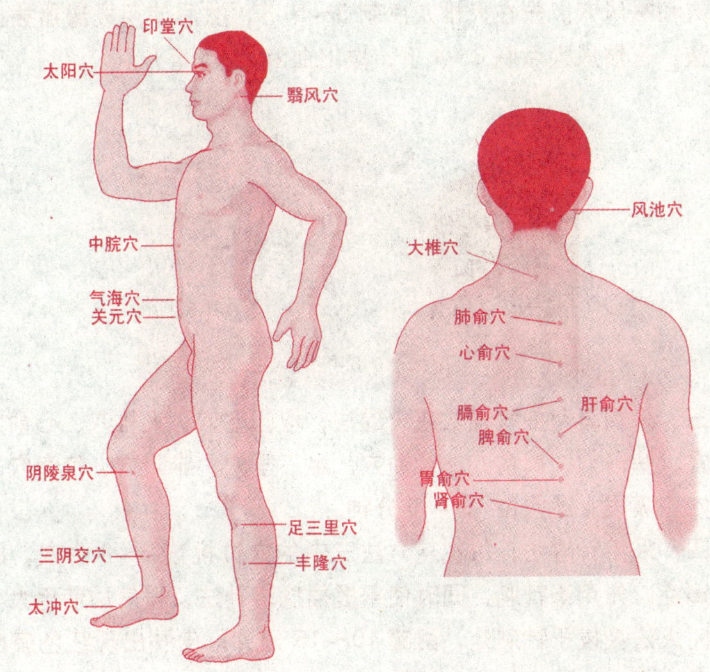

肝俞穴、太阳穴、气海穴、心俞穴、脾俞穴、胃俞穴、膈俞穴、肾俞穴、阴陵泉穴、三阴交穴、肺俞穴、中脘穴、大椎穴、翳风穴、印堂穴、足三里穴、丰隆穴、风池穴、太冲穴、关元穴。

(2) 拔罐方法：

方法一：

肝阳上亢型采用火罐法，取肝俞穴、太阳穴，用玻璃罐加热后快速以闪火法罩于应拔穴位，留罐 5～10 分钟。每日治疗 1 次，每 7 日为 1 疗程。

气血亏虚型采用火罐法，取气海穴、心俞穴、脾俞穴、胃俞穴、膈俞穴，取中口径玻璃罐以闪火法在上述诸穴处进行拔罐，留罐 10～15 分钟。每日治疗 1 次，每 7 日为 1 疗程。

肾精不足型采用火罐法，取肾俞穴、脾俞穴、胃俞穴、阴陵泉穴、三阴交穴，取中口径玻璃罐在上述诸穴处以闪火法进行拔罐，先吸拔同一侧诸穴位，留罐10～15分钟；第二天用相同手法吸拔另一侧穴位。两侧交替进行。每日1次，每7日为1疗程。

痰浊中阻型采用火罐法，取肺俞穴、中脘穴、阴陵泉穴、脾俞穴，取玻璃罐在上述诸穴处以闪火法进行拔罐，留罐10～20分钟。每日治疗1次，每7日为1疗程。

方法二：采用刺络拔罐法，利用拔罐器配合针刺法进行放血治疗，放血穴位为大椎穴和翳风穴。先在大椎穴点刺3～5下，然后使用拔罐器拔出5毫升左右的血液；在翳风穴点刺3～4下，拔出血液3～5毫升。

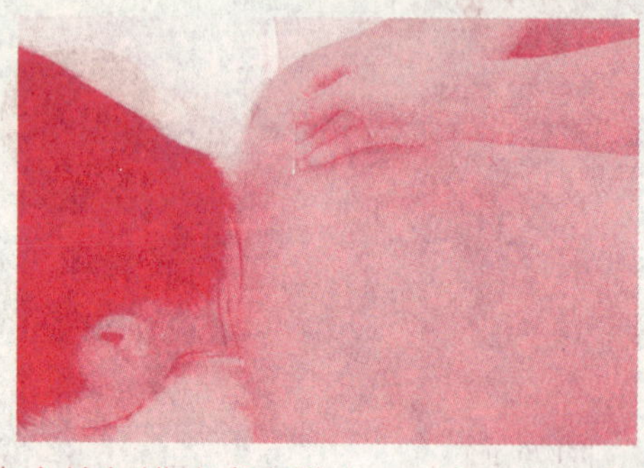

方法三：采用真空抽气罐法或火罐法，取印堂穴、大椎穴、心俞穴、膈俞穴、肝俞穴、脾俞穴、胃俞穴、肾俞穴、足三里穴、丰隆穴、气海穴、三阴交穴、风池穴，吸拔上述穴位10～15分钟。

方法四：采用针罐法，每次从方法三中的穴位挑选3～4个穴，适合气血亏虚的头痛症，先用毫针刺，同时使用提插捻转补法，得气后使用大小适中的火罐，用闪火法吸拔于针刺处，留罐10～15分钟，皮肤出现红色瘀血时起罐拔针。隔日治疗1次，6次为1疗程。

方法五：采用火罐法或真空抽气罐法，取肾俞穴、太冲穴、关元穴、三阴交穴、心俞穴、脾俞穴、丰隆穴，选择大小适当的火罐或抽气罐在上述穴位处吸拔，留罐10～15分钟，每日1次，10次为1疗程。

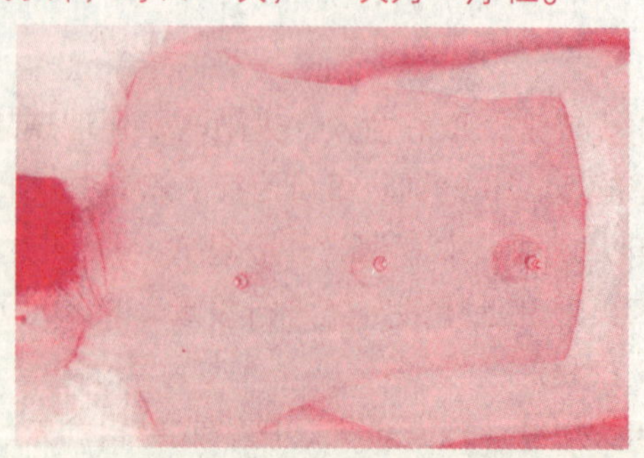

头痛

头痛通常发生在头颅上半部（眉弓以上至枕下部），原因是在颅内以及颅外分布着动脉、肌肉、末梢神经、脑内膜、血管、神经等组织，这些组织通常较为敏感，一旦头颅发生“风吹草动”，就会出现各种形式不同及不同部位的疼痛感。中医则认为，头痛与禀赋、饮食、劳倦、情志、摄生有关，不良的起居习惯会造成瘀血阻滞、痰浊上蒙、肝阳上亢，导致气血不能上荣，进而诱发头痛的症状。

1. 主要症状

(1) 眼前闪光、暗点、发黑或偏盲，精神不振、贪睡、失语、肢体麻木或偏瘫，持续时间在数分钟到半个小时不等。

(2) 头痛可为单侧或双侧搏动性跳痛，疼痛部位在双侧颞部及眶周，并伴有恶心、多尿、呕吐、食欲不振等症状。

(3) 在头痛消退后，还有可能伴明显的神经功能缺损，如偏侧感觉缺失、视觉障碍、偏瘫或失语症等。

2. 拔罐治疗

(1) 拔罐选穴：

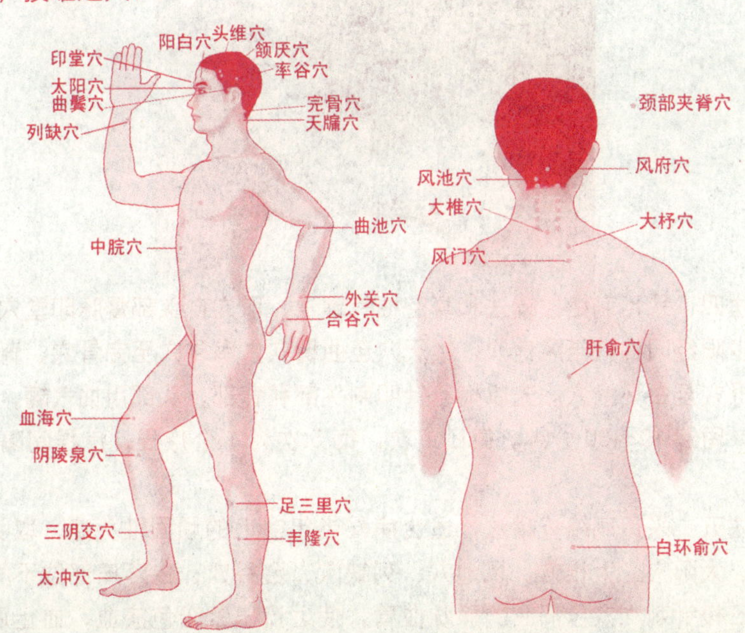

印堂穴、太阳穴、合谷穴、阳白穴、外关穴、颈部夹脊穴、太冲穴、风门

穴、曲池穴、阴陵泉穴、肝俞穴、中脘穴、丰隆穴、血海穴、三阴交穴、天牖穴、阿是穴、风府穴、风池穴、额厌穴、曲鬓穴、率谷穴、完骨穴、大杼穴、白环俞穴、头维穴、大椎穴、列缺穴、足三里穴。

(2) 拔罐方法:

方法一:采用火罐法，取印堂穴、太阳穴、合谷穴三穴，将罐具罩在应拔穴位之上，留罐10～15分钟。每日或者隔日治疗1次，6～8天为1疗程，疗程间休息5～7天。

前头痛加拔阳白穴;偏头痛加拔外关穴;后头痛加拔颈部夹脊穴;头顶痛加拔太冲穴;风寒头痛加拔风门穴;风热头痛加拔曲池穴;风湿头痛加拔阴陵泉穴;肝阳头痛加拔肝俞穴、太冲穴;痰浊头痛加拔中脘穴、丰隆穴、阴陵泉穴;瘀血头痛加拔血海穴、三阴交穴;血虚头痛加拔足三里穴、三阴交穴。

方法二:采用刺络拔罐法，取患病一侧的太阳穴、太冲穴、肝俞穴、印堂穴、合谷穴，用三棱针点刺后拔罐10～15分钟，有血迹流出时起罐。每日或隔日进行1次。每5次为1疗程，疗程间隔为3～5天。

方法三:采用真空抽气罐法，取天牖穴、阿是穴。先用拇指按压患病阿是穴，再找到天牖穴，再向对侧（健侧）穴顶推2～3次，然后用抽气罐吸拔20～30分钟。每日1次，5次为1疗程，疗程间隔3～5天。

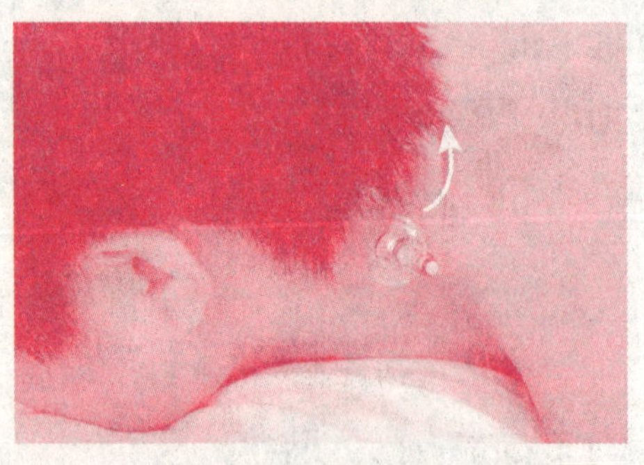

方法四:采用刺络拔罐法和真空抽气罐法，取穴自头部督脉印堂穴至风府穴，足少阳经阳白穴至风池穴，额厌穴至曲鬓穴，率谷穴至完骨穴，背部足太阳经大杼穴至白环俞穴。先以梅花针叩刺头部和背部，头部用抽气罐，背部用走罐法，留罐10～30分钟。每日1次，每5次为1个疗程，疗程间隔时间为3～5天。

方法五:采用刺络拔罐法，适合病程半年以上的顽固性头痛，取头维穴、印堂穴、太阳穴、大椎穴、风池穴、列缺穴、合谷穴，依疼痛部位不同取穴，用小号三棱针刺入穴位周围的静脉血管，使之流出紫暗色瘀血，血止后拔罐，留罐5～10分钟。7～10天拔罐1次，3次为1疗程。

面瘫

面瘫又称面神经炎，是一种面部肌肉抽搐的症状，多发生在着凉之后，如洗澡、洗头或头面部汗水较多时被凉风吹，从而导致邪气入体，以致经气阻滞、气血痹阻，使局部营养组织的血管发生痉挛引发此病。一般情况下面瘫只在单侧发病，双侧发病非常罕见。应当注意的是，面瘫起病较急，而且患者年龄范围较广，以20～40岁的人群最为多见，而且男性发病者多于女性。

1. 主要症状

（1）面部表情肌瘫痪，但并不伴有半身不遂、神志不清等症状。

（2）眼睑无法完全闭合，无法皱眉、鼓腮、撅嘴，并伴有流泪、口角漏水等情形。

（3）鼻唇沟消失，人中沟向左或向右侧偏，口角下垂或偏向患侧。

（4）部分患者在病起时有耳后疼痛、患侧舌前味觉减退或消失等不良反应，严重者可能出现味觉减退或消失、听觉系统异常敏感问题。

2. 拔罐治疗

（1）拔罐选穴：

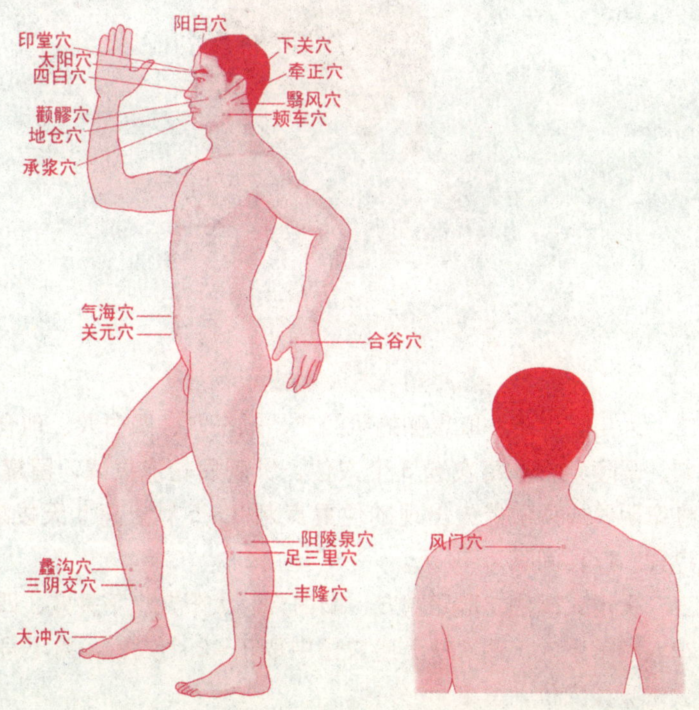

下关穴、翳风穴、合谷穴、风门穴、丰隆穴、足三里穴、三阴交穴、蠡沟穴、太冲穴、颊车穴、四白穴、地仓穴、颧髎穴、太阳穴、阳陵泉穴、印堂穴、阳白穴、牵正穴、承浆穴、气海穴、关元穴。

(2) 拔罐方法：

方法一：采用针罐法，取下关穴、翳风穴、合谷穴，针刺得气后，用补法拔患侧、用泻法拔健侧，拔罐 3～5 分钟。每日或隔日 1 次，10 次为 1 个疗程，疗程间隔为 7 天。风痰阻络型加拔风门穴、丰隆穴；脾虚风动型加拔足三里穴、三阴交穴；肝风内动型加拔蠡沟穴、太冲穴。

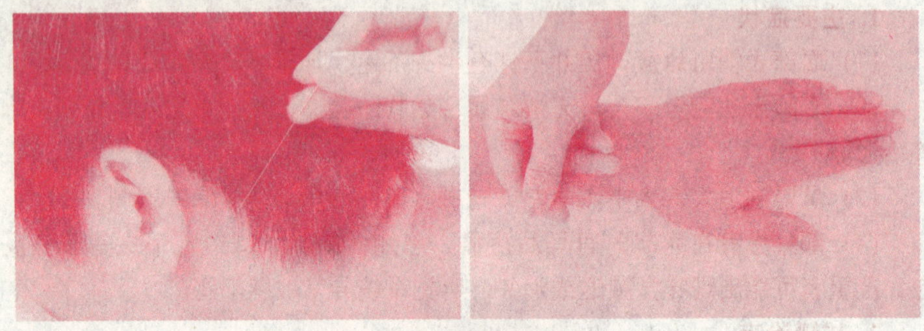

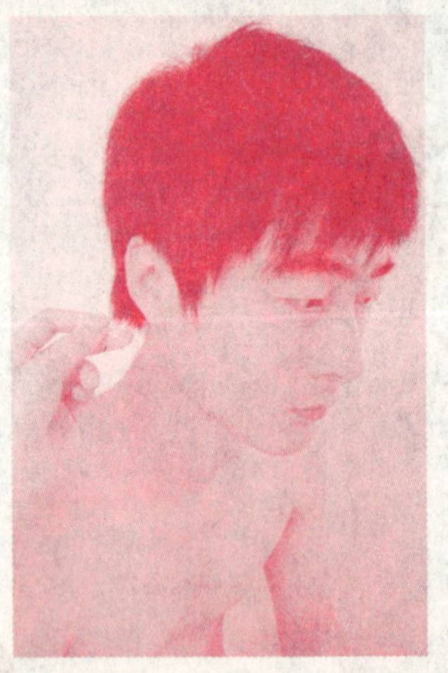

方法二：采用针罐法，取患侧的风门穴、颊车穴、四白穴、地仓穴、颧髎穴、太阳穴、阳陵泉穴。每次选 3 个穴位，针刺后轮流拔罐，留罐 5～10 分钟，并在痉挛明显或痉挛最先出现的位置点刺 3～5 针。隔 5 天拔罐 1 次，5 次为 1 个疗程，疗程间隔为 10 天。

方法三：采用火罐法，取印堂穴、阳白穴、太阳穴、下关穴、四白穴、牵正穴、颊车穴和承浆穴，每次从上述穴位中取 1～2 个穴位，用小号火罐以闪火法或投火法吸拔穴位，留罐 10 分钟。

方法四：采用火罐法或真空抽气罐法，取阳白穴、太阳穴、四白穴、下关穴、地仓穴、颊车穴、翳风穴、合谷穴、太冲穴和足三里穴，用大小合适的罐具吸拔于穴位上。发病在两周内的急性患者拔罐以翳风穴、合谷穴、太冲穴为主（留罐10～15分钟），面部穴位为辅（留罐3～5分钟）；发病两周后的恢复性患者除正常拔罐外，对面部穴位的吸力应稍大一些，且留罐时间延长至5～10分钟；病程较长者加拔气海穴和关元穴，留罐5～10分钟。每周2～3次，10次为1个疗程，疗程期间休息1周。

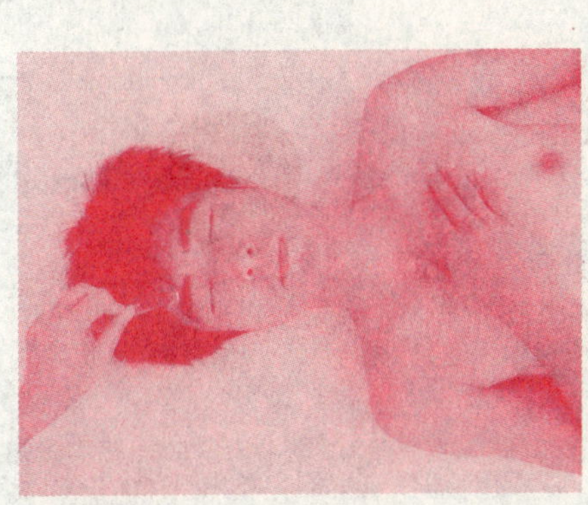

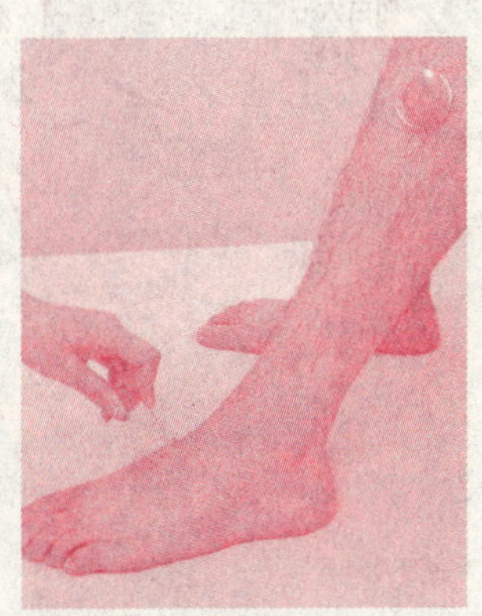

三叉神经痛

三叉神经痛是在三叉神经分支范围内反复出现的阵发性短暂剧烈疼痛，每次疼痛时间很短，数秒钟至数分钟后自行缓解，但连续数小时或数天内反复发作。三叉神经痛多发于上唇、鼻翼、眼眶等面颊部以及下颌部，年龄范围分布在中年以后，且以女性最多见。三叉神经痛在现代医学中的诱因不明，古代中医则认为它与外邪侵袭、阻滞经络、气血瘀滞、肝郁化火、风火上扰所致。

1. 主要症状

（1）风寒阻络：疼痛呈阵发性的抽搐样痛，而且痛势剧烈，最明显特征为舌苔薄白。风寒阻络型三叉神经痛一般遇冷疼痛加剧，遇热能得到缓解。

（2）风热阻络：疼痛阵作，并呈烧灼样或刀割样剧痛，同时伴有面色变得潮红、目赤、出汗、舌苔薄黄。风热阻络型三叉神经痛遇热则疼痛加剧，遇冷则能得到缓和。

（3）肝火上逆：疼痛时而发作，时而停止，如同被火烧一般，而且疼痛呈刀割般的剧痛感，同时伴有面红目赤、心烦易怒、胸胁胀闷、口干而苦、舌红苔黄等症状。

（4）气虚血瘀：疼痛反复发作，疼痛为抽搐型，而且伴有面色晦暗、毛发脱落、畏风自汗、少气懒言、舌淡苔白或有瘀点。

2. 拔罐治疗

（1）拔罐选穴：

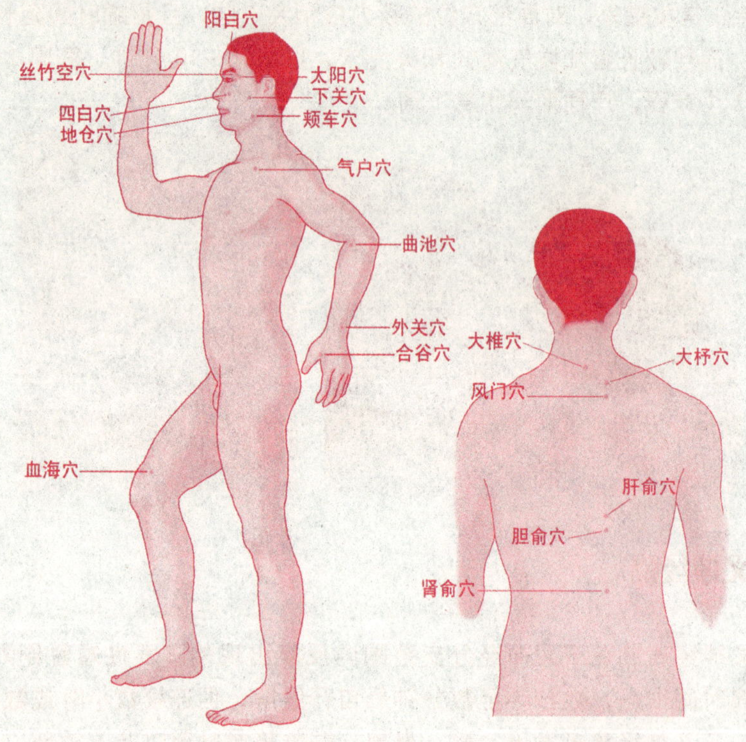

气户穴、丝竹空穴、颊车穴、肾俞穴、肝俞穴、大杼穴、下关穴、合谷穴、外关穴、阳白穴、四白穴、地仓穴、大椎穴、风门穴、曲池穴、血海穴、阿是穴、太阳穴、胆俞穴。

（2）拔罐方法：

方法一：采用火罐法或真空抽气罐，取气户穴、丝竹空穴、颊车穴，每次选 2 个头部穴，配以肾俞穴、肝俞穴、大杼穴，先用面粉调少量玉树神油或松节油、樟脑水、薄荷水等，做成厚约 0.2 厘米的饼，贴于穴位上，然后用闪火法或真空抽气罐将罐吸拔穴位之上，留罐 10～15 分钟，隔日 1 次，拔罐 6 次后改为每周 1 次。

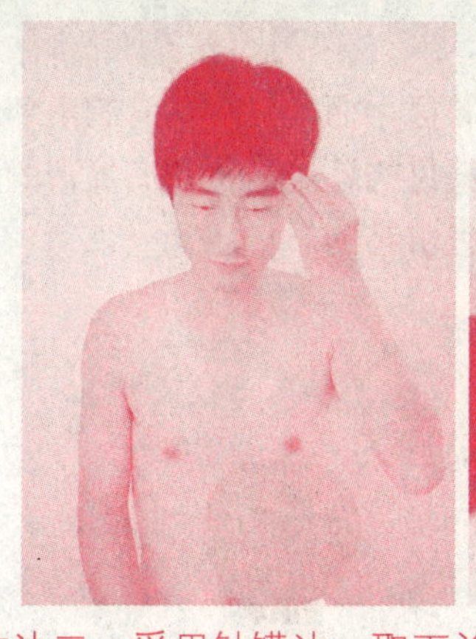
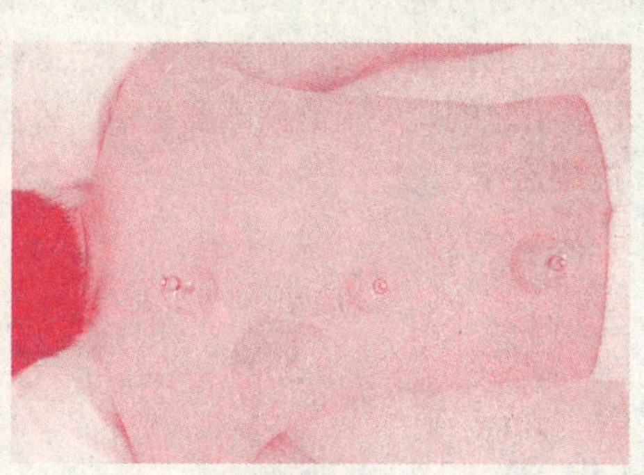

方法二：采用针罐法，取下关穴、合谷穴和外关穴，先以毫针刺各穴，留针约 20 分钟。起针后，对下关穴和阳白穴、四白穴、地仓穴吸拔，留罐 15～20 分钟。每日 1～2 次，10 次为 1 个疗程。

方法三：采用真空抽气罐或火罐法，取下关穴、合谷穴、太阳穴、阳白穴和地仓穴，用抽气罐或火罐吸拔穴位，留罐 15 分钟，每日 1 次。风寒型加拔曲池穴、大椎穴和风门穴；风热型加拔大椎穴、曲池穴和血海穴。每日 1 次，10 次为 1 疗程。

方法四：采用刺络拔罐法，取阿是穴、太阳穴、肝俞穴和胆俞穴，用三棱针进行点刺，至被刺部位皮肤微出血后，用火罐吸拔于上述穴位上，留罐 5 分钟。每 2 天拔罐 1 次，10 次为 1 疗程。

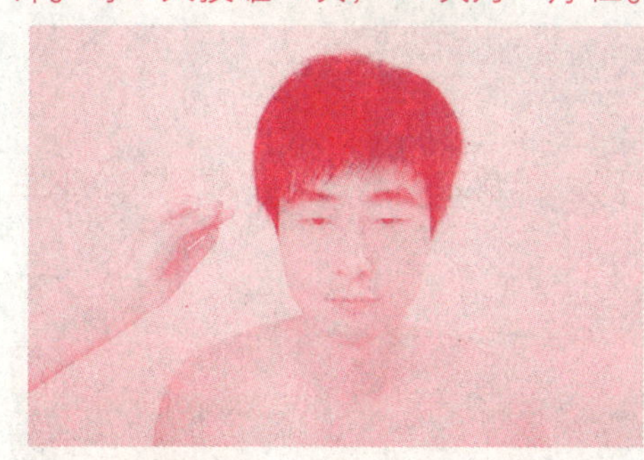
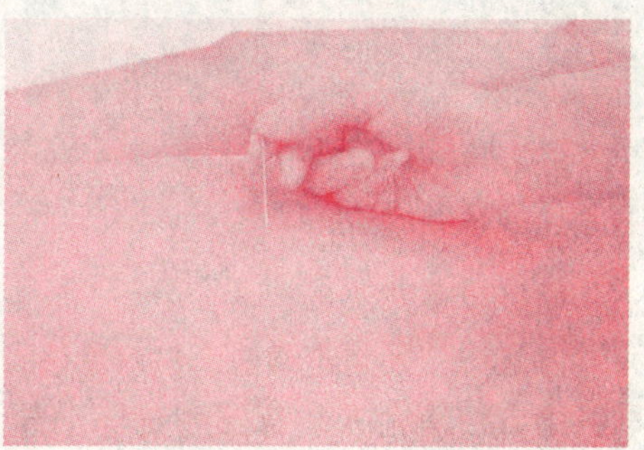

黑眼圈

黑眼圈是让眼睛暗淡无神、面目苍老的罪魁祸首之一，主要是由于饮食不调、熬夜、压力过大等原因致使肝肾出现阴虚症状，使肝血耗损过多，在眼部的经脉血管形成瘀血所致。本书拔罐方法对后天形成的黑眼圈效果较好。

1. 主要症状

眼眶周围有色素沉着，颜色并不局限于黑色，而是分为发青的黑色与发暗的黑色，有时也会出现茶色的黑眼圈，但最常见的还是前两种。发青的黑眼圈是由于肝虚引起的，发暗的黑眼圈是由于肾虚引起的。

2. 拔罐治疗

(1) 拔罐选穴：

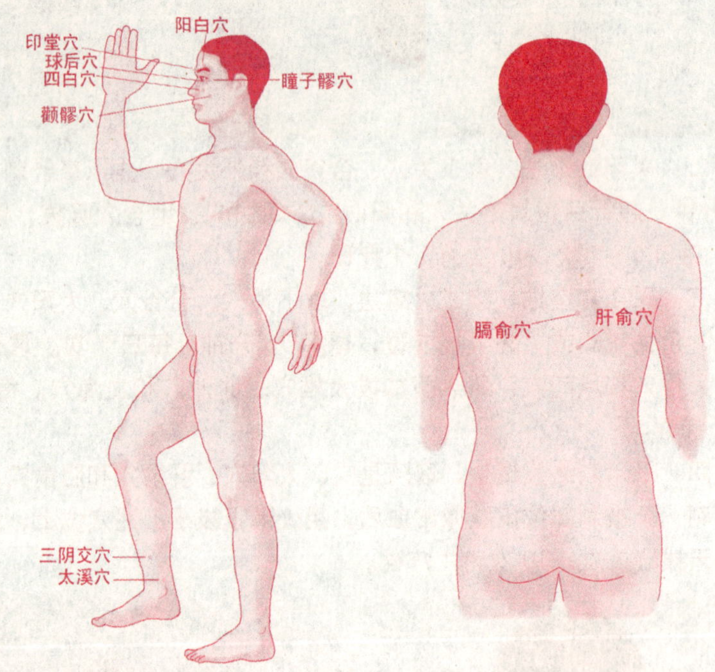

肝俞穴、膈俞穴、太溪穴、三阴交穴、印堂穴、阳白穴、颧髎穴、四白穴、球后穴、瞳子髎穴。

(2) 拔罐方法：

方法一：采用走罐法、按摩罐法，取肝俞穴、膈俞穴、背部膀胱经，选择大小合适的罐具，用闪火法将罐具吸拔于背部，然后沿着背部膀胱经循行，上下来回走罐数次，重点吸拔肝俞穴和膈俞穴。拔罐后，按揉太溪穴3～5分钟，睡前按摩两侧三阴交穴3分钟。每日1次，10次为1疗程。

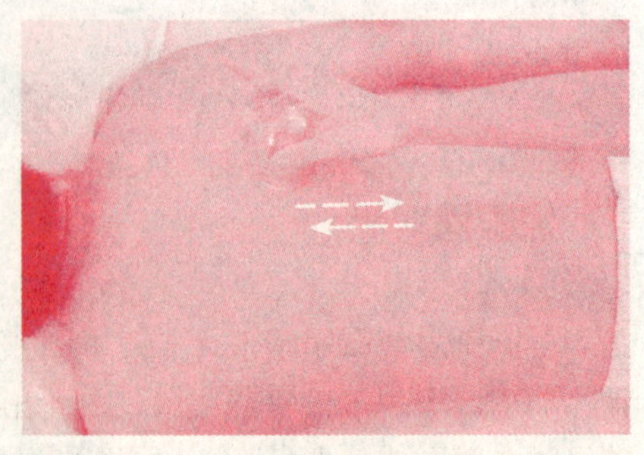

方法二：采用真空抽气罐法，取印堂穴、阳白穴、颧髎穴、四白穴、球后穴、瞳子髎穴，将大小适中的真空抽气罐吸拔于上述穴位上，留罐 5～10 分钟。每日 1 次，10 次为 1 疗程。

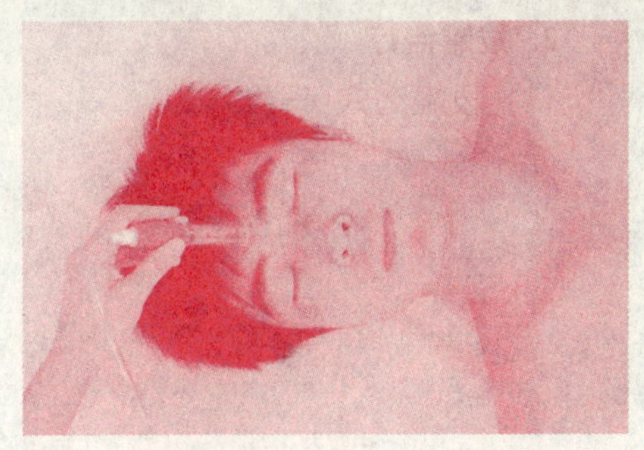

斑秃

斑秃是头皮部位突然出现局限性斑状脱发的一种症状，多发人群为青壮年，而且男性多于女性。现代医学认为，斑秃与长期剧烈的精神创伤、情绪过度紧张、内分泌失调、寄生虫以及内脏疾病有关；中医则认为，斑秃是由于肝肾阴虚造成的，肝肾阴虚会导致肝气郁结、气滞血瘀，导致血液无法顺畅流经头部，导致头皮营养不良，从而造成头发脱落。

1. 主要症状

(1) 血虚风盛：头发突然成片脱落，但脱发前并没有出现明显的异样感觉。脱发后，头部会出现轻度瘙痒，并有头晕心悸、失眠健忘、舌苔薄白等情况发生。

(2) 肝肾不足：头发大片脱落，脱发后的头皮非常光滑，并且在较长一段时间内不会再长出新发，有的患者头发还会全部脱落。除此之外，还伴有腰膝酸软、头晕耳鸣、失眠多梦、舌淡苔少、脉弦细、男性阳痿遗精、女性月经不调等症。

(3) 气滞血瘀：头发成片脱落，甚至连胡须和眉毛也完全脱落，同时还伴有头痛失眠、胸闷喜叹息、面色晦暗、舌质黯有瘀点等症状。

2. 拔罐治疗

(1) 拔罐选穴：

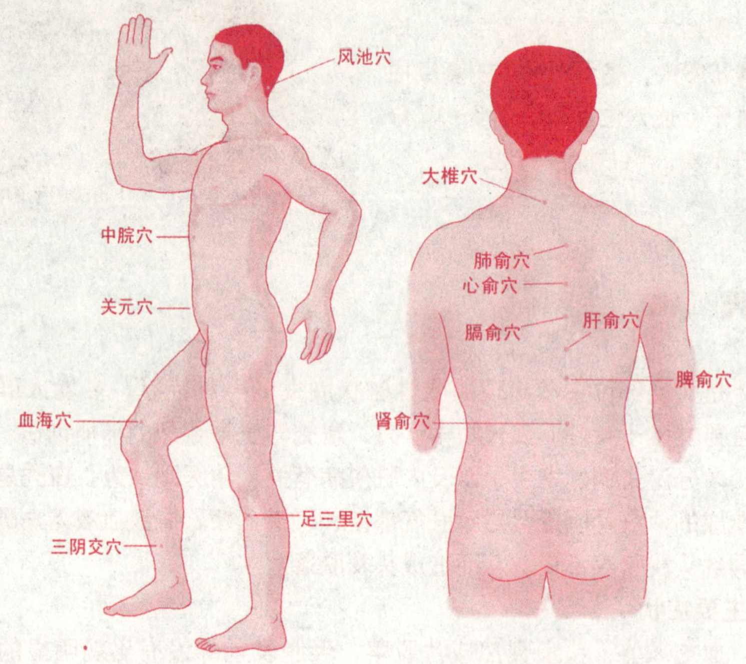

大椎穴、心俞穴、膈俞穴、风池穴、足三里穴、肝俞穴、肾俞穴、关元穴、三阴交穴、肺俞穴、血海穴、阿是穴、中脘穴、脾俞穴。

(2) 拔罐方法：

方法一：采用火罐法，取大椎穴、心俞穴、膈俞穴、风池穴、足三里穴，用罐具以闪火法吸拔同一侧诸穴 5～10 分钟。第二天再以同法吸拔上述另一侧的穴位 5～10 分钟。双侧交替进行，每治疗 2 天后间隔 1 天再进行治疗。

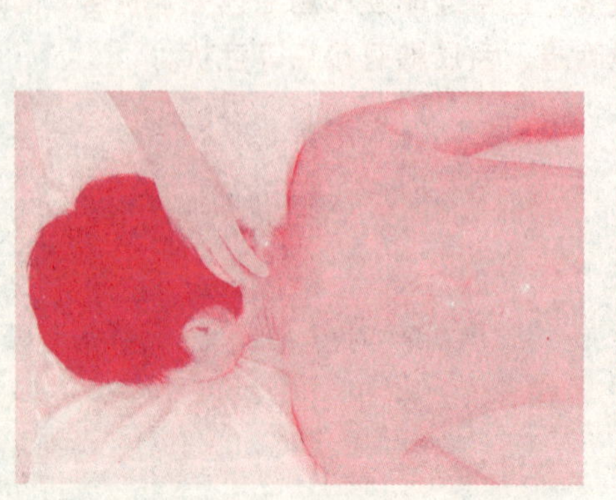

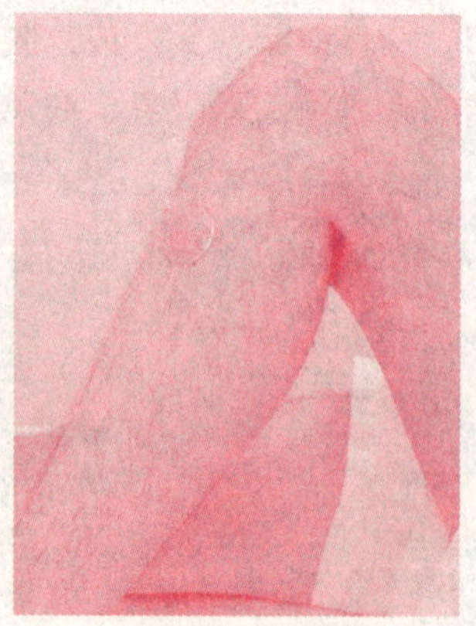

方法二：采用火罐法，取肝俞穴、肾俞穴、膈俞穴、关元穴、三阴交穴。用罐具以闪火法吸拔上述同侧穴位 5～10 分钟。第二天以同法吸拔上述另一侧穴位 5～10 分钟。双侧交替进行，每治疗 2 天间隔 1 天再进行治疗。

方法三：采用火罐法，取肺俞穴、肝俞穴、膈俞穴、风池穴、血海穴。用罐具以闪火法吸拔上述诸穴同一侧，时间为 5～10 分钟。第二天再以同法吸拔上述诸穴另一侧，时间为 5～10 分钟。双侧交替进行，1 次治疗为 2 天，每隔 1 天进行 1 次治疗。

方法四：采用火罐法，选斑秃周围的阿是穴，将数张面饼贴在阿是穴上，然后将火罐置于面饼上吸拔，留罐时间为 10～15 分钟。每日或隔日 1 次，10 次为 1 疗程。

方法五：采用温罐法，选中脘穴、脾俞穴、膈俞穴，用火罐或抽气罐吸拔上述穴位，留罐 10～15 分钟。接着，用艾条温灸中脘穴、脾俞穴和膈俞穴各 5～10 分钟。隔日 1 次，10 次为 1 疗程。

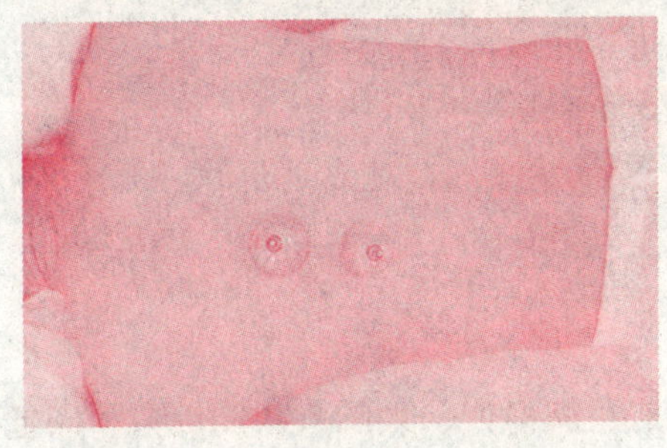

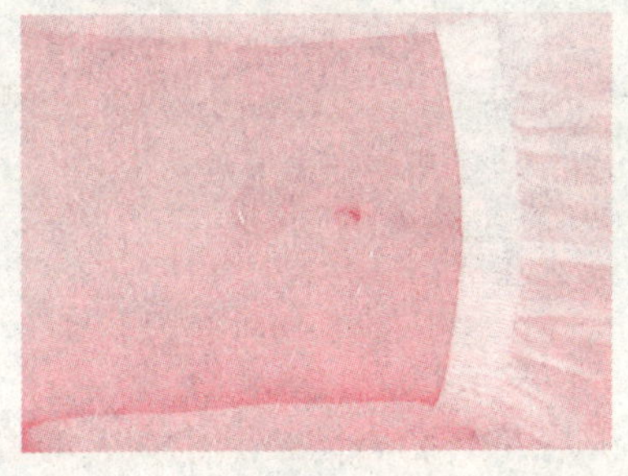

针眼

麦粒肿又叫针眼，是眼睑缘皮脂腺因感染所造成眼部皮肤的一种急性化脓性炎症，长在睫毛毛囊以及睑板腺上。中医认为，麦粒肿是由于脾胃蕴热、肝火上炎导致气血瘀阻、火热聚集，致使眼睑红肿化脓造成的。

1. 主要症状

(1) 外感风热：发病初始，眼睑出现痒痛感，患侧睫毛生长处的皮肤红肿，触之局部有硬结，轻者数日破溃排脓，一般无全身症状。

(2) 脾胃湿热：发病初始，眼睑只有痒感，接着才会出现疼痛，疼痛感通常较剧烈，同时伴有眼白肿胀、口渴、便秘、小便黄赤、舌红苔黄等症状。

2. 拔罐治疗

(1) 拔罐选穴：

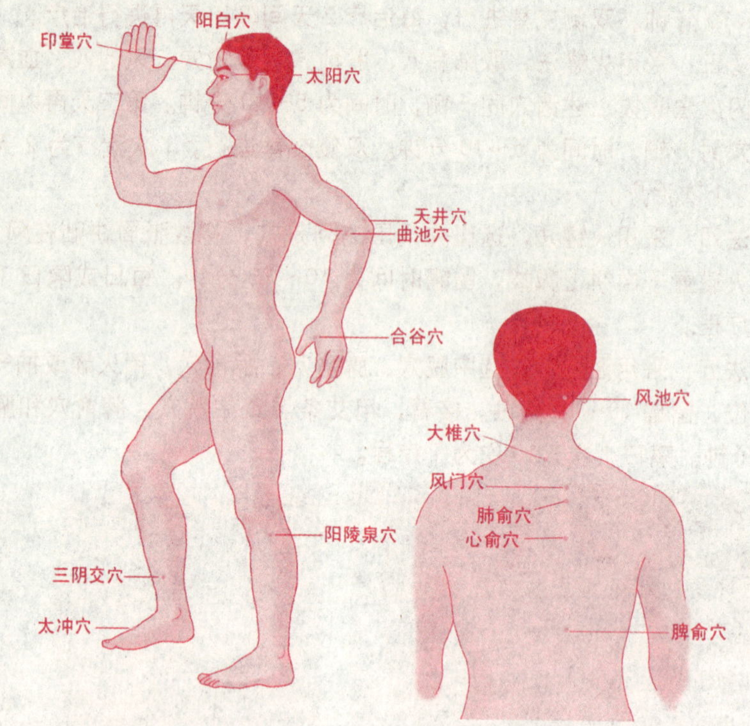

风门穴、合谷穴、肺俞穴、心俞穴、脾俞穴、太阳穴、阳白穴、印堂穴、天井穴、大椎穴、曲池穴、三阴交穴、太冲穴、风池穴、阳陵泉穴。

(2) 拔罐方法：

方法一：此法适用于急性期。采用刺络拔罐法，取风门穴、合谷穴、两肩胛区及胸椎两旁的淡红色疹点，用梅花针重叩刺后拔罐 15 分钟。急性期每日治疗 1 次。

方法二：此方适用于反复发作者。采用刺络拔罐法，取肺俞穴、心俞穴、脾俞穴，用梅花针中度叩刺后拔罐 20 分钟。慢性期 2～4 天治疗 1 次。

方法三：采用火罐法或真空抽气罐法，选取太阳穴、阳白穴、印堂穴、天井穴和大椎穴，分别用大小合适的罐具吸拔上述穴位，留罐 10～15 分钟。每日 1 次，3 次为 1 疗程。

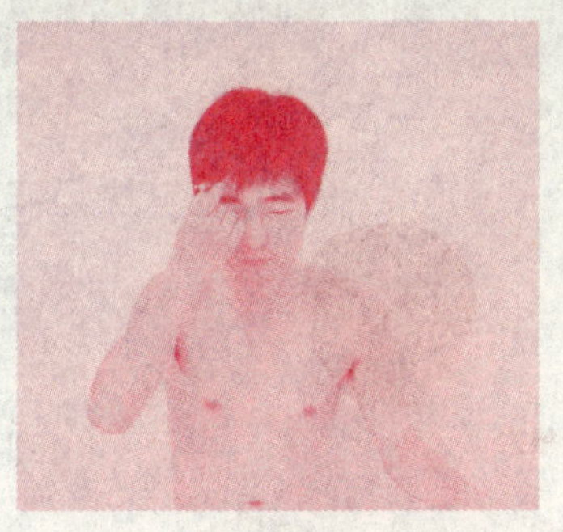

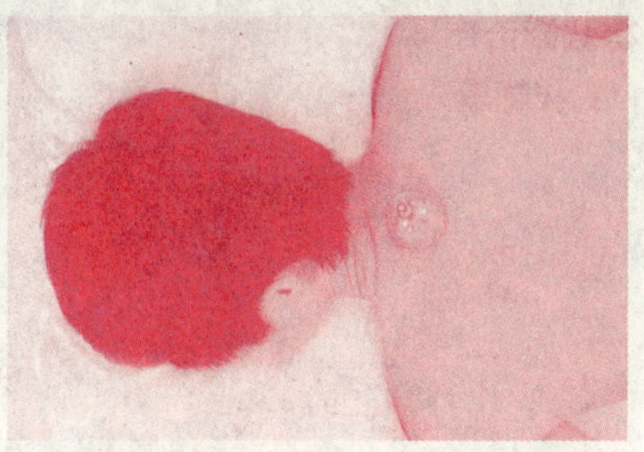

方法四：采用刺络拔罐法，选大椎穴、合谷穴和太阳穴，用三棱针点刺穴位出血后拔罐，留罐 5～10 分钟。每日 1 次。

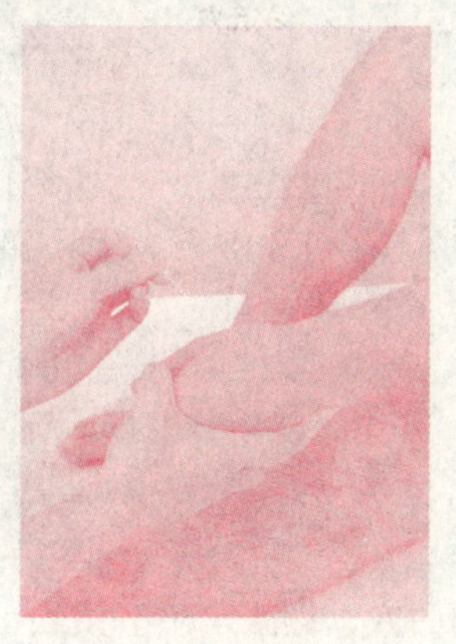

方法五：采用针罐法，选合谷穴、曲池穴、三阴交穴、太冲穴，用毫针刺得气后拔罐，留罐 15～20 分钟。每日 1 次。外感风热型加拔风池穴；脾胃湿热型加拔阳陵泉穴。

面色晦暗

面色晦暗是一种色素沉着症，是面部的一种皮肤病，主要人群多为女性。现代医学认为，面色晦暗与内分泌失调有关，特别是处在特殊时期的人，如妊娠期、绝经期、口服避孕药以及生殖器官疾病的女性以及某些男性都可能因为性激素分泌失调导致自主神经功能发生紊乱，从而导致本症的发生。中医认为，面色晦暗则是因为肝肾不足、脾胃失调，导致营血亏损或气血凝滞，使皮肤失于滋养造成的。

1. 主要症状

面部色素沉着，有时伴有口干舌燥、午后发热、白带增多、阴部瘙痒、行经不畅、月经提前以及痛经或闭经、舌质红或暗紫色等症状。

2. 拔罐治疗

（1）拔罐取穴：

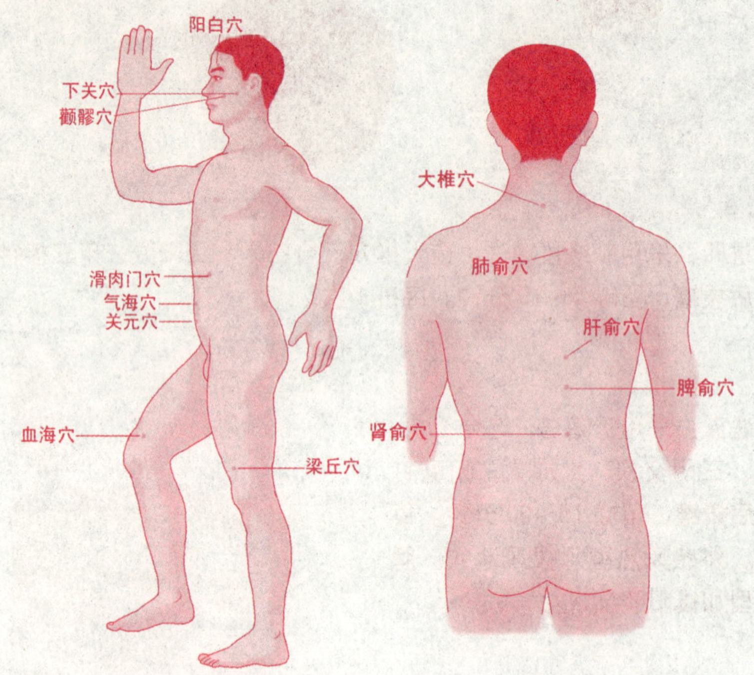

阳白穴、颧髎穴、下关穴、脾俞穴、肾俞穴、肝俞穴、血海穴、梁丘穴、滑肉门穴、关元穴、气海穴、大椎穴、肺俞穴。

（2）拔罐方法：

方法一：采用火罐法，取阳白穴、颧髎穴、下关穴，用罐具以闪罐法反复吸拔于穴位，每穴反复吸拔 30～50 次。每日 1 次，10 次为 1 个疗程。

方法二：采用火罐法，取一侧的脾俞穴、肾俞穴、肝俞穴、血海穴、梁丘穴、关元穴、气海穴，将罐罩在应拔穴位之上，拔罐后留罐 10～15 分钟。起罐后，在穴位周围按摩 5 分钟。然后以同样的方法吸拔上述另一侧的穴位。每日治疗 1 次，10 次为 1 个疗程。

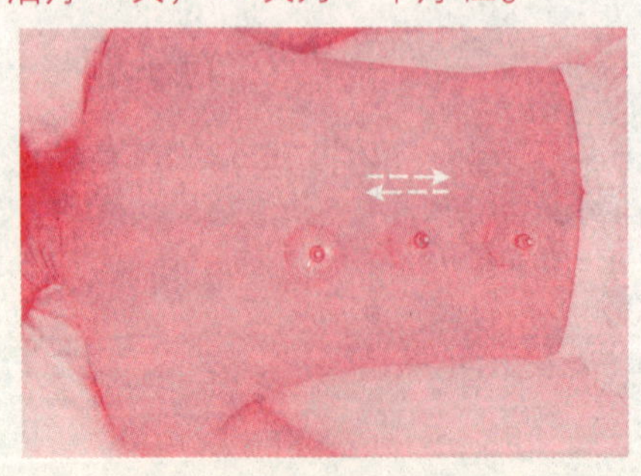

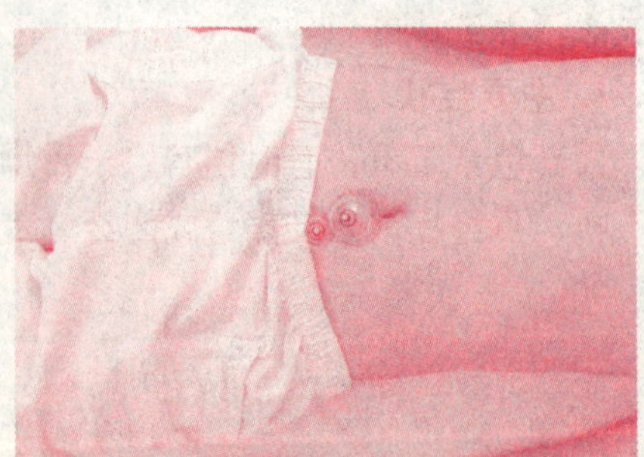

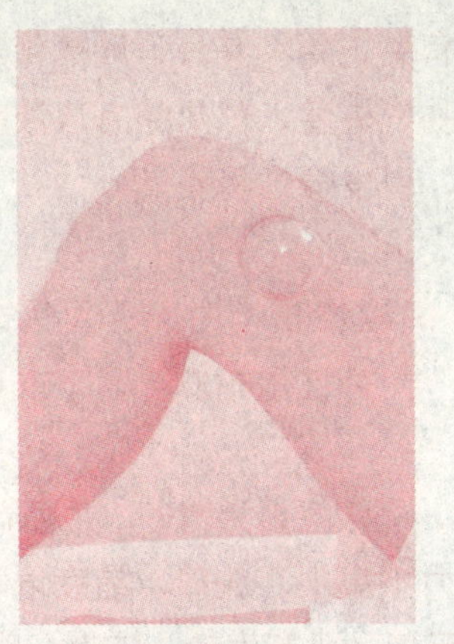
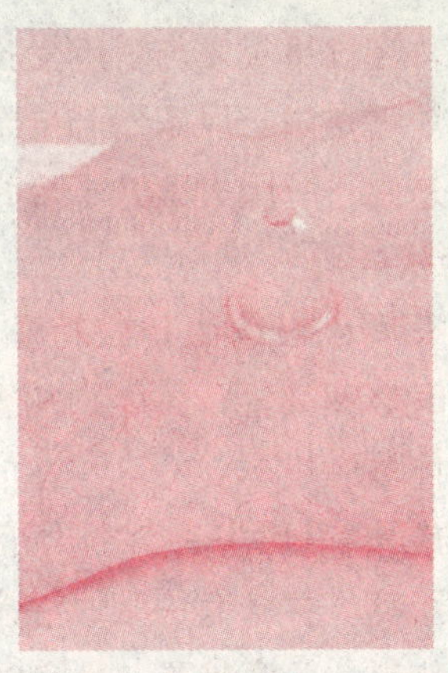

方法三：采用刺络拔罐法，取以大椎穴为三角形顶点、以两上肺俞穴为三角形的两个底角形成的三角形区域，用梅花针叩刺这个区域，重点叩刺俞穴周围，再以闪火法进行拔罐，留罐10～15分钟。吸拔时，应拔出2毫升左右的血液。隔日1次，10次为1个疗程。

方法四：采用火罐法，取肾俞穴、肝俞穴和肺俞穴，用罐具在上述穴位之间进行闪罐，当皮肤变得潮红后用留罐法吸拔各穴位，留罐10～15分钟。起罐后取滑肉门穴和关元穴，用抽气罐吸拔穴位，留罐10～15分钟。每周2次，5次为1疗程。

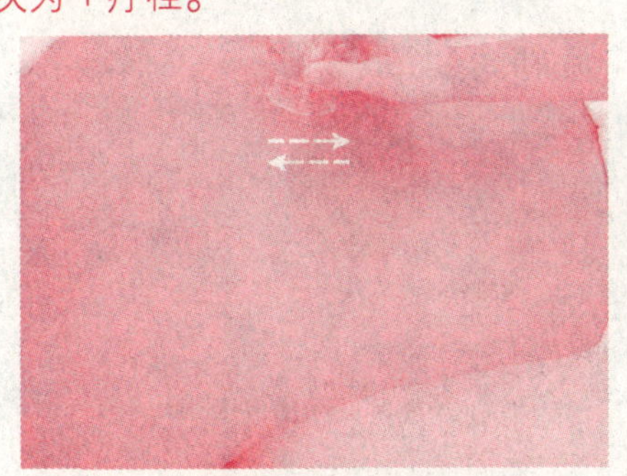
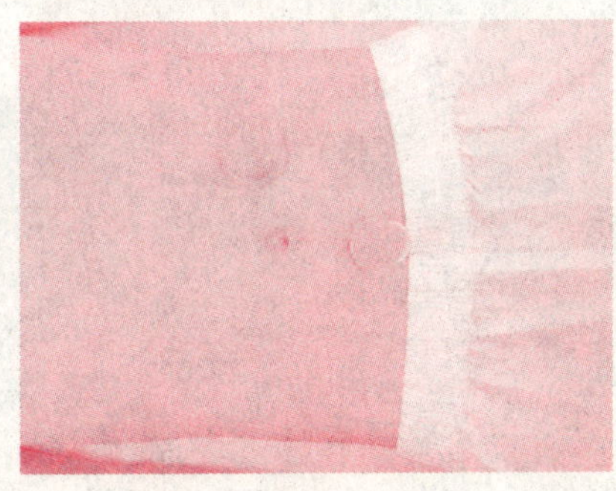

方法五：采用火罐法，取背部膀胱经，将罐具用闪火法吸拔于背部膀胱经上，然后沿着膀胱经内侧线循行来回走罐，直至皮肤潮红。隔日1次，10次为1疗程。

慢性鼻炎

慢性鼻炎是鼻腔内的一种炎症，通常发生在鼻腔黏膜以及黏膜下层，本症是由于急性鼻炎反复发作或治愈不彻底引起的。此外，一些其他疾病，如慢性扁桃体炎、慢性化脓性鼻窦炎、贫血、风湿等疾病也会诱发慢性鼻炎。

中医认为，慢性鼻炎多与脏腑受损有关，并将其分为风寒化热型和肝胆火旺型。其中，前者是由于风寒侵肺导致肺气失宣，郁热酿为浊液壅于鼻窍内形成的；后者则是由于肝胆火上升于鼻窍，引发慢性鼻炎。

1. 主要症状

（1）鼻塞有间歇性与交替性特点。间歇性是指白天、天气热、劳动、运动、精神舒缓时鼻塞减轻，反之则加重；交替性是指侧卧时下方鼻腔阻塞，换侧卧时为另一侧鼻腔堵塞。

（2）嗅觉减退，说话鼻音，呼吸困难，黏液性鼻涕增多，并可能会流入咽喉。

（3）鼻部胀痛，并伴有失眠、注意力不集中、头痛、易疲倦等症状。

（4）风寒化热：头痛鼻塞、鼻涕多而黄、恶寒发热、咳嗽、痰多、舌质红、舌苔薄白；肝胆火旺：鼻涕黄稠且腥臭，鼻塞、头痛目眩、口苦咽干、舌红苔黄。

2. 拔罐治疗

（1）拔罐选穴：

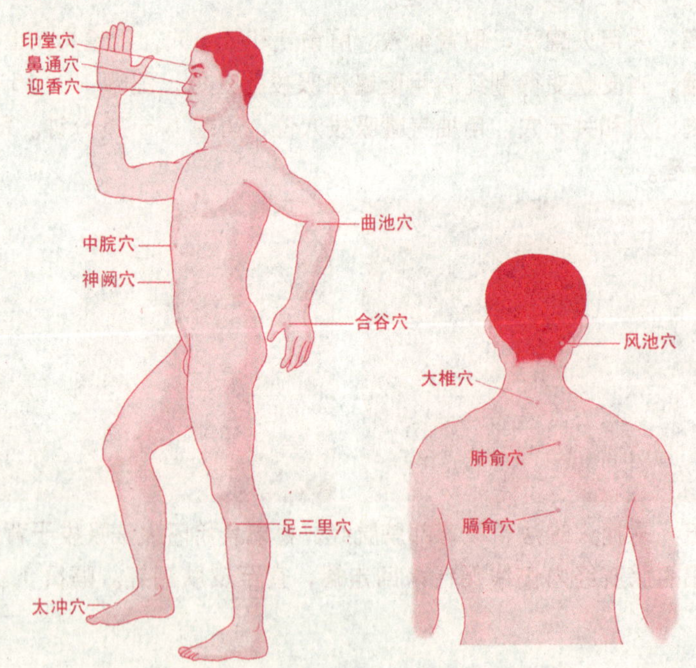

中脘穴、肺俞穴、膈俞穴、足三里穴、印堂穴、迎香穴、鼻通穴（上迎香穴）、神阙穴、大椎穴、曲池穴、风池穴、合谷穴、太冲穴。

（2）拔罐方法：

方法一：采用刺络拔罐法，取中脘穴、肺俞穴、膈俞穴、足三里穴，均留罐 5～10 分钟。同时用梅花针叩刺印堂穴、迎香穴、鼻通穴等穴。

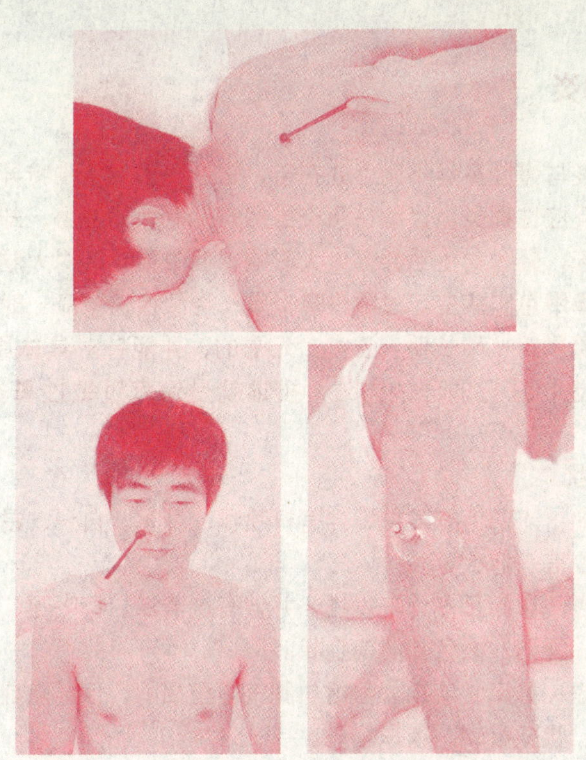

方法二：用火罐法，取神阙穴，用闪火法吸拔于穴位上，每隔5分钟拔罐1回，连续3回为1个疗次，每日1个疗次，3天后病情缓解可隔日拔罐1次，10次为1疗程。

方法三：采用火罐法，取肺俞穴、迎香穴、合谷穴和足三里穴，用罐具吸拔于穴位处，留罐15～20分钟。风寒化热型加拔大椎穴、曲池穴和风池穴；肝胆火旺型加拔太冲穴。每日1次。

方法四：采用刺络拔罐法，选大椎穴（及旁开0.5寸，三点交替使用）、合谷穴，或肺俞穴、足三里穴，或风池穴、曲池穴，每次取1组穴位，先用三棱针点刺穴位，然后用闪火法将罐具吸拔于穴位上，留罐10～15分钟。每周2次，症状缓解后改为每周1次，5次为1疗程，疗程间隔1周。

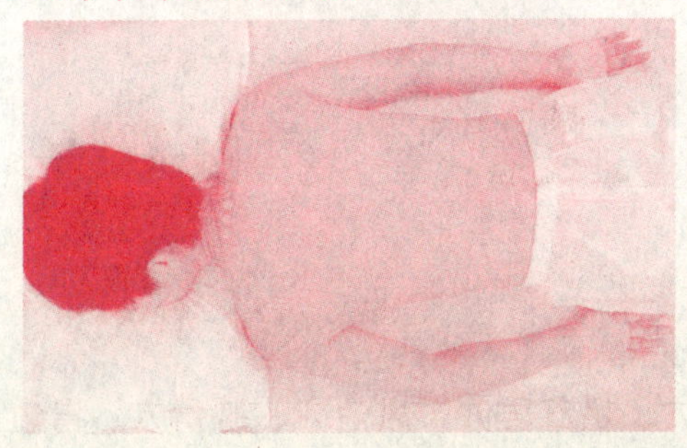

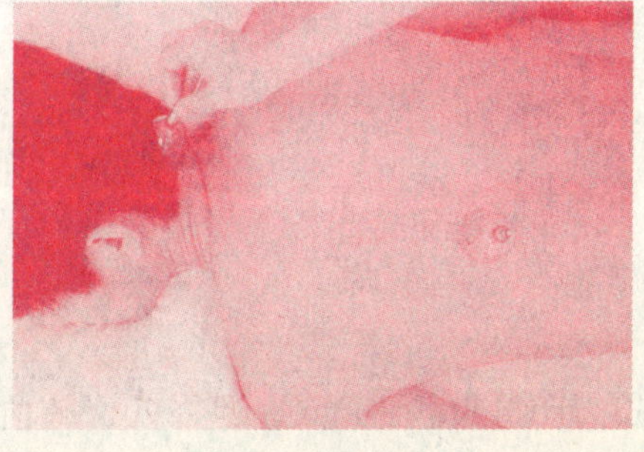

过敏性鼻炎

过敏性鼻炎与慢性鼻炎不同之处在于，它是由于对多种特异原体过敏，从而引发的变态反应性鼻炎。过敏性鼻炎虽然对生命并无威胁，却会给患病人群带来极大的痛苦，轻者对生活并无太大影响，但中重者会对大脑神经等造成影响，并会引发鼻甲息肉病变。过敏性鼻炎是一种顽疾，单靠一时的吃药打针并不能痊愈，需要采用一种长期、无害、无毒的，并能针对具体原因（肺气虚、脾气虚和肾气虚）进行调理的方法，拔罐就是治疗过敏性鼻炎的最好方法之一。

1. 主要症状

（1）肺气虚：流涕为阵发性，伴有打喷嚏、鼻塞、自汗、易感冒、舌淡苔薄、身体倦怠少言等症状。

（2）脾气虚：鼻痒且多为阵发性，并伴有流清涕、打喷嚏、腹胀、肢体困重、消化不良、便溏、面色萎黄等症状。

（3）肾气虚：鼻痒、流涕、喷嚏与脾气虚型相同，但伴随症状不同，体现为头昏、耳鸣、腰膝酸软、夜尿增多。

2. 拔罐治疗

（1）拔罐选穴：

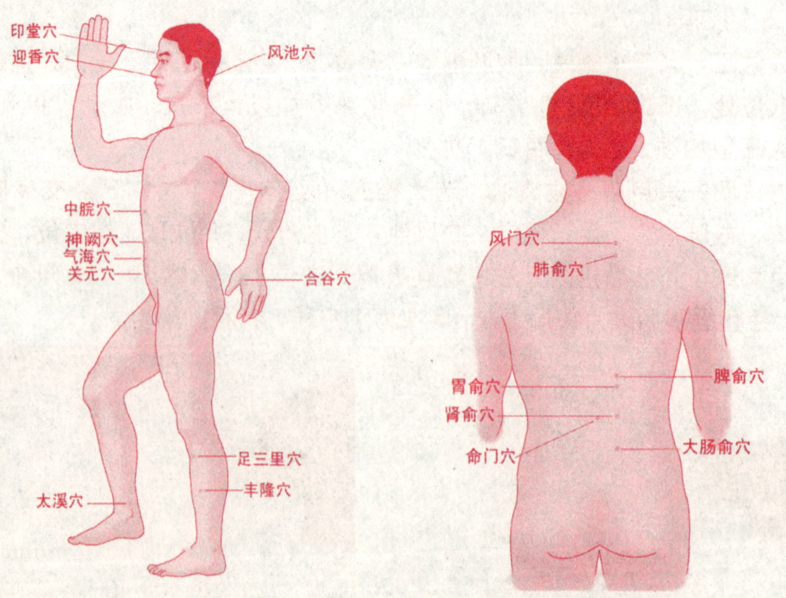

印堂穴、合谷穴、迎香穴、肺俞穴、足三里穴、风池穴、脾俞穴、胃俞

穴、丰隆穴、太溪穴、肾俞穴、中脘穴、气海穴、关元穴、风门穴、大肠俞穴、命门穴、神阙穴。

(2) 拔罐方法：

方法一：采用真空抽气罐法，取印堂穴、合谷穴和迎香穴，用罐具吸拔上述穴位，留罐 15 分钟。肺气虚型加拔肺俞穴、足三里穴和风池穴；脾气虚型加拔脾俞穴、胃俞穴、足三里穴和丰隆穴；肾气虚型加拔太溪穴、肾俞穴、中脘穴、气海穴和关元穴。每日 2 次。

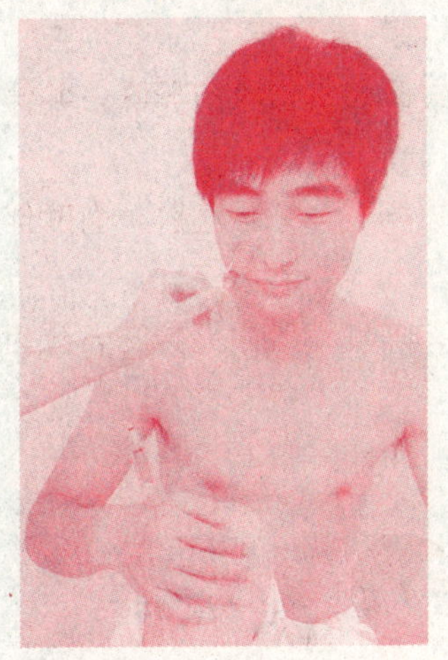

方法二：脾气虚型采用针罐法，取印堂穴、脾俞穴和足三里穴，先用毫针刺入脾俞穴和足三里穴，然后用罐具用闪火法吸拔脾俞穴、足三里穴，用罐具吸拔印堂穴。肺气虚型采用火罐法，取肺俞穴、风门穴，用罐具吸拔于穴位。肾气虚型采用火罐法，取肾俞穴、大肠俞穴和命门穴，用罐具吸拔于穴位，留罐 5～10 分钟。每日 1 次，2 周为 1 疗程。

方法三：采用温罐法，取风池穴、肺俞穴、迎香穴，用抽气罐或火罐吸拔穴位，留罐 10～15 分钟。起罐后，用艾条温灸神阙穴 5～10 分钟。每天 1 次，10 次为 1 疗程。

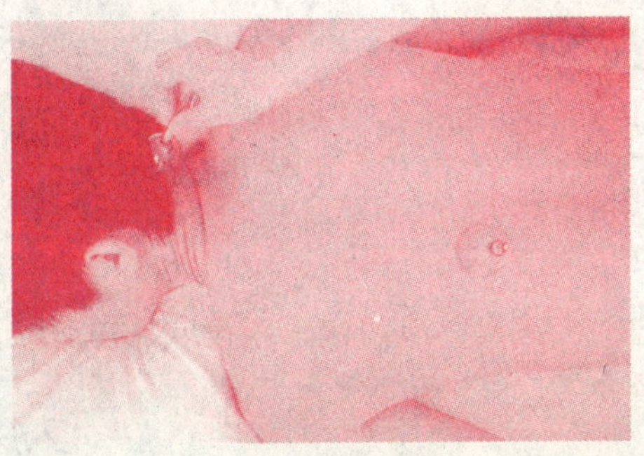

牙痛

牙痛是最常见的口腔疾病之一，是牙齿疾病和牙周疾病的伴见症状之一，如牙周组织及牙周脓肿、冠周炎、急性化脓性上颌窦炎等。中医认为，牙痛是由于风热毒邪留滞于脉络之中或胃火循经上炎于口或肾阴不足虚火上炎引发的，在临床上将其分为三种类型：胃火牙痛、风火牙痛以及肾虚牙痛。

1. 主要症状

（1）胃火牙痛：牙痛较明显，口中有异味，并伴有口渴喜饮、便秘、舌苔发黄等症状。

（2）风火牙痛：牙痛较剧烈，牙龈红肿，有时伴有恶寒发热、舌苔薄黄等症状。

（3）肾虚牙痛：隐痛，阵发，口中无异味，牙齿松动，舌质发红。

2. 拔罐治疗

（1）拔罐选穴：

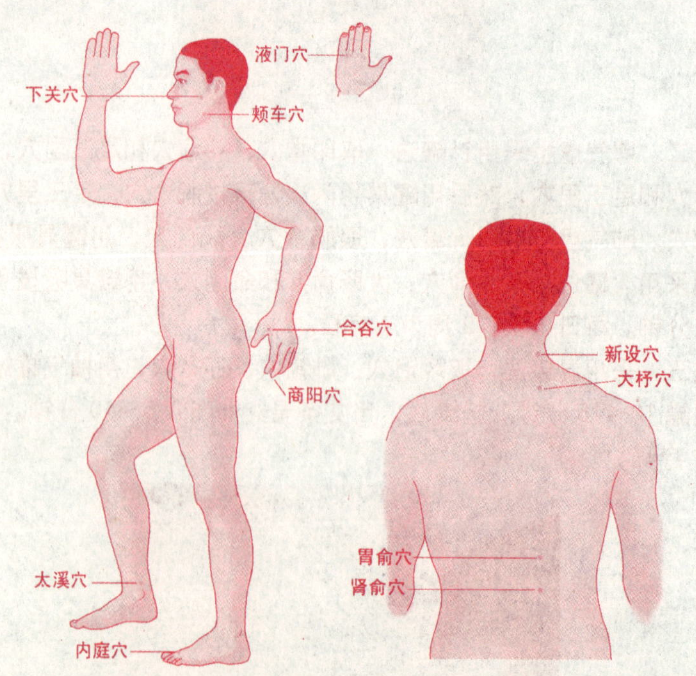

颊车穴、下关穴、合谷穴、液门穴、新设穴、内庭穴、太溪穴、大杼穴、商阳穴、胃俞穴、肾俞穴。

(2) 拔罐方法：

方法一：采用真空抽气罐法，取颊车穴、下关穴、合谷穴，将罐拔于应拔部位，留罐 20 分钟，每隔 1～2 天为 1 疗程。风火牙痛加拔液门穴、新设穴；胃火牙痛加拔内庭穴；肾虚牙痛用刺络法或水罐法加拔太溪穴。

方法二：采用火罐法，取颊车穴（患侧）、下关穴，涂上风油精后，留罐 15 分钟。采用刺络拔罐法，点刺商阳穴、合谷穴，直到出血为止。每日 1 次。

方法三：采用火罐法，以闪火法，取大杼穴、胃俞穴，将罐拔于应拔之处，留罐 20 分钟。再用点刺法，用三棱针点刺颊车穴、内庭穴后拔罐 15 分钟，以出血为度。每日 1 次，5 次为 1 个疗程。

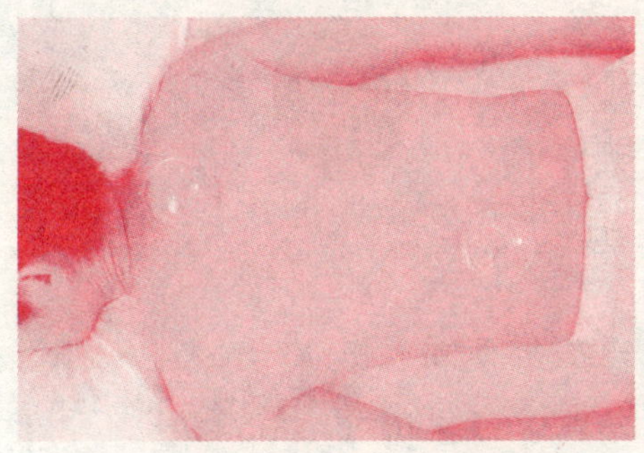

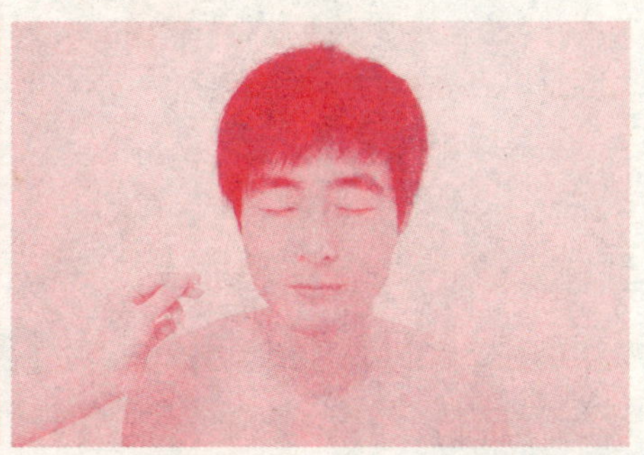

方法四：采用针罐法，取合谷穴、颊车穴、下关穴、肾俞穴，用毫针点刺得气后拔罐，留罐 15～20 分钟。每日 1 次。

方法五：采用火罐法，取胃脘区、左右肠区、大椎区、脾区、肝区、左右肾区，或后心区、皮下尖区、肝下尖区、腰中区、左胃区、肠区、腹区，两组罐口区域交替或依次吸拔，留罐 30～40 分钟。每日 1 次，10 次为 1 个疗程，疗程间隔 5～7 日。

耳鸣

耳鸣是听觉出现异常的一种反应症状，通常发作时耳鸣者会感觉到耳内有鸣响声。耳鸣的音量大小不一，有的如海潮声，有的如吹笛声，但不管哪种都会影响正常听觉。

中医认为，引发耳鸣的原因可根据虚实证来分，实证是指肝胆风火上逆或痰热郁结，导致经气闭阻引起的；虚证则是肾精亏虚使经气无力上行导致的。

1. 主要症状

(1) 肝胆火旺：在耳鸣的同时还常伴有耳聋，耳鸣声音如潮，而且会随着情绪的波动而加剧。此外，此类型耳鸣还伴有头痛、面赤、心烦、口苦、舌红苔黄等症状。

(2) 痰热郁结：耳鸣声音如同远方吹笛子般的低音调，耳内常有阻塞感，同时伴有胸闷痰多、舌苔黄腻等症状。

(3) 肾精亏损：耳鸣声音呈现高音调，似有人在近处呐喊，特别在疲劳时这种感觉更为强烈。这种类型的耳鸣还会伴有头晕、腰酸、遗精、带下、舌苔薄白等症状。

2. 拔罐治疗

(1) 拔罐选穴：

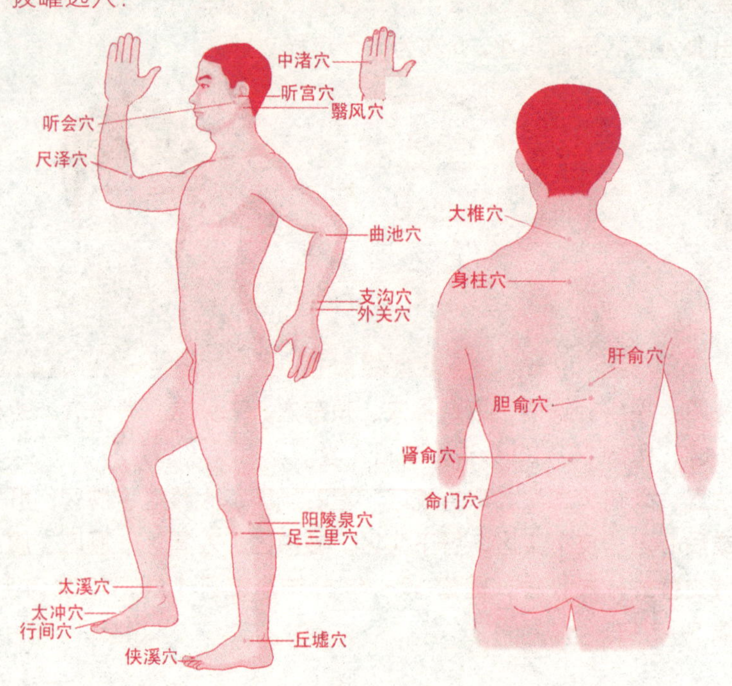

大椎穴、肝俞穴、胆俞穴、身柱穴、中渚穴、侠溪穴、太冲穴、丘墟穴、翳风穴、支沟穴、外关穴、行间穴、听宫穴、听会穴、阳陵泉穴、足三里穴、尺泽穴、曲池穴、肾俞穴、命门穴、太溪穴。

(2) 拔罐方法：

方法一：采用火罐法，取大椎穴、肝俞穴、胆俞穴、身柱穴，拔罐时间约为 15 分钟。起罐后，采用刺络拔罐法，用三棱针点刺中渚穴、侠溪穴、太冲穴、丘墟穴，到出血时为止，再用抽气罐吸拔穴位。每日拔罐 1 次，隔日 1 次。

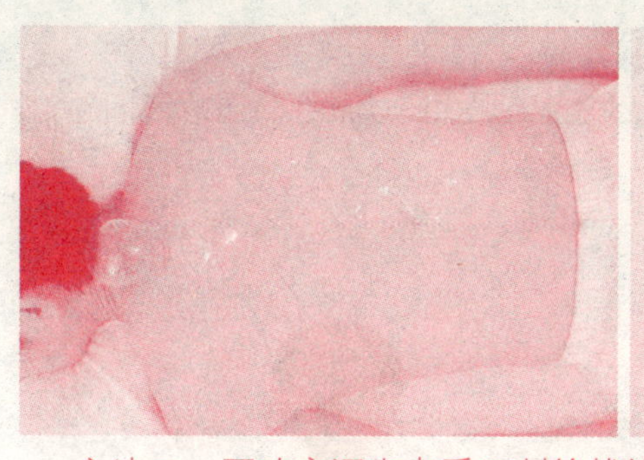
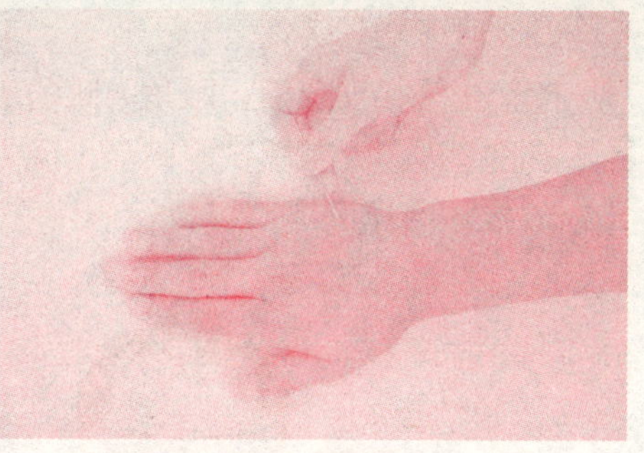

方法二：耳鸣实证患者采用刺络拔罐法，取翳风穴、支沟穴、肝俞穴、中渚穴，再取外关穴、行间穴。当拔罐时待出少量血时停止，每日 1 次。耳鸣虚证患者采针罐法，先对上述穴位针刺后再进行拔罐，隔日 1 次。

方法三：采用火罐法或真空抽气罐法，取听宫穴、听会穴、翳风穴，用罐具吸拔穴位，留罐 15～20 分钟。肝胆火旺型加拔太冲穴、阳陵泉穴；痰热郁结型加拔足三里穴、大椎穴、尺泽穴、曲池穴；肾精亏损型加拔肾俞穴、命门穴、太溪穴。每日 1 次。

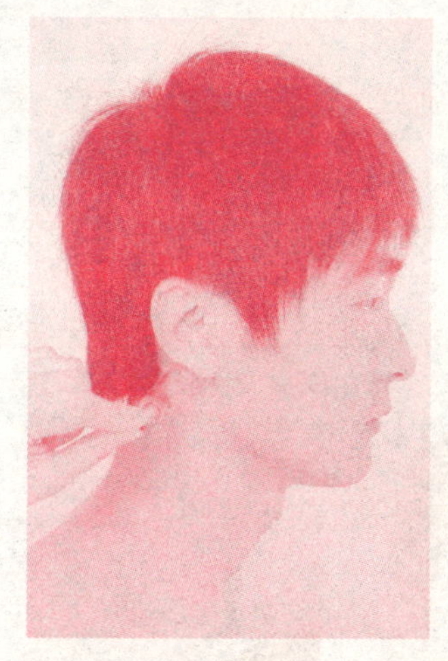

泪溢症

泪溢症在中医学中又叫“迎风落泪”、“迎风流泪”。现代医学认为是泪道出现障碍，导致泪液外溢造成的。而中医却对此产生不同的看法，认为肝开窍于目，肝气虚弱会使风邪乘入，使双目不由自主流泪。一般来说，泪溢症多发于老年人，但在中青年群体中也偶有发生。

1. 主要症状

(1) 双目不由自主地流泪，遇风后流泪症状更明显，并伴有视力模糊、耳鸣耳聋、腰酸腿软等症。

(2) 由于长期流泪，眼角内眦的皮肤会出现粗糙、潮红、湿疹等问题，而且下眼睑会因为经常揩拭眼睛而出现外翻情况。

2. 拔罐治疗

(1) 拔罐选穴：

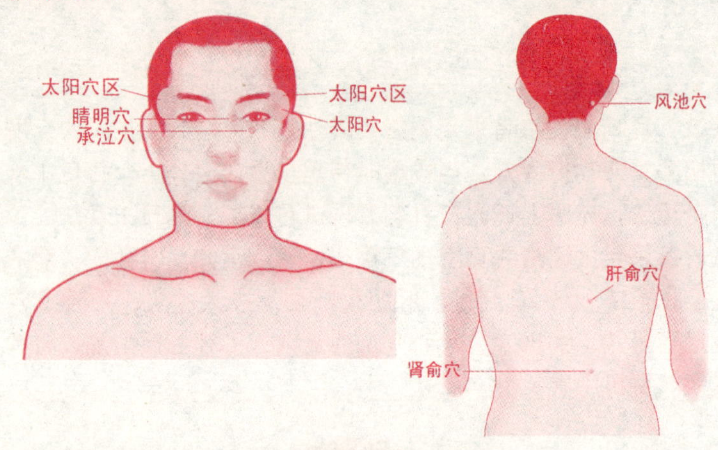

睛明穴、承泣穴、风池穴、肝俞穴、肾俞穴、太阳穴、太阳穴区。

(2) 拔罐方法：

方法一：采用刺络拔罐法，取睛明穴、承泣穴、风池穴、肝俞穴、肾俞穴。先用毫针叩刺睛明穴、承泣穴和风池穴，不留针，然后用梅花针叩刺肝俞穴、肾俞穴，最后用闪火法拔罐15分钟。隔1天拔罐1次。

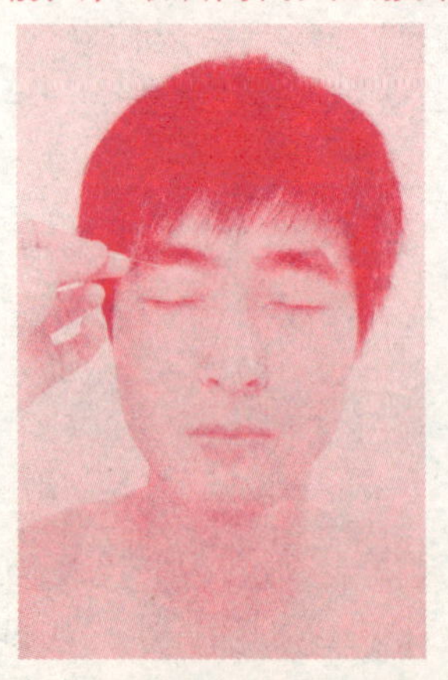

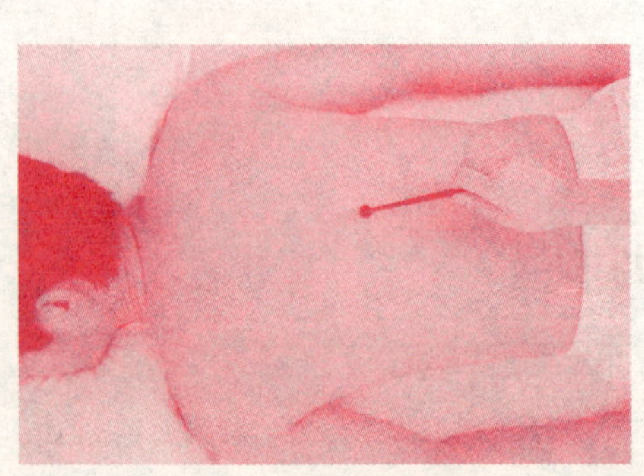

方法二：采用针罐法，取太阳穴（患侧），用毫针直刺约1寸，留针20～30分钟。起针后，拔罐10～15分钟。起罐后，在局部贴伤湿止痛膏。每隔1～5日治疗1次。

方法三：采用针罐法，取睛明穴，用毫针沿眼眶边缘刺入，留针20分钟。取太阳穴，用毫针刺入后捻转得气，留针 30 分钟，起针后在太阳穴区用抽气罐拔罐，留罐 20 分钟。起罐后在拔罐部位贴伤湿止痛膏。每日 1 次，5 日为 1 疗程。

急性结膜炎

急性结膜炎就是民间常说的“红眼病”，是一种传染性较强的疾病，传染途径非常多。急性结膜炎多发于夏秋两季，因为在这两个季节人体通常内热较重，表现为肝胆火盛或风热邪毒，火气或邪毒通常循经上扰，攻于双目，致使经脉闭阻、气滞血阻，从而导致目睛肿痛。

1. 主要症状

(1) 患眼红赤涩痒，有异物感和烧灼感，怕热羞明，眼睑肿胀，有黏液性或脓性分泌物黏着睑缘及睫毛，有时伴有发热、流涕、咽痛等全身症状。

(2) 外感风热：发病比较急，患眼流泪，有灼热感，害怕见光，眼睑肿胀，眼白夹杂着红色的血丝，感觉又痒又痛，眼液黄而黏稠，有时伴有头痛、鼻塞、苔薄白或微黄等症状。

(3) 肝胆火盛：发病较缓和，双目有异物感，视线模糊不清，患眼怕见光且有涩痛的感觉，眼白泛有红血丝，咽干口苦，有时还伴有便秘、耳鸣、苔黄等症状。

2. 拔罐治疗

(1) 拔罐选穴：

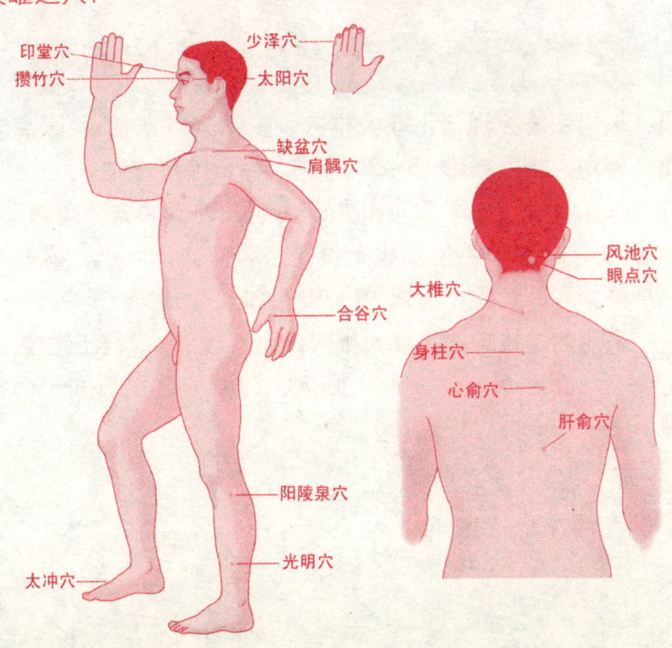

大椎穴、心俞穴、肝俞穴、太阳穴、印堂穴、攒竹穴、肩髃穴、缺盆穴、少泽穴、眼点穴、阳陵泉穴、光明穴、太冲穴、风池穴、身柱穴、合谷穴。

(2) 拔罐方法：

方法一：采用刺络拔罐法，取大椎穴、心俞穴、肝俞穴，拔罐后留罐15～20 分钟。

方法二：采用刺络拔罐法，取大椎穴及其两侧旁开 0.5 寸处、太阳穴、印堂穴、攒竹穴，拔罐后留罐 15～25 分钟。每日 1 次，症状缓解后，隔 1 天治疗 1 次。

方法三：使用针罐法，取肩髃穴、大椎穴、缺盆穴，用三棱针点刺后拔罐 10～15 分钟，以吸出暗红色血液为宜。每日治疗 1 次。

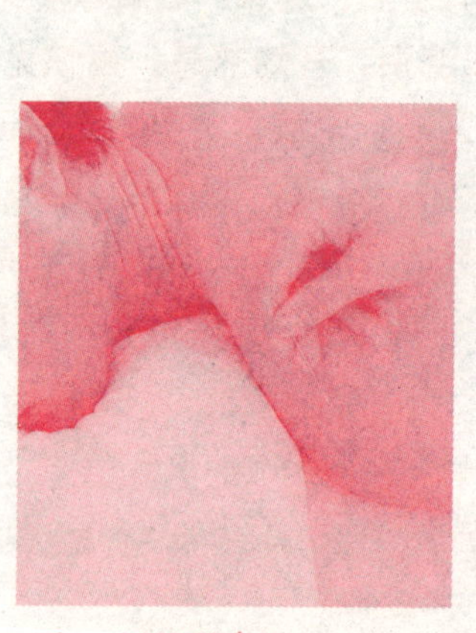

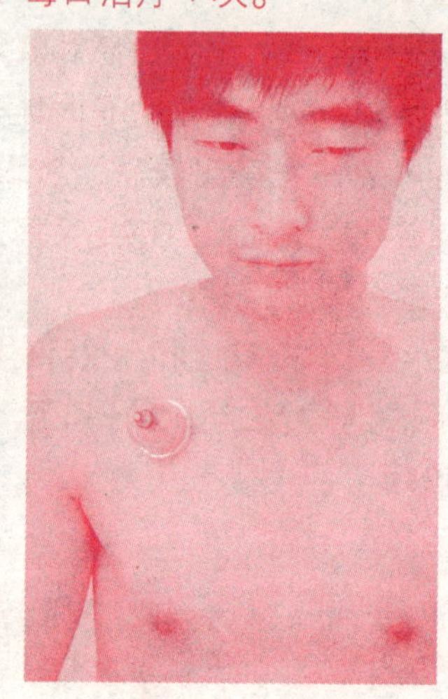

方法四：采用刺络拔罐法，取大椎穴、少泽穴（双侧）、眼点穴，用三棱针点刺出血，再对大椎穴拔罐 15～20 分钟。每日治疗 1 次。

方法五：采用火罐法，取阳陵泉穴、光明穴、太冲穴，用罐具吸拔穴位，留罐 15～30 分钟。外感风热型加拔大椎穴、风池穴，肝胆火盛型用针罐法加拔太阳穴、身柱穴和肝俞穴，留罐 10～15 分钟。

方法六：采用刺络拔罐法，取大椎穴，用三棱针点刺至出血后，留罐10～15 分钟。起罐后，采用火罐法，取太阳穴、印堂穴、攒竹穴、合谷穴，吸拔穴位后留罐 10～15 分钟。每日治疗 1 次。

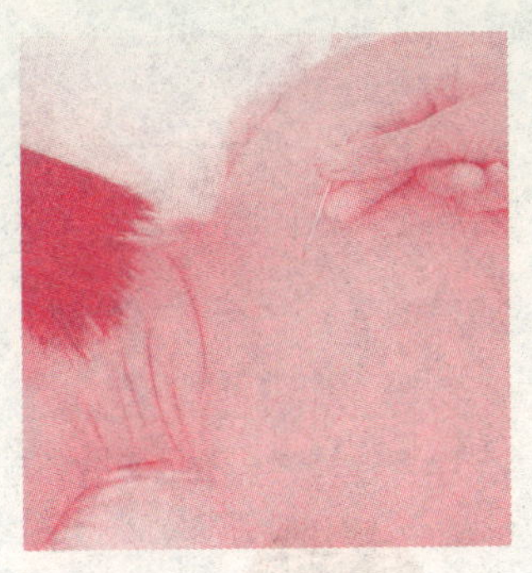
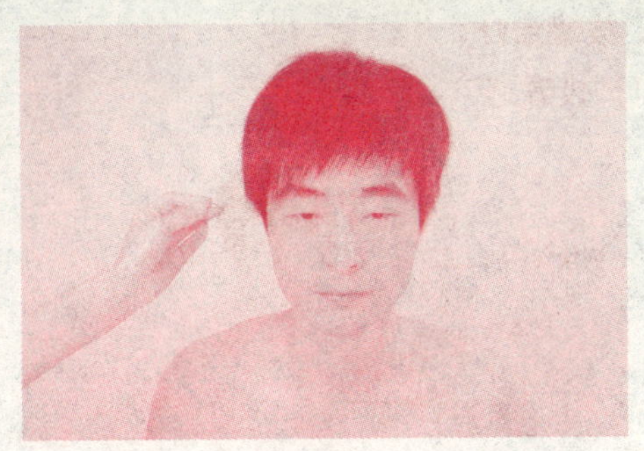

慢性咽炎

慢性咽炎是上呼吸道慢性炎症的一部分，发炎部位为咽部黏膜、黏膜下及淋巴组织，发病原因多种多样。现代医学认为，慢性咽炎是由于急性咽炎反复发作或未治愈，或者粉尘、烟酒、有害气体刺激以及全身性疾病造成的。中医则认为，慢性咽炎是由于虚火上炎，灼伤阴津，致使咽喉失濡养所致，在临床上分为外感风热、肺胃热毒、虚火上火三种。

1. 主要症状

(1) 临床症状：咽部疼痛，咽部干燥发痒、灼热、有异物感，声音粗糙嘶哑或失音，咽部黏膜因充血而增厚。此外，咽部附着黏腻液状物，还会引起咳嗽、吐黏痰。

(2) 外感风热：咽喉红肿热痛，喉痒咽干而咳，声音低粗，吞咽困难，同时伴有发热、头痛身热、咳嗽痰多、口渴口干、小便赤黄、舌红苔薄黄等症状。

(3) 肺胃热毒：咽喉红肿热，有剧痛，咳嗽，痰黄稠，声音暗哑难发，吞咽困难，并伴有高热汗出、口渴喜冷饮、小便短赤、大便秘结、舌红苔黄，甚至焦黄起刺等症。

(4) 虚火上炎：咽喉肿痛轻微，但局部有灼热感，同时伴有干咳少痰、烦热、形体消瘦、气短、口干不欲饮、舌红少苔或无苔。

2. 拔罐治疗

(1) 拔罐选穴：

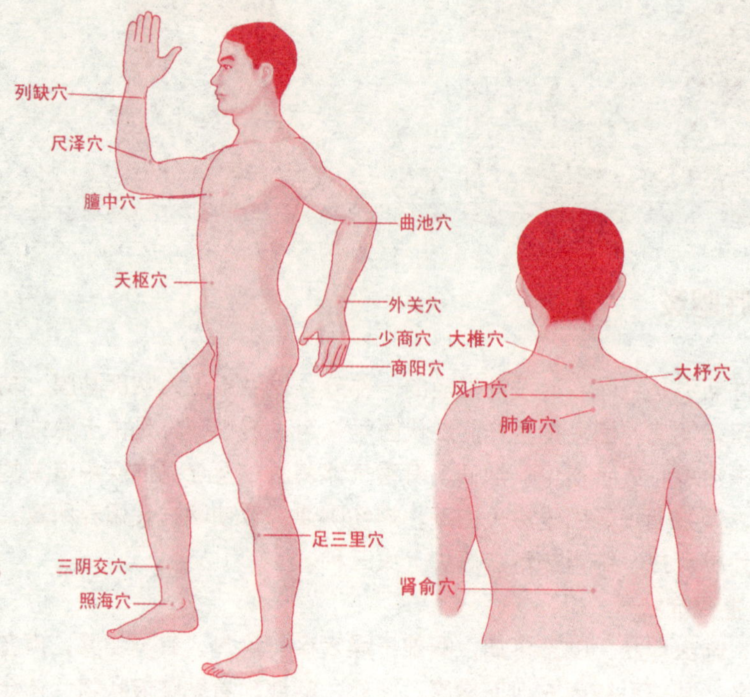

大椎穴、肺俞穴、曲池穴、足三里穴、照海穴、膻中穴、大杼穴、肾俞穴、少商穴、尺泽穴、商阳穴、风门穴、外关穴、天枢穴、列缺穴、三阴交穴。

(2) 拔罐方法：

方法一：采用刺络拔罐法，取大椎穴、肺俞穴、曲池穴、足三里穴、照海穴，留罐 15～20 分钟。每隔 1 天治疗 1 次，10 次为 1 个疗程。

方法二：采用刺络拔罐法，取大椎穴、膻中穴、大杼穴、肺俞穴、肾俞穴，拔罐 15 分钟，再用三棱针点刺少商穴、尺泽穴、商阳穴，直至出血。每隔 1 天治疗 1 次。

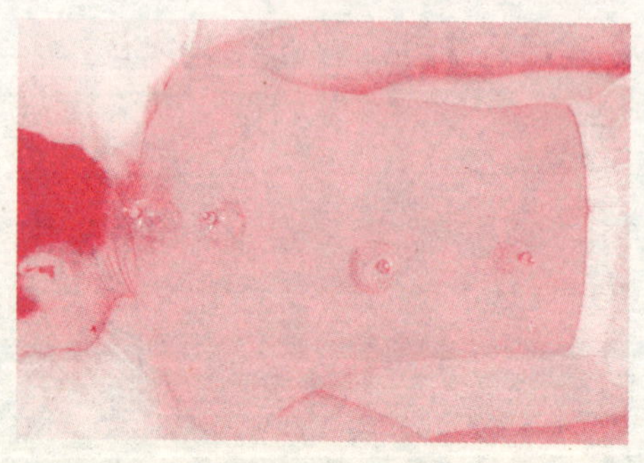

方法三：采用刺络拔罐法，主要取颈部咽喉所在局部的皮部，根据辨证配以手太阴经、手阳明经或足少阴经，用梅花针叩刺后，再用抽气罐循经密排吸拔，留罐30分钟。每日1次，每10次为1个疗程。

方法四：外感风热型采用火罐法，取风门穴、外关穴和曲池穴，吸拔穴位后留罐10～15分钟，每日1次，4周为1疗程。肺胃热毒型采用针罐法，取大椎穴、天枢穴，先用毫针刺入后，用罐具以闪火法吸拔穴位，留罐10～15分钟，每日1次，4周为1疗程。虚火上炎型采用火罐法，取列缺穴和三阴交穴，以闪火法吸拔穴位，并留罐10～15分钟，隔日1次，2周为1疗程。

咽喉肿痛

咽喉肿痛又称“喉痹”、“风热喉”，既可以单独作为一项病症，又是急性咽炎、急性扁桃体炎、扁桃体周围脓肿、单纯性喉炎等疾病的一个症状反应。

中医认为，咽喉肿痛多与外邪侵袭以及饮食失调等有关，外邪侵袭通常是循口鼻而入，侵犯肺部后致使肺气不宣，使邪热壅滞于肺部所致；饮食失调则是食用辛辣煎炒食物，致使胃火上蒸形成痰液，痰火聚集于咽部所致；肺肾亏虚会使精气耗损，导致虚火上炎，灼于咽喉。

1. 主要症状

(1) 风热外袭：咽部红肿，干燥疼痛，并且有灼热感，同时伴有发热恶寒、汗出较重、头痛、舌质红苔薄白或微黄等症状。

(2) 肺胃实热：咽部红肿，咽部有明显灼痛感，咽喉阻塞，痰黄黏稠，有时伴有口渴喜饮、头痛、小便短赤、便秘、舌红苔黄等症状。

(3) 肺肾阴虚：咽喉微肿痛，局部有灼热感，形瘦气怯，同时伴有干咳少痰、口干但不喜饮、舌红少苔或无苔等症候。

2. 拔罐治疗

(1) 拔罐选穴:

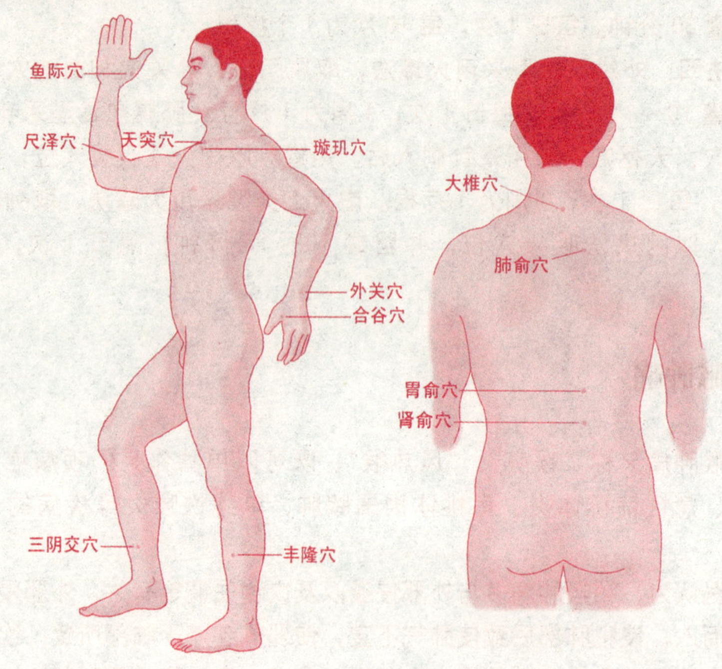

大椎穴、天突穴、合谷穴、外关穴、尺泽穴、丰隆穴、肺俞穴、肾俞穴、鱼际穴、三阴交穴、璇玑穴、胃俞穴。

(2) 拔罐方法:

方法一：采用刺络拔罐法和火罐法，风热外袭型取大椎穴、天突穴、合谷穴、外关穴、尺泽穴；肺胃实热型取大椎穴、天突穴、合谷穴、丰隆穴；肺肾阴虚型取肺俞穴、肾俞穴、天突穴、鱼际穴、三阴交穴；除大椎穴使用刺络拔罐法，其余穴位均采用火罐法。风热外袭型和肺胃实热型应完成刺络拔罐法后再对其他穴位拔罐，留罐 10～15 分钟。急性者每日或隔日 1 次，3 次为 1 疗程；慢性者每周 2～3 次，6 次为 1 疗程。

方法二：采用刺络拔罐法，取天突穴、璇玑穴、肺俞穴、胃俞穴，用三棱针点刺穴位 2～3 下。接着用闪火法进行拔罐，用罐具吸拔上述穴位，以出血 1～2 毫升为宜，留罐 10～15 分钟。

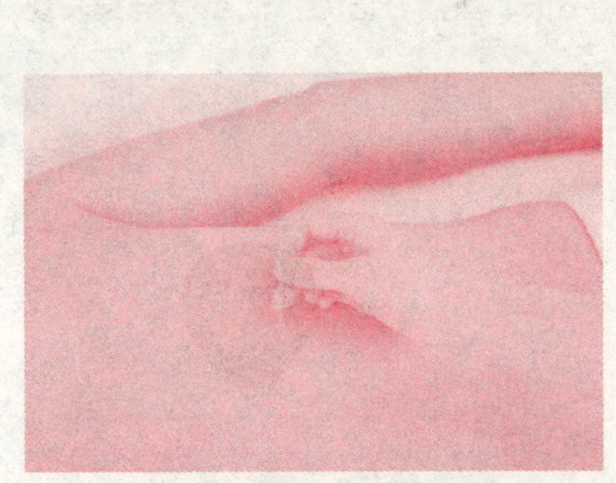
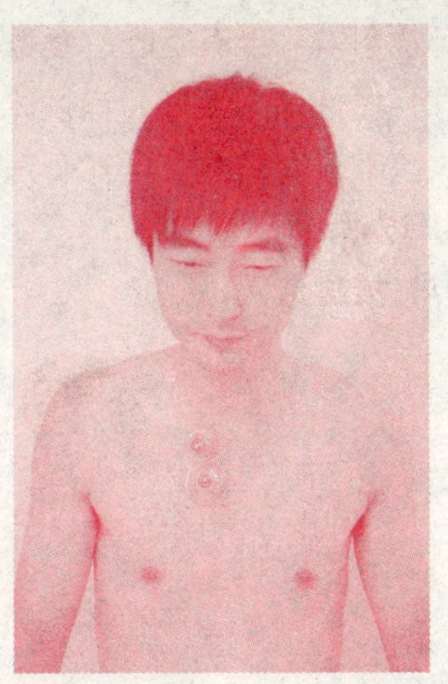

方法三：采用刺络拔罐法，取肺俞穴、肾俞穴、天突穴、鱼际穴、三阴交穴，用三棱针点刺大椎穴数下，立即拔上抽气罐，留罐 10～15 分钟，拔出1～2 毫升的血液，起罐后擦净皮肤上血迹。用相同方法对其他穴位进行拔罐。每日 1 次，每 3 次为 1 个疗程。

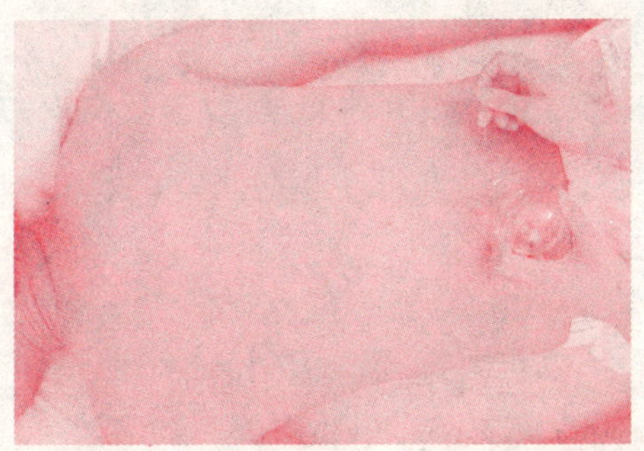

方法四：采用刺络拔罐法，取大椎穴、天突穴、肺俞穴，叩刺三个穴位，出血后进行拔罐，留罐 10～15 分钟。每隔 1 天治疗 1 次，6 次为 1 个疗程。

扁桃体炎

扁桃体炎为腭扁桃体的非特异性炎症，有急慢性之分。急性扁桃体炎多发于青年人，季节交替、天气变化时容易发病，除了疾病传染外，长期过度劳累、营养不良、吸烟、酗酒等使身体抵抗力下降，诱发本病。本病容易并发鼻炎、中耳炎、风湿病、肾小球肾炎、病毒性心肌炎等，应当引起重视。

1. 主要症状

（1）急性扁桃体炎：起病急、恶寒发热、体温可达 39～40℃，咽痛，可向耳部放射。可伴有呕吐、食欲不振、头痛、全身酸痛等表现。

(2) 慢性扁桃体炎：扁桃体肿大，说话含糊不清，咽部发干，发痒，有异物感，咳嗽，有口臭。可伴有消化不良、头痛、乏力、低热等全身表现。

2. 拔罐治疗

(1) 拔罐选穴：

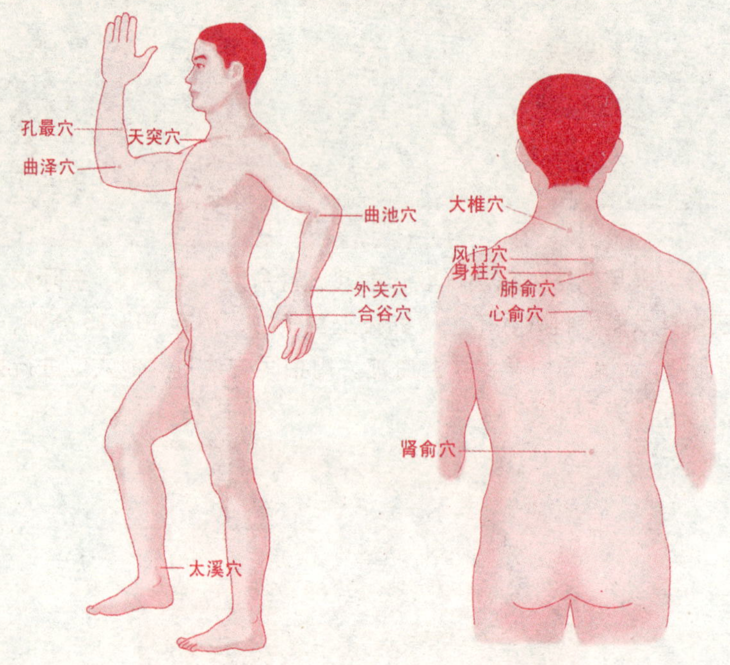

大椎穴、肺俞穴、身柱穴、曲池穴、孔最穴、合谷穴、天突穴、曲泽穴、太溪穴、肾俞穴、风门穴、心俞穴、外关穴。

(2) 拔罐方法：

方法一：采用真空抽气罐法或火罐法，取大椎穴、肺俞穴、身柱穴、曲池穴、孔最穴、合谷穴、天突穴、曲泽穴、太溪穴、肾俞穴，用抽气罐或火罐进行吸拔，留罐时间为 10～15 分钟。

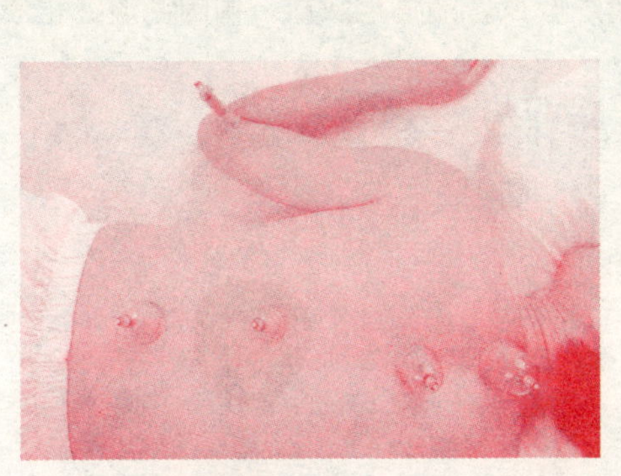
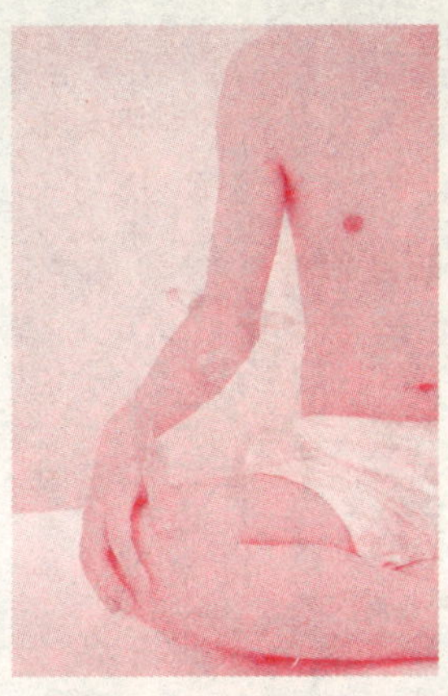

方法二：采用针罐法，取大椎穴、风门穴、肺俞穴、合谷穴，然后用毫针进行针刺，得气后留针 20 分钟。起针后，用火罐或抽气罐吸拔于上述穴位，留罐 10 分钟。每日 1 次，10 次为 1 疗程。

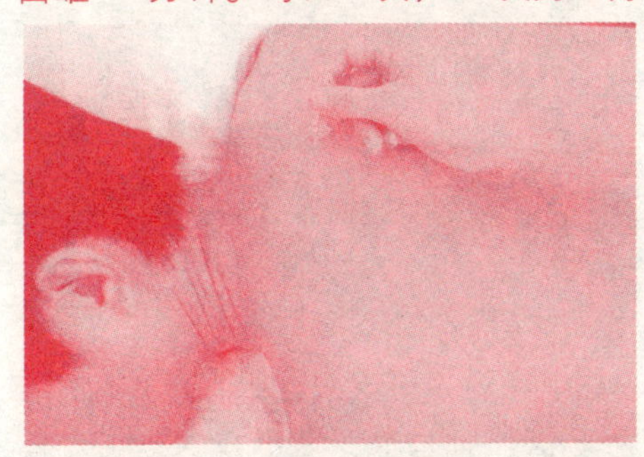
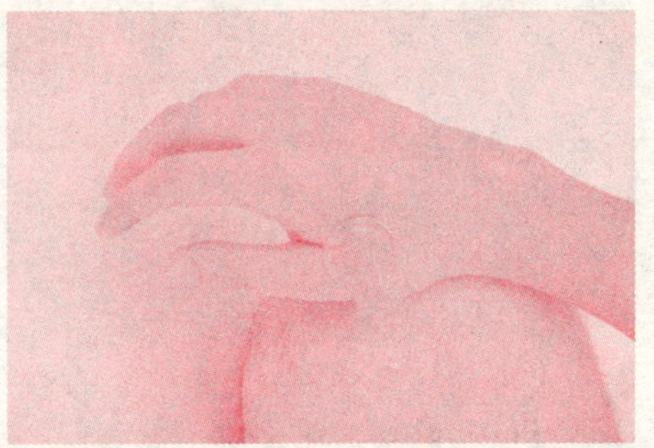

方法三：采用刺络拔罐法，取大椎穴、肺俞穴、心俞穴、外关穴，然后用三棱针点刺 2～3 下，至被刺部位皮肤微出血后，用闪火法将火罐吸拔于上述穴位，留罐 5～10 分钟。隔日 1 次，10 次为 1 疗程。

复发性口腔溃疡

复发性口腔溃疡与普通的口腔溃疡不同之处在于，呈现出周期性反复发作的特点，通常过敏体质、消化系统较差、肠胃功能紊乱、情绪起伏波动较大、免疫功能低下、过度疲劳的人群最容易患此病，而且发病率女性略高于男性。中医则认为，复发性口腔溃疡是因为脾胃积热，导致胃火熏蒸于口；或劳累导致肾水不足，致使虚火上炎引起的口腔疾病。

1. 主要症状

(1) 脾胃积热：在唇、颊、上腭及舌面等处出现绿豆般大小的圆形或椭圆形黄白色溃疡点，溃疡点中央凹陷、周围红肿，而且数量较多，有灼热作痛感，有时伴有口干口渴、口中异味、舌红苔黄、小便短赤等症状。

(2) 阴虚火旺：口内黏膜溃烂成点，溃疡色灰白，周围色淡红，溃疡面较小，数量在 1～2 个或 2～3 个。

2. 拔罐治疗

(1) 拔罐选穴：

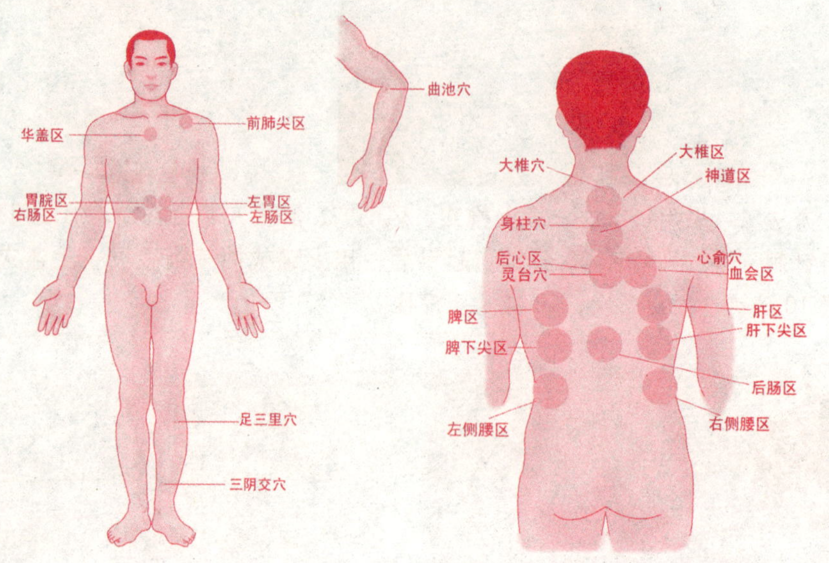

大椎穴、身柱穴、灵台穴、心俞穴、曲池穴、足三里穴、三阴交穴、大椎区、肝区、脾区、华盖区、胃脘区、左右肠区、神道区、脾下尖区、肝下尖区、血会区、左胃区、后心区、后肠区、左右侧腰区、前肺尖区。

(2) 拔罐方法：

方法一：采用火罐法，取穴胸段脊柱正中线及其两侧膀胱经内侧循行线。先在背部涂以润滑剂，然后以走罐法进行拔罐，直至局部皮肤变为紫红。起罐后，在大椎穴、身柱穴、灵台穴、心俞穴等穴位上闪罐 5～6 次，然后再在闪罐区选 2～3 点处明显的痧点，以挑痧法，每 2 天治疗 1 次。

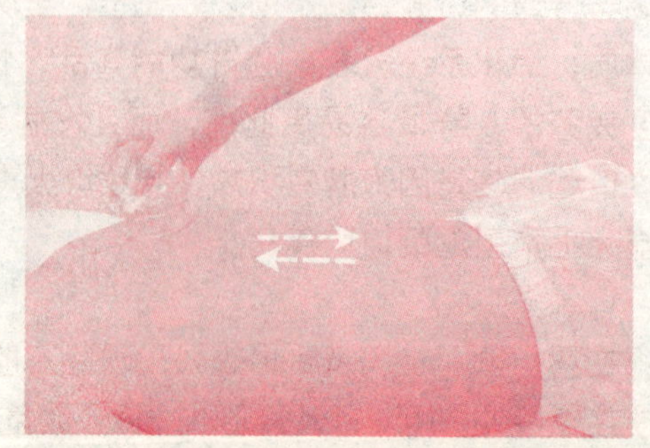

方法二：采用针罐法或刺络拔罐法，取大椎穴、身柱穴、灵台穴、心俞穴、曲池穴、足三里穴、三阴交穴，先用三棱针点刺穴位或在穴位上施以毫针。得气后取出针，然后用闪火法将罐吸拔在穴位上，留罐10～15分钟，也可用抽气罐吸拔，隔日1次。

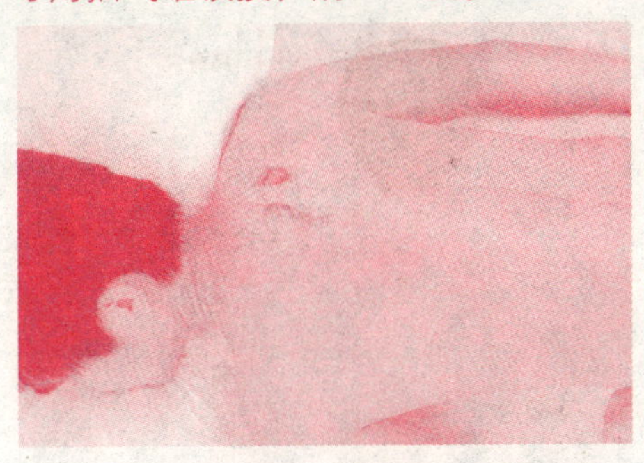

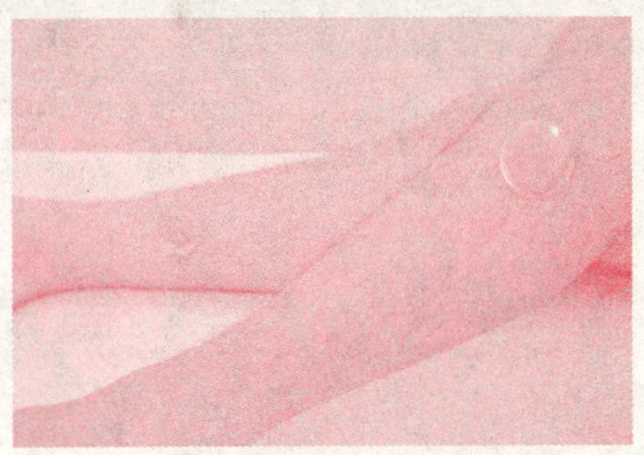

方法三：采用火罐法，选大椎区、肝区、脾区、华盖区、胃脘区、左右肠区，或神道区、脾下尖区、肝下尖区、血会区、左胃区，每次选取一组，配后心区、后肠区、左右侧腰区和前肺尖区，吸拔罐口区域后留罐30～40分钟。

落枕

落枕，又被称为“失枕”或“颈部伤筋”是颈部软组织常见的损伤之一，病发人群主要集中在青壮年，发病季节则多为冬春季。

现代医学认为，落枕的发病原因多由枕头过高、过低、过硬或躺卧姿势不良，致使颈部肌肉痉挛导致。但中医认为，除了上述原因外，落枕还与风寒湿邪有关。例如，夜间颈间汗出后当风或颈部受寒后，邪气就会滞留于肌肤筋肉之间，导致经气不畅、气血瘀滞、经络痹阻，从而引发落枕。

1. 主要症状

(1) 多在早晨起床后，突然感到一侧颈项强痛，头部活动受限，无法随意抬头或低头，无法左右回顾，并出现局部肌肉紧张，有明显压痛感。

(2) 感受风寒后，颈项部疼痛，颈部肌肉痉挛，有明显压痛，但局部肌肉无红肿或发热症状。

2. 拔罐治疗

(1) 拔罐选穴：

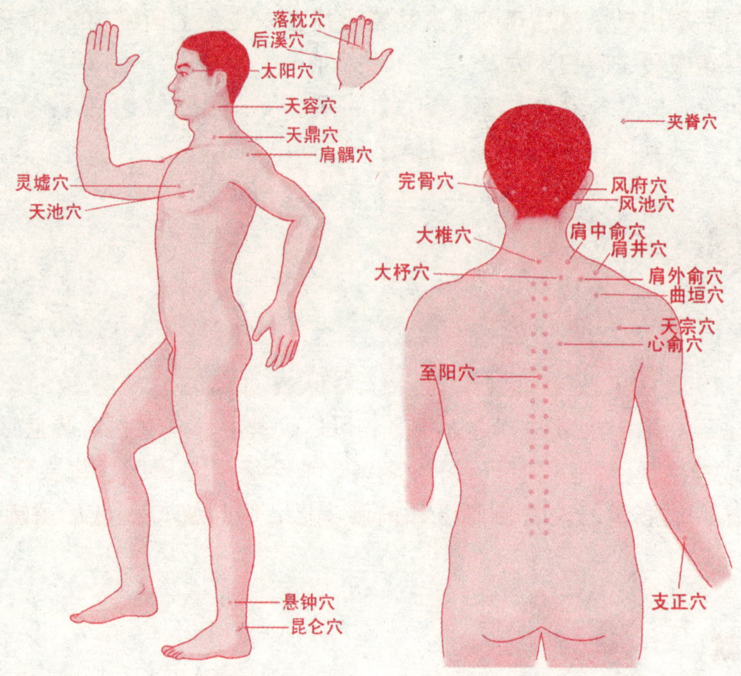

大椎穴、风池穴、悬钟穴、阿是穴、肩中俞穴、肩外俞穴、大杼穴、肩井穴、风府穴、天宗穴、夹脊穴、天容穴、完骨穴、天鼎穴、后溪穴、落枕穴、曲垣穴、肩髃穴、昆仑穴、支正穴、太阳穴、心俞穴、至阳穴、灵墟穴、天池穴。

(2) 拔罐方法：

方法一：采用火罐法，取大椎穴、风池穴、悬钟穴、阿是穴及颈背（患侧），将火罐吸拔在穴位上，留罐 15 分钟。或采用走罐法，在患侧部位涂以风湿油，然后在上述穴位及其周围肌肤进行走罐，以患部皮肤潮红为度。还可以在患侧找出 2～3 个压痛点，然后在相对的健侧部施针、在患侧走罐，轻者 1 次治愈。

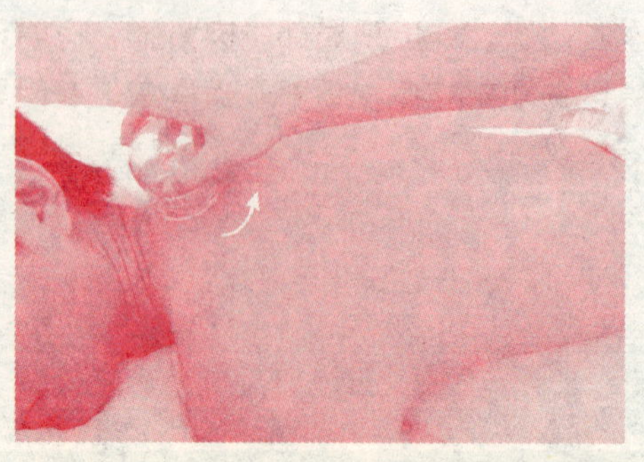

方法二：采用温罐法，取阿是穴、风池穴、大椎穴、肩中俞穴、肩外俞穴，以火罐吸拔10～15分钟。起罐后，用艾条温灸3分钟。每日治疗1次。

方法三：采用火罐法，取大椎穴、大杼穴、肩井穴、肩中俞穴、肩外俞穴、风府穴、天宗穴直下1.5～2寸、夹脊穴。每次选用2穴（位），用梅花针叩刺局部皮肤至发红并有少量出血，然后拔火罐，留罐15分钟。

方法四：采用真空抽气罐法，取天容穴、完骨穴、天鼎穴、后溪穴，若肩部疼痛可加大椎穴。上述诸穴除后溪穴外，其余各穴均先用针叩刺，再拔气罐，同时在肩背部阿是穴点拔走罐，以皮肤潮红为度，每日1次。

方法五：采用火罐法或真空抽气罐法，取阿是穴、大椎穴、肩井穴、落枕穴和悬钟穴，先用拇指按压落枕穴至局部酸胀，并令受术者活动颈部。接着，用抽气罐或火罐吸拔于颈部阿是穴及其他穴位，留罐10～15分钟。每1～2日1次，3次为1疗程。肩关节、上肢麻痛者加拔压痛敏感点；肩痛者加拔曲垣穴、肩髃穴；背痛者加拔大杼穴、肩外俞穴；前后俯仰不能者加拔昆仑穴；左右回顾不能者加拔支正穴；头痛、头晕者加拔太阳穴；心律失常、心前区痛者加拔心俞穴、至阳穴、灵墟穴（左侧）、天池穴（左侧）；风湿性疾病活动期者用刺络拔罐法加拔大椎穴；血压异常者取胸脊至骶脊两旁膀胱经内侧循行线，走罐至局部皮肤潮红。

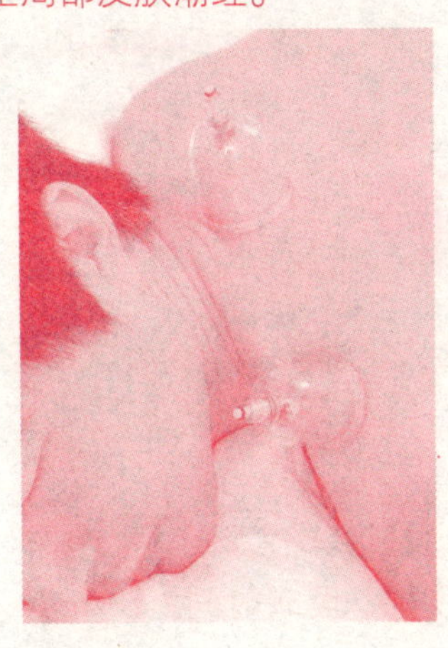

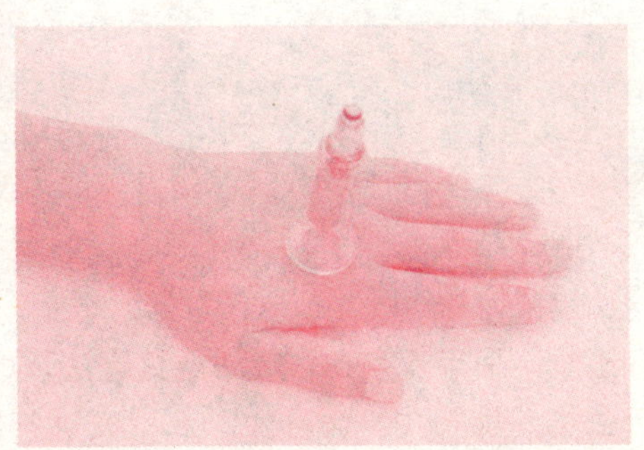

面肌痉挛

面肌痉挛是指一侧面肌出现的阵发性的、无痛性的、抽搐样的收缩，中年妇女较多见。原因是血管等压迫面神经引起其异常兴奋或传导紊乱。

1. 主要症状

通常从眼角处开始产生不自主的抽搐，逐渐向下扩展，尤以嘴角处抽搐最为明显。通常发作期间为数分钟，发作不定时，但在睡眠中不会发作。面肌痉挛在过度紧张、疲劳情况下症状会加重。

2. 拔罐治疗

(1) 拔罐选穴：

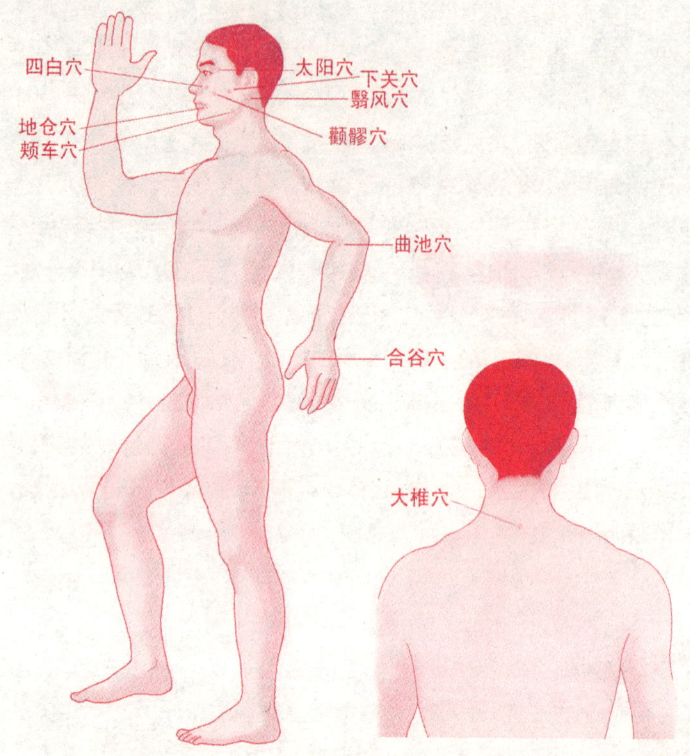

翳风穴、太阳穴、地仓穴、颊车穴、四白穴、曲池穴、合谷穴、大椎穴、下关穴、颧髎穴。

(2) 拔罐方法：

方法一：采用真空抽气罐法或火罐法，取翳风穴、太阳穴、地仓穴、颊车穴、四白穴、曲池穴、合谷穴、大椎穴进行吸拔，留罐时间为 10～15 分钟。一次选择 3～5 个穴位，所有穴位轮流交替选用，且拔罐过程中吸拔力度不要过大。每日 1 次，10 次为 1 疗程。

方法二：采用刺络拔罐法，取太阳穴、下关穴、颧髎穴，用三棱针在上述穴位进行点刺，至被刺部位皮肤微出血后，用火罐吸拔于上述穴位上，留罐 5～10 分钟，至罐内出血 5 毫升左右。隔日 1 次，10 次为 1 疗程。

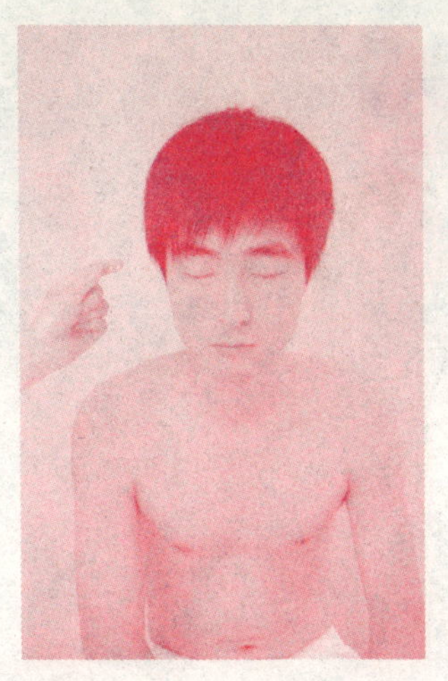

颞下颌关节紊乱综合征

颞下颌关节紊乱综合征是一种比较常见的颞下颌关节疾病，好发于青壮年，一般多发于一侧，少数可以双侧均发。颞下颌关节紊乱综合征并不罕见，通常患有神经衰弱、神经功能失调及咬合关节紊乱等疾病的群体以及习惯于单侧咀嚼使关节负荷过大或意外损伤、关节发育不对称的人最容易患此病症。

1. 主要症状

(1) 风寒：下颌关节疼痛，咀嚼时加剧，关节强直且有声响，张口不利。

(2) 气逆：单侧或双侧下颌关节酸痛，关节强直，张口受限。

(3) 失荣：下颌关节强直且有弹响，牙齿发育不良或下颌关节韧带松弛，张口不利。

2. 拔罐治疗

(1) 拔罐选穴：

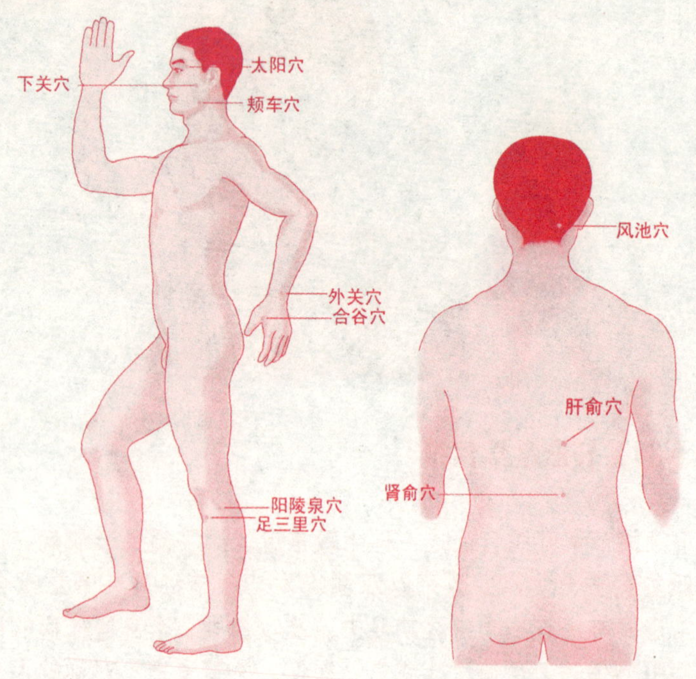

阿是穴、太阳穴、合谷穴、足三里穴、下关穴、风池穴、颊车穴、肝俞穴、外关穴、阳陵泉穴、肾俞穴。

(2) 拔罐方法：

方法一：采用针罐法、火罐法，取局部阿是穴，用毫针进行针刺，通过捻转提插得气后，留针 20 分钟。起针后用闪火法将火罐在关节周围反复闪罐，至皮肤潮红。最后用闪火法将火罐吸拔于上述穴位，留罐 5～10 分钟。其中，阿是穴为主穴，太阳穴及合谷穴为配穴，每次选一个配穴。若患者体弱加拔足三里穴。每天 1 次，5 次为 1 疗程。

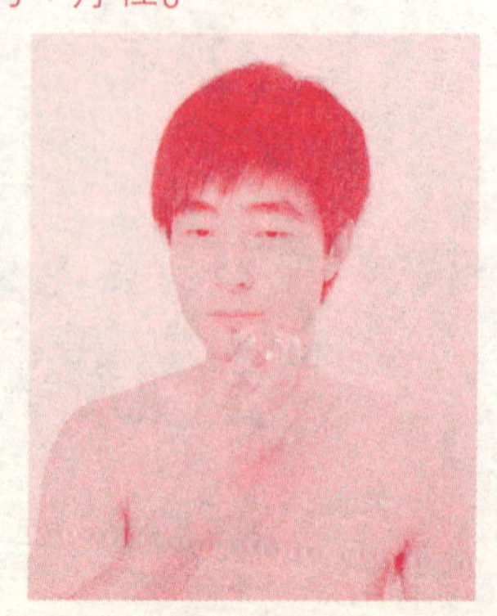

方法二：采用刺络拔罐法，取下关穴（患侧），用三棱针点刺3～5下，用火罐吸拔于穴位上，留罐10分钟，至罐内出血数毫升。隔日1次，5次为1疗程。

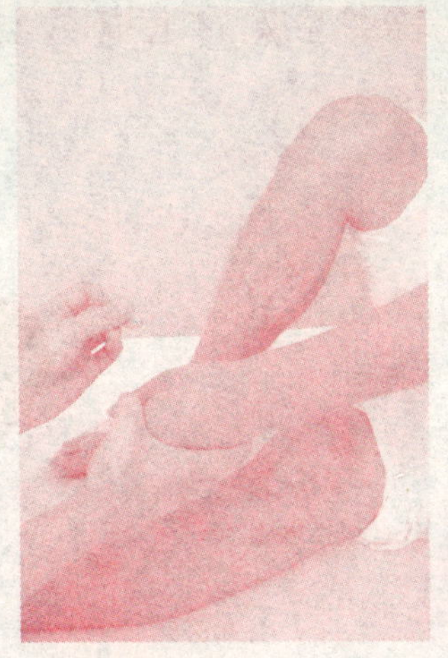

方法三：采用火罐法，风寒型取患侧的风池穴、颊车穴、下关穴、外关穴，吸拔5～10分钟，每日1次；气逆型取患侧的肝俞穴、下关穴、颊车穴、阳陵泉穴，吸拔10～15分钟，隔日1次；失荣型取患侧的肾俞穴、下关穴、颊车穴、足三里穴，吸拔5～10分钟，隔日1次。

颈椎病

颈椎病又被称为“颈椎综合征”，是由颈部劳损导致颈椎骨质增生、颈椎韧带钙化、颈椎间盘萎缩等退行性改变，这些改变通常会影响到颈部神经根、颈部脊髓或颈部重要血管，从而引起相关部位的病变。颈椎病原发人群为老年人，但由于电脑等工具的普及以及坐姿不正确，颈椎病逐渐趋向年轻化，并且越来越严重。

颈椎病的致病原因在临床上分为三种：筋骨劳伤型、肝肾精亏型和风寒外袭型。中医认为，引起这三种症状的原因多与体质衰弱、风寒侵袭、筋骨失养、久坐不动、筋骨劳伤等造成颈项筋骨气滞血瘀所致。

1. 主要症状

（1）筋骨劳伤：颈项一侧或双侧疼痛，颈项强硬，颈部发僵或拘挛，肩背、四肢疼痛麻木、持物不能，有时伴有头痛头重、目眩耳鸣、肢体懈怠等症。

（2）气滞血瘀：颈肩、背和四肢疼痛，喜热恶寒，颈部僵硬，项部可能有压痛条索状物，头重，上肢沉痛麻木（偏于血瘀刺痛，夜间痛甚），手部肌肉萎缩，全身倦怠。

(3) 肝肾不足：头目眩晕（多与体位有关，眩晕时作时止），头脑胀痛，失眠多梦，腰膝酸软，偶发突然晕厥，头重脚轻，走路不稳，有时伴有耳鸣、听力减弱、舌质红少苔等症。

2. 拔罐治疗

(1) 拔罐选穴：

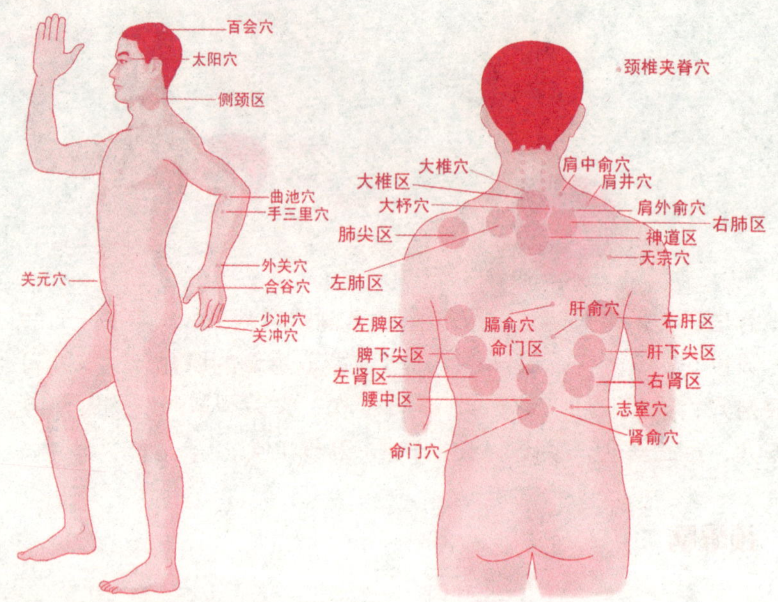

大椎穴、大杼穴、肩中俞穴、肩外俞穴、天宗穴、太阳穴、百会穴、少冲穴、关冲穴、阿是穴、颈椎夹脊穴、肩井穴、曲池穴、手三里穴、外关穴、膈俞穴、合谷穴、肝俞穴、肾俞穴、关元穴、命门穴、志室穴、大椎区、肺尖区、左脾区、右肝区、腰中区、左右肺区、神道区、肾区、侧颈区、脾下尖区、肝下尖区、命门区、阿是穴。

(2) 拔罐方法：

方法一：采用刺络拔罐法，取大椎穴、大杼穴、肩中俞穴、肩外俞穴，每次选用 2 穴，用梅花针叩刺至皮肤发红并有少量出血点，然后拔罐 10 分钟，以拔出瘀血为度。每隔 1 天治疗 1 次。

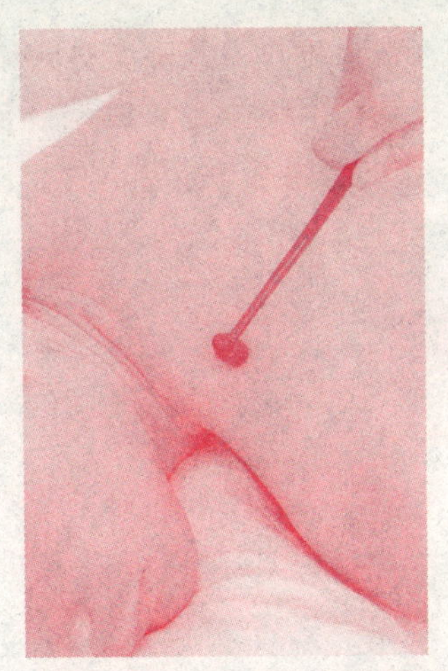

方法二：采用火罐法，取天宗穴、太阳穴、百会穴、少冲穴、关冲穴，用三棱针点刺出血后拔火罐，每穴出血 1 毫升起罐。每隔 3 天治疗 1 次，5 次为 1 疗程。

方法三：采用刺络拔罐法，取穴病变椎体周围的阿是穴、阳性反应物或颈椎夹脊穴，用梅花针叩刺至皮肤出血，然后拔罐 5～10 分钟，如此重复 3 次，每次见黄浊黏液，擦净后用艾条温灸 10 分钟。肩背痛加拔肩井穴、天宗穴；上肢麻痛加拔曲池穴、手三里穴、外关穴；血瘀者加拔膈俞穴；风寒者加拔外关穴、合谷穴；肝肾亏虚者加拔肝俞穴、肾俞穴；阳痿者加拔关元穴、命门穴；遗精者加拔志室穴。留罐 10～15 分钟。隔日 1 次，10 次为 1 疗程。

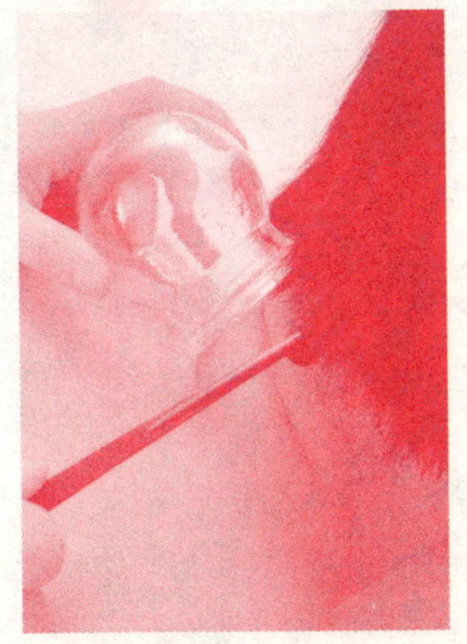

方法四：采用火罐法，取大椎区、肺尖区、左脾区、右肝区、腰中区，或左右肺区、神道区、肾区，或侧颈区、脾下尖区、肝下尖区、命门区，三组罐口区域交替或依次拔罐。每次 30～40 分钟。

方法五：采用药罐法，取大椎穴、颈部夹脊穴和阿是穴，用防风、木瓜、秦艽、桃仁、红花、川椒、葛根、桂枝等各 20 克，煎煮药液 30 分钟，再将竹罐放入药液中煮 10 分钟，用药罐法吸拔上述穴位，留罐 15～20 分钟。每日 1 次，10 次为 1 疗程。

第三章

改善四肢症状的拔罐疗法

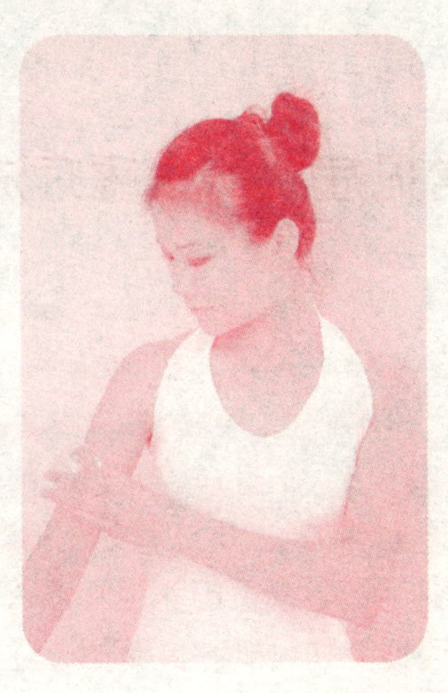

四肢是人体的运动支撑，是人体运动系统的重要组成部分，对人体各器官的健康状况同样能起到检测作用。因此，当四肢出现异常征象后，一定要及时检查、及时治疗，趁疾病还未蔓延至全身就将其彻底拔除！

四肢症状的特点

（1）四肢位于脏腑的远端，处于神经的末梢，因此极易出现气血不畅等情形，从而诱发各种疾病，如畏寒、痹证、血管疾病等。

（2）四肢的骨骼、关节较突出，足底以及手部肌肉的日常操作较多，极容易造成韧带、关节、肌肉劳损，从而从关节中渗出黏液，使肌肉发生炎症，引发网球肘、足跟痛、腱鞘炎等相关病症。

（3）四肢在进行运动时，有时会不慎造成扭伤、挫伤等运动性伤害。

（4）当身体出现其他病症时，极容易使四肢肌肉出现萎缩、无力等症状。例如，脊椎疾病压迫脊髓，使下肢接收不到“活动”的信号，无法进行正常的站立、行走等。

常见症状的拔罐疗法

网球肘

网球肘，又名“肱骨外上髁炎”，是肱骨外上髁伸肌总腱处的一种慢性损伤性炎症，原本是网球或羽毛球运动员因需频繁抽杀球导致肱骨外上髁的肌腱反复收缩牵拉造成的局部慢性劳伤，现在其范围也逐渐扩大到需要反复进行前臂旋转以及用力活动腕部的家庭妇女和手工操作者。

中医认为，网球肘除了肌腱过度劳累外，与气血运行也有很大关系，属于“痹证”、“肘痛”、“伤筋”的范畴。例如，气血瘀滞，导致络脉痹阻；气血亏虚，致使筋脉失养；气血凝滞，同样会造成脉络痹阻。影响气血运行的原因很多，临床上常分为四种证型：寒湿凝滞、肝肾不足、经筋劳伤、外感风寒。

1. 主要症状

（1）寒湿凝滞：肘部有疼痛感，劳作时加重；旋转手臂无力，持物困难。

（2）肝肾不足：肘部有疼痛感，夜间疼痛感加重，持重物无力，有时伴有头晕目眩、腰酸耳鸣、舌红少苔等症状。

(3) 经筋劳伤：有劳伤史，肘外疼痛并累及前臂，劳作或旋转手臂时疼痛加重，肘部弯曲不能，并伴有舌苔薄白、舌质暗红等症状。

(4) 外感风寒：有劳伤及感受风寒，肘外疼痛，旋转手臂时疼痛加重，臂肘弯曲困难，并伴有舌苔薄白、舌质淡红等症状。

2. 拔罐治疗

(1) 拔罐选穴：

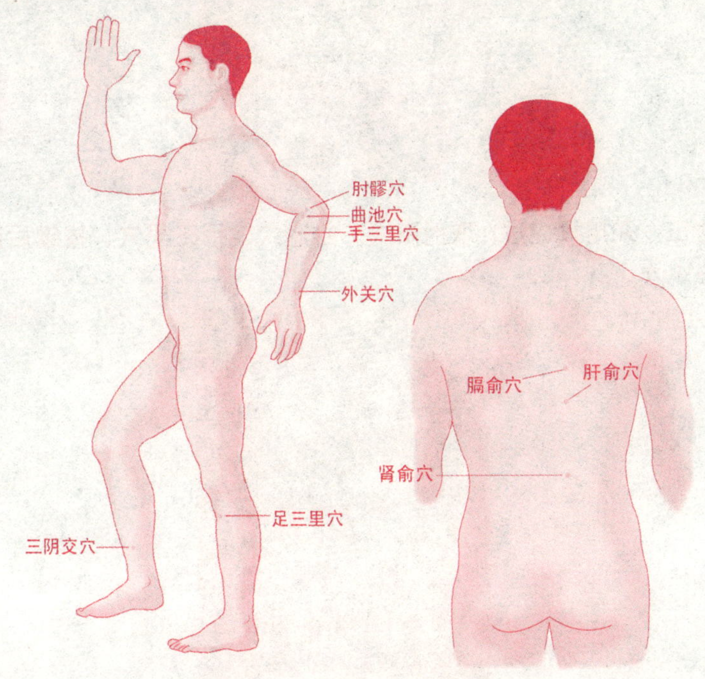

曲池穴、手三里穴、肘髎穴、外关穴、肝俞穴、肾俞穴、膈俞穴、三阴交穴、足三里穴、阿是穴。

(2) 拔罐方法：

方法一：寒气凝滞型采用火罐法，取患侧的曲池穴、手三里穴、肘髎穴和外关穴，用罐具以闪火法吸拔于上述穴位 10 分钟，每日 1 次。

肝肾不足型采用火罐法，第一日取肝俞穴、肾俞穴、膈俞穴和三阴交穴，按照先背部后腿部的顺序吸拔上述穴位。第二日取肘髎穴、曲池穴、手三里穴、足三里穴，吸拔 10 分钟。二者可配合针罐法，取阿是穴，针刺穴位出血后，拔火罐 5 分钟。

方法二：采用刺络拔罐法，取肘部阿是穴，用三棱针点刺 3～5 下，或用梅花针叩刺出血，随后立即进行拔罐，拔罐后留罐 10～15 分钟，以见血为度。每日 1 次，每 10 次为 1 疗程。

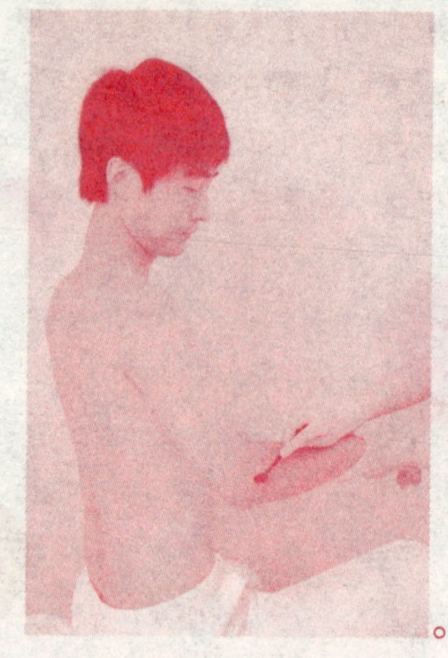

。

方法三：采用拔罐法，取肘髎穴、曲池穴、手三里穴，拔罐后留罐 15 分钟。每日 1 次。

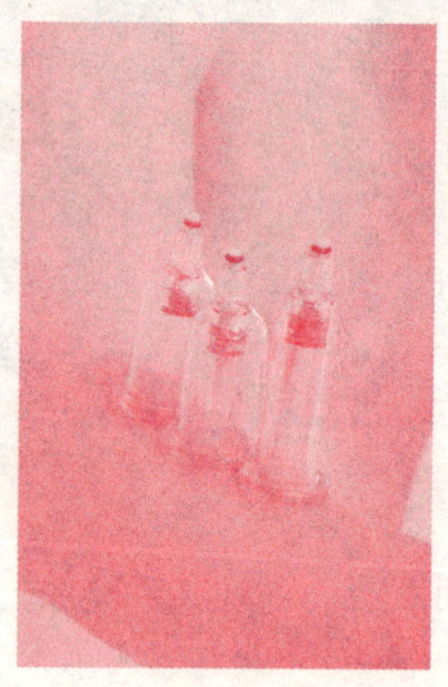

手足冰冷

不少老人和女性一到冬天手脚就十分怕冷，有的人甚至对空调的温度也十分“敏感”，一年四季的生活都受到很大的影响。其实，解决怕冷的方法并不是加厚衣服那么简单，而是要从内在进行调理，否则暖了皮肤却仍然“冷了”脏腑，对健康同样有害。

1. 主要症状

自觉身上发冷，穿更多衣服也无效，尤其是手脚感觉更明显。

2. 拔罐治疗

(1) 拔罐选穴：

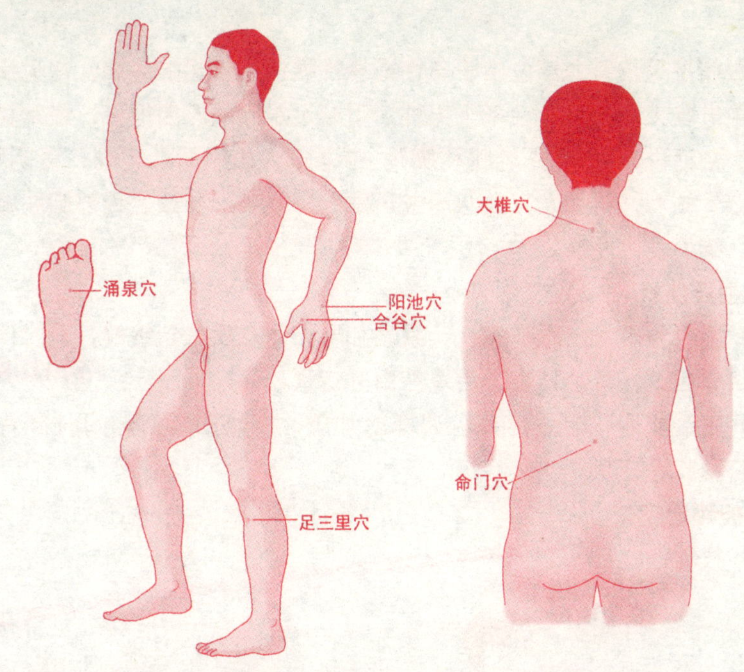

足三里穴、合谷穴、涌泉穴、大椎穴、命门穴、阳池穴。

(2) 拔罐方法：

采用温罐法，取足三里穴、合谷穴、涌泉穴，用抽气罐或者火罐进行吸拔，留罐时间为 10～15 分钟。再取大椎穴、命门穴进行吸拔，留罐时间为 10～15 分钟。起罐后，用艾条温灸各穴位 10 分钟，平时点按阳池穴。每日 1 次，10 次为 1 疗程。

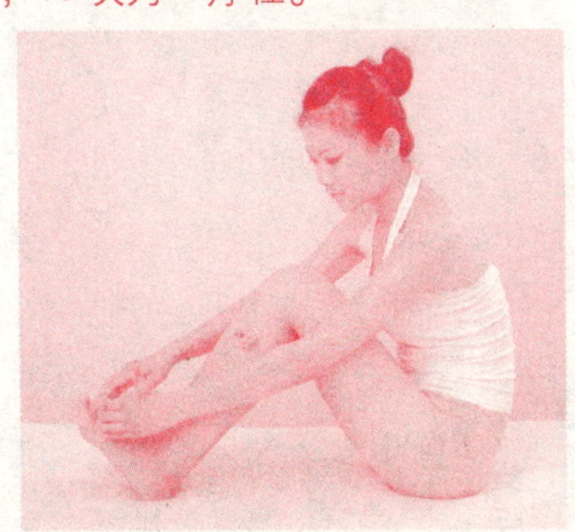

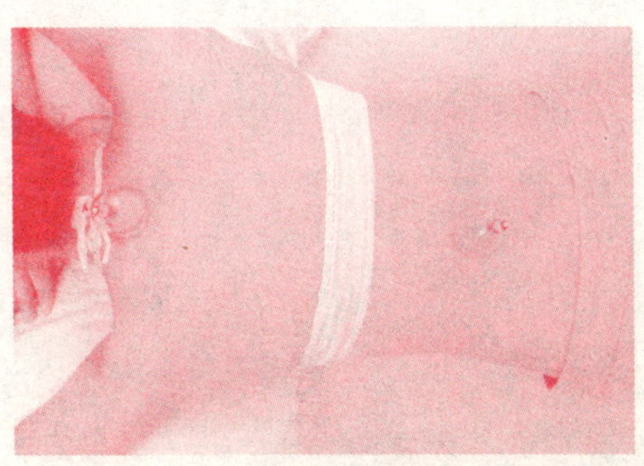

足跟疼痛

足跟痛是足跟着力部位由于急性或慢性损伤所引起的疼痛，常见病发人群多见于中老年人，而且女性多于男性。引起足跟痛的原因很多，最常见的是年老肾虚。俗话说，“人老先老腿和脚”。中老年人由于体质虚弱，肾阴阳俱亏，以至于跟骨失养，再加之气血亏虚或风寒湿邪侵袭，导致足跟部脂肪减少或经络受阻，继而发生疼痛。

1. 主要症状

（1）肝肾亏虚：足跟隐痛，劳累后加剧，休息后得到缓解，同时伴有腰膝酸软、头晕目眩、耳鸣耳聋、舌淡苔白等症状。

（2）寒湿痹阻：足跟疼痛，遇寒时加重，得热后缓解，同时伴有肢体困重、舌苔白腻等症状。

2. 拔罐治疗

（1）拔罐选穴：

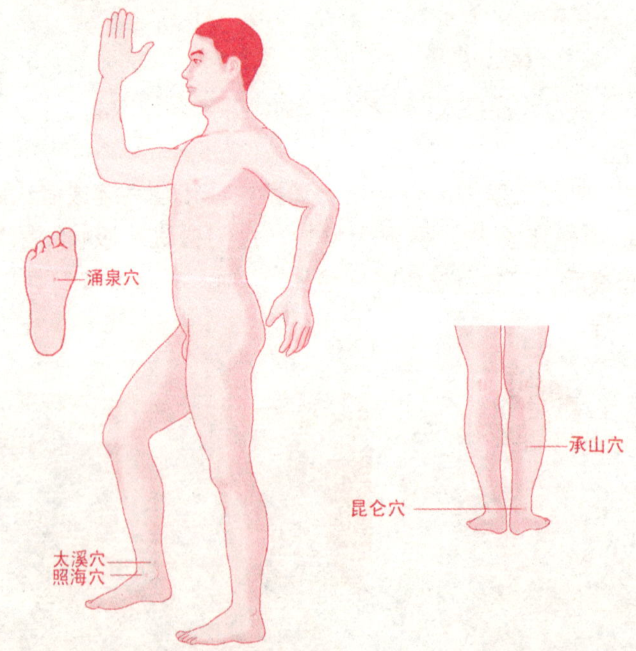

承山穴、太溪穴、昆仑穴、涌泉穴、照海穴、阿是穴。

（2）拔罐方法：

方法一：采用火罐法，取承山穴、太溪穴、昆仑穴、涌泉穴、照海穴，用大拇指在上述诸穴上轻轻点按后拔罐 15 分钟。每日 1 次，每 10 次为 1 个疗程。

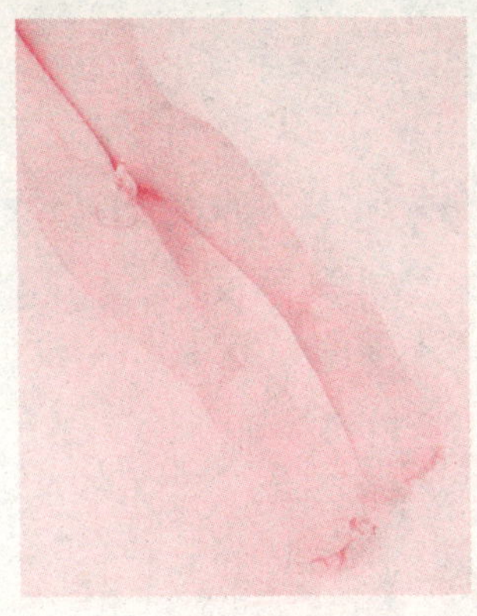

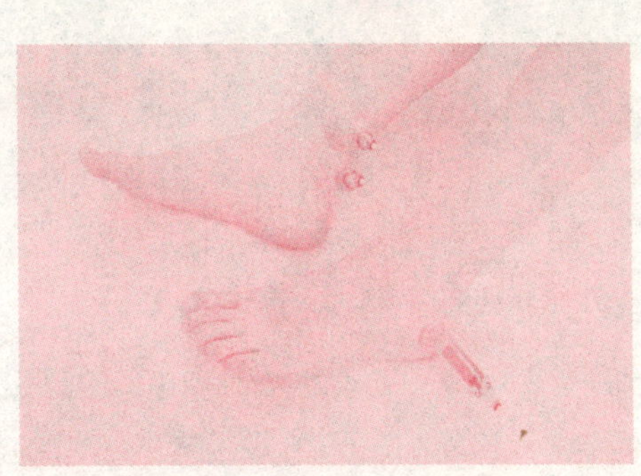

方法二：采用药罐法，取承山穴、昆仑穴、涌泉穴、太溪穴、照海穴或小腿后的压痛点，在穴位处涂上风湿油、红花油或补肾活血的药液，然后在应拔穴位进行拔罐并留罐 10～15 分钟。施术后，以川芎细末装入与足跟大小相应的薄布袋内，药厚为 2 毫米，密封袋口后缚于足跟痛点处，全天随身携带，隔 2 天换药 1 次。

方法三：采用火罐法，取阿是穴及其关节周围，用罐具吸拔部位，留罐 5～10 分钟。每日 1 次，每 10 次为 1 个疗程。

踝关节扭伤

踝关节偶尔扭伤并不会对健康造成太大的伤害，但是一旦多次扭伤后就会使韧带形成固定的“记忆”，极易引发习惯性扭伤，造成脚踝局部的血液循环不畅，局部组织纤维失去弹性，大大提高骨折或外侧韧带断裂的危险率。因此，除了运动或活动时注意保护踝关节外，一旦发生扭伤也应立即进行医治，并在踝关节扭伤后 24 小时进行拔罐，就会将危害结果降至最低。

1. 主要症状

(1) 轻度扭伤仅在受伤同时出现疼痛感觉，随即就会消失，待 3～4 个小时后出现疼痛感，特别是在做屈伸动作时疼痛感更加明显，局部出现肿胀。

(2) 中度扭伤者疼痛感加剧，即使在静止状态也会感到疼痛，脚部屈伸限制在 35°，踝关节轮廓模糊。

(3) 严重扭伤者疼痛剧烈，下踝肿胀严重，甚至可达脚趾，关节轮廓模糊不清，扭伤翌日起呈紫褐色，脚部屈伸限制在 10°～20°。

2. 拔罐治疗

(1) 拔罐选穴：

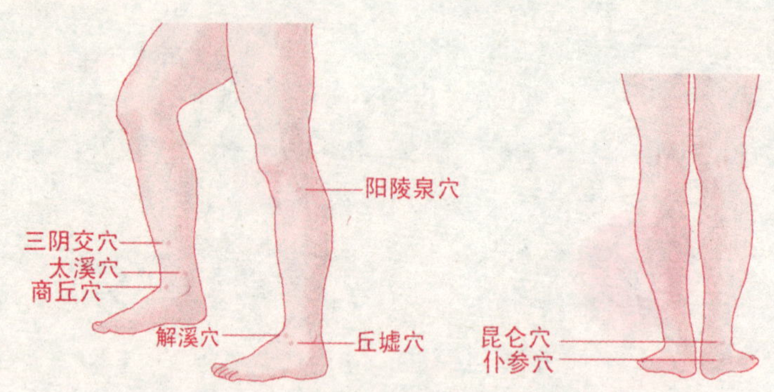

昆仑穴、丘墟穴、仆参穴、太溪穴、解溪穴、三阴交穴、阿是穴、商丘穴、阳陵泉穴。

(2) 拔罐方法：

方法一：采用刺络拔罐法，选昆仑穴、丘墟穴、仆参穴、太溪穴、解溪穴、三阴交穴、阿是穴，用三棱针点刺穴位至流出几滴血后，用火罐吸拔点刺穴位，留罐 10～15 分钟。每日 1 次，10 次为 1 疗程。

方法二：采用针罐法和刺络拔罐法，用毫针对患侧的商丘穴、丘墟穴、阳陵泉穴、阿是穴点刺，捻转提插得气后留针 20 分钟。起针后，用梅花针叩刺踝关节肿胀处至出血，以闪火法将火罐吸拔于叩刺处，留罐 10～15 分钟。每天 1 次，10 次为 1 疗程。

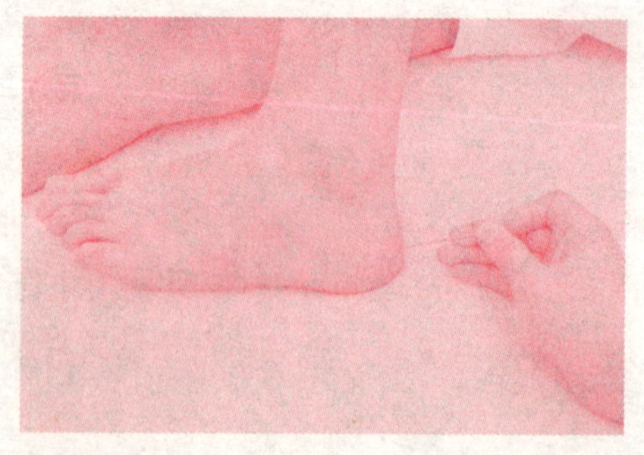

四肢抽搐

四肢抽搐是因为外感风热致使神经血管出现痉挛引起四肢异常所致，多见于肝阴不足或阴虚阳亢的小儿、热病后期的患者以及老年人。拔罐能够平衡阴阳，使平滑肌恢复正常，对预防四肢抽搐以及四肢抽搐的急救起到较好的作用。

1. 主要症状

四肢筋脉挛急或弛张，并呈间作性，表现为舒缩交替，动而不停止。

2. 拔罐治疗

(1) 拔罐选穴：

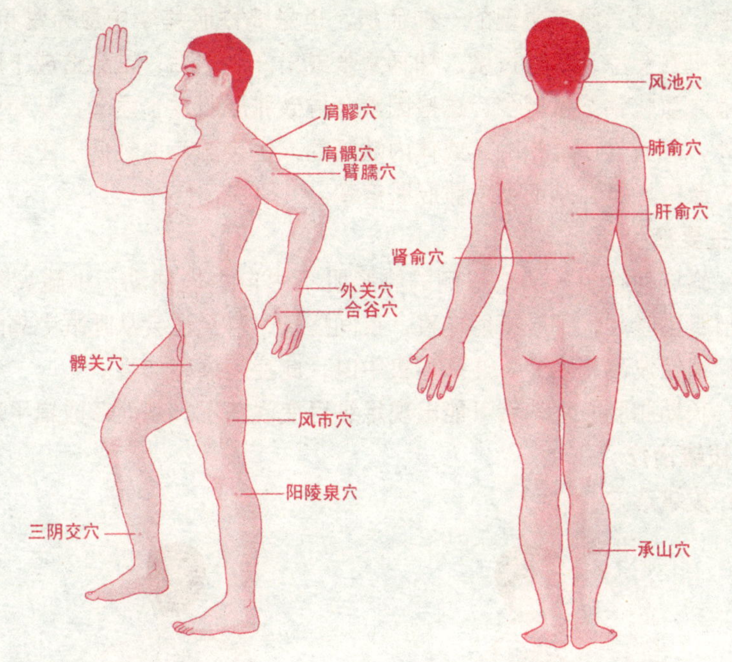

风池穴、肺俞穴、肝俞穴、肾俞穴、肩髃穴、肩髎穴、臂臑穴、外关穴、合谷穴、髀关穴、风市穴、阳陵泉穴、三阴交穴、承山穴。

(2) 拔罐方法：

采用火罐法或真空抽气罐法，主穴取风池穴、肺俞穴、肝俞穴、肾俞穴；上肢抽搐取肩髃穴、肩髎穴、臂臑穴、外关穴、合谷穴；下肢取髀关穴、风市穴、阳陵泉穴、三阴交穴和承山穴。用罐具吸拔一侧主穴（两侧交替选取），再根据病情选上肢或下肢的穴位 2～3 个，留罐 5～10 分钟。每日 1 次。

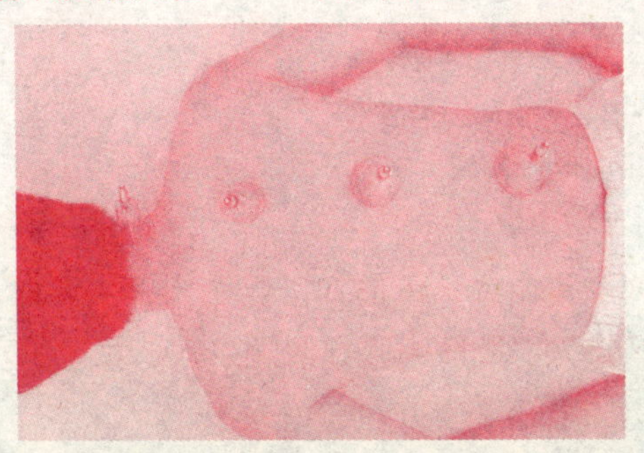

腓肠肌痉挛

腓肠肌痉挛俗称“脚转筋”或“抽筋”，是下肢过度劳累、长时间活动、寒冷刺激、缺钙后经常出现的一种症状，也是痛性肌痉挛中最为常见的一种。下肢腓肠肌在受凉、运动过度、精神紧张或出汗脱水后，常会造成下肢气血痹阻或血液内氯化钠浓度减少，这些因素会导致腓肠肌发生痉挛，从而引起疼痛感。此外，患有骨质疏松的人或体内缺钙的人也会因为血钙低于正常值导致神经肌肉应激性增高，从而引发腓肠肌痉挛。

1. 主要症状

（1）临床症状为一侧或双侧的腓肠肌不由自主地抽动，小腿后侧剧烈疼痛，局部肌肉隆起，下肢不能伸直，夜间痉挛时甚至还会从睡眠中痛醒。

（2）情绪波动，疲劳，注意力集中时，此症疼痛感加重。

（3）长期腓肠肌痉挛者可能出现足纵弓变浅情况，从而形成扁平足。

2. 拔罐治疗

（1）拔罐选穴：

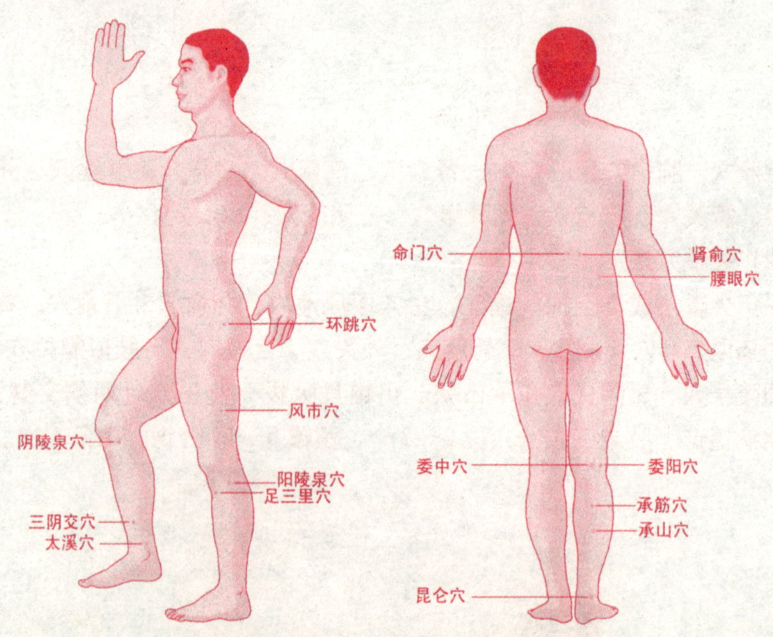

委中穴、委阳穴、承山穴、承筋穴、昆仑穴、太溪穴、命门穴、肾俞穴、腰眼穴、环跳穴、风市穴、阳陵泉穴、阴陵泉穴、足三里穴、三阴交穴。

(2) 拔罐方法:

方法一: 采用火罐法，取委中穴、委阳穴、承山穴、承筋穴、昆仑穴、太溪穴，拔罐后留罐 5 分钟。

方法二: 采用刺络拔罐法，取以患处中心点为主穴，患处周围的上下左右或与患处中心同处于一条经脉的附近穴位为配穴。若患部面积小，配穴可只取一个或不取。在局部涂云香精、正骨水、跌打药酒等具有凉散感的药液，或涂药酒加艾条温灸，敷姜、贴伤湿止痛膏。然后进行拔罐，拔罐后留罐 10～20 分钟。每日或隔日治疗 1 次。

方法三: 采用火罐法或真空抽气罐法，取命门穴、肾俞穴、腰眼穴、环跳穴、风市穴、阳陵泉穴、阴陵泉穴、足三里穴、承山穴、委中穴、三阴交穴，每次选数穴，以闪火法或抽气罐吸拔于穴位，留罐 10 分钟。上述穴位隔日交替选用，5 次为 1 疗程，每月 1～2 个疗程，预防性拔罐每月 1～2 次。

方法四: 采用火罐法，取承山穴、委中穴、三阴交穴，用罐具吸拔于穴位，留罐 10 分钟。每日 1 次，疗程视症状轻重而定。

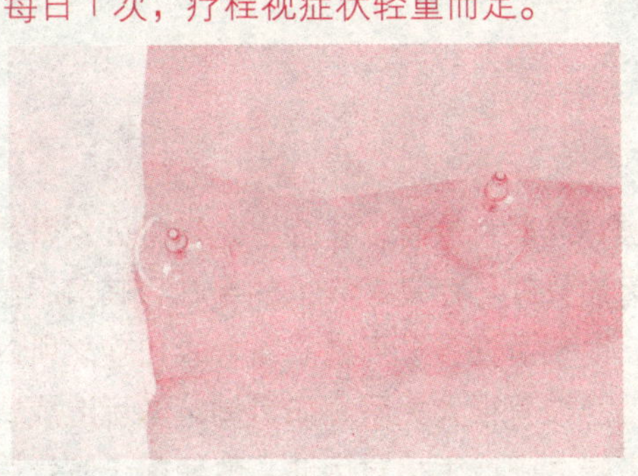

腱鞘囊肿

腱鞘囊肿是发生于关节和腱鞘附近的一种症状，多发于腕部以及踝关节背部，病发原因多与现代人频繁操作手机或电脑引起的筋膜劳损有关。中医认为，筋膜劳损会造成气滞血瘀，致使筋脉不通，从而使多余液体渗入纤维组织中，引起局部肿胀酸痛。

1. 主要症状

(1) 腕部中央或踝关节背部的皮下浅表有半球状隆起物，隆起物光滑柔软，推之可动，无明显症状或仅有轻微酸痛。

(2) 当症状加重时，隆起物变硬，局部有压痛感，腕部或踝关节无力，并伴有酸痛或放射性疼痛。

2. 拔罐治疗

(1) 拔罐选穴:

无须取穴。

(2) 拔罐方法:

方法一:采用针罐法,将囊肿周围分为相等的3点,每点从囊肿基底部斜刺入1针,囊肿顶点垂直刺入1针,留针30分钟,每隔5分钟刺1针。起针后进行拔罐,时间为20分钟。每日1次,每5次为1个疗程。

方法二:采用针罐法,用火针从囊肿顶端刺入,穿过基底部囊壁,出针后进行拔罐,时间为20分钟,当吸出少许黏液时停止拔罐。3天进行1次治疗。

方法三:采用针罐法,先在囊肿部位用碘酒、酒精消毒,然后以火针烧红迅速从囊肿顶端刺入,穿过囊壁便立即出针,然后迅速将罐具吸拔其上。也可用粗毫针在囊肿基底部的前后左右顶端各刺1针,穿过囊壁,摇大针口出针后立即拔罐。留罐20分钟,以出少许黏液为宜。治疗后局部加压包扎1天,不愈者隔1周后再进行治疗。

髌骨软化症

髌骨软化症又被称为髌骨软骨软化症,是髌骨因软骨损伤出现的一种退行性变化。不少人认为髌骨软化症是老年人的专利,其实不然,临床上最常见的患者往往是年轻人,而且女性多于男性。髌骨软化症之所以呈现出年轻化的趋势,与年轻人的生活习惯有很大关系,如运动、游玩造成的创伤、劳损、肌肉乏力等,使髌骨与下端之间产生相对运动,致使覆于髌骨后面的髌骨软骨层变得粗糙不平,从而引发本症。

1. 主要症状

(1) 筋骨劳伤:有劳伤史,膝髌出现疼痛,活动或劳累时疼痛感加剧,同时伴有舌质暗红、苔色薄白等症。

(2) 风寒侵袭:有风寒史,膝髌有疼痛感或下肢拘挛,同时伴有畏寒喜热、舌质淡红、苔色薄白等症。

(3) 肝肾亏虚:先天虚弱或后天虚损,膝髌疼痛且活动不利,同时伴头晕耳鸣、腰酸乏力、舌质淡红、苔色薄白等症,部分男性患者有可能患有阳痿,女性患者则可能出现月经不调。

2. 拔罐治疗

(1) 拔罐选穴：

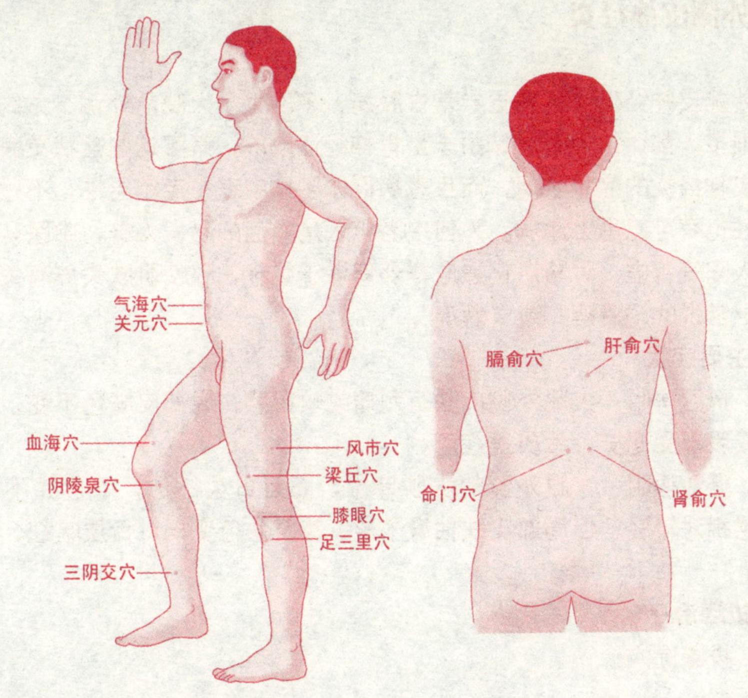

梁丘穴、血海穴、阴陵泉穴、足三里穴、膝眼穴、三阴交穴、膈俞穴、肝俞穴、肾俞穴、命门穴、关元穴、气海穴、风市穴、阿是穴。

(2) 拔罐方法：

方法一：采用火罐法或真空抽气罐法，取梁丘穴、血海穴、阴陵泉穴、足三里穴、膝眼穴、三阴交穴。湿重者再加拔三阴交穴一次；血瘀者加拔膈俞穴；肝肾亏虚者加拔肝俞穴、肾俞穴、命门穴、关元穴、气海穴；风寒者加拔风市穴。拔罐后留罐 15 分钟。每日治疗 1 次。

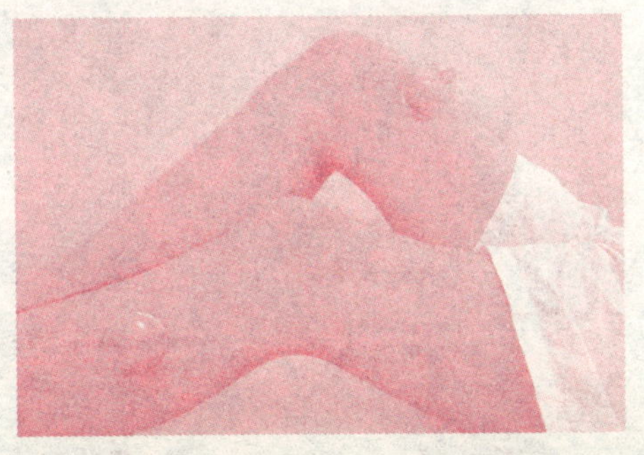

方法二：采用刺络拔罐法，取阿是穴，以三棱针均匀点刺，出血后进行拔

罐。每周治疗 1 次。

股外侧皮神经炎

股外侧皮神经炎又称感觉异常性股痛，多发生于大腿前外侧下方约 2/3 的部位，很多人都误认为疼痛是由于坐骨神经造成的，其实这些症状更有可能是股外侧皮神经炎的症状表现，而且患病群体多集中在中老年男性，不过肥胖的老年女性也有可能患上此病。为何中老年人是本症的易发人群，中医认为这与中老年人阳气亏虚、骨骼退化造成寒邪停滞于经脉，致使肌肤失养有关，也就是临床上常说的"着痹"或"髀痹"。

1. 主要症状

(1) 风湿痹阻：大腿外侧皮肤有刺痛或蚁行感，局部皮肤色不变，有坐卧湿地史或股部受寒史，舌质呈红色。

(2) 瘀血痹阻：大腿外侧的皮肤麻木，而且日久不愈，不过并不影响运动；痛感相对较轻，但局部皮肤枯燥干涩，甚至肤色变褐，舌质暗红，可能出现瘀斑。

2. 拔罐治疗

(1) 拔罐选穴：

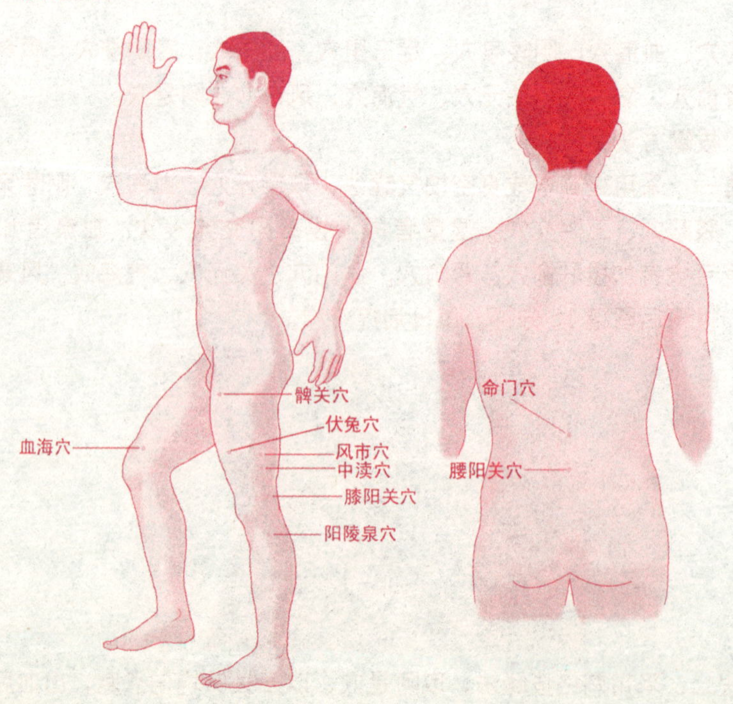

风市穴、中渎穴、髀关穴、伏兔穴、膝阳关穴、阿是穴、血海穴、命门穴、阳陵泉穴、腰阳关穴。

(2) 拔罐方法：

方法一：风湿痹阻者采用刺络拔罐法，取风市穴、中渎穴、髀关穴、伏兔穴、膝阳关穴、阿是穴。先用三棱针叩刺上述诸穴，出针后用罐具以闪火法拔点刺穴位 10 分钟。每日治疗 1 次，5 次为 1 疗程。

瘀血痹阻型采用刺络拔罐法，第一天取患侧的髀关穴、伏兔穴、血海穴、命门穴，先用三棱针点刺上述穴位，出针后取罐具吸拔点刺穴位，留罐 10 分钟。第二天选患侧的风市穴、中渎穴、阳陵泉穴、腰阳关穴，先用三棱针点刺穴位，再以闪火法吸拔点刺穴位 10 分钟。两组穴位交替进行，每天 1 次，10 次为 1 疗程。也可使用刺络拔罐法，叩刺后以轻微出血为度，以闪火法吸拔穴位，留罐 10 分钟。每周 2～3 次。

方法二：采用拔火罐法，取穴疼痛部位或感觉迟钝区，再取阿是穴，用梅花针叩刺上述部位，以出血为度。然后拔火罐，时间为 15 分钟，起罐后，擦净瘀血，用艾条温灸 10 分钟。每隔 1 天治疗 1 次。

方法三：采用火罐法，取穴疼痛部位或感觉迟钝处，再取阿是穴，用梅花针均匀叩刺，以出血为度。接着，在患区涂以液体石蜡，用玻璃罐以走罐法在皮肤上行走，至皮肤潮红即起罐，或将罐留至 10 分钟后起罐。每隔 1 天治疗 1 次，5 次为 1 疗程。

四肢麻痹痿废

四肢麻痹痿废是一种慢性神经系统疾病，现代医学认为是由于小儿麻痹后遗症、周围神经损伤、运动神经疾患等引起的，所以应当根据不同症状进行治疗。但是中医对此有不同的看法，中医认为，四肢麻痹痿废是由于气血不足导致筋脉失养引起的，而造成气血不足的原因有外毒入侵和内毒蕴生，使体内湿邪郁久化热，以致浸淫筋骨韧肌。因此，调治应先化热毒，后养筋脉。

1. 主要症状

(1) 患肢活动受限，提举伸展不充分，负重时间短或完全不能负重。

(2) 运动或站立时，各关节过度屈曲，同时伴有四肢感觉减退甚至消失。

(3) 肢体肌肉无力，日久不能随意活动，或伴有麻木、肌肉萎缩等类似症状。

2. 拔罐治疗

（1）拔罐选穴：

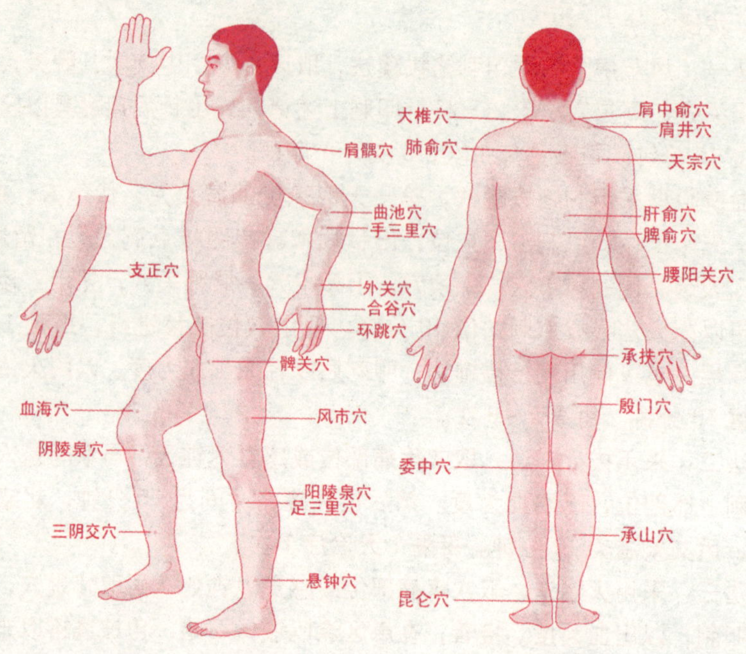

肩中俞穴、肩井穴、天宗穴、肩髃穴、手三里穴、外关穴、合谷穴、环跳穴、风市穴、阳陵泉穴、悬钟穴、承扶穴、殷门穴、委中穴、承山穴、昆仑穴、血海穴、阴陵泉穴、三阴交穴、曲池穴、大椎穴、肺俞穴、肝俞穴、脾俞穴、腰阳关穴、足三里穴、支正穴、髀关穴。

（2）拔罐方法：

方法一：采用火罐法或真空抽气罐法，取肩中俞穴、肩井穴、天宗穴、肩髃穴、手三里穴、外关穴、合谷穴，或环跳穴、风市穴、阳陵泉穴、悬钟穴、承扶穴、殷门穴、委中穴、承山穴、昆仑穴、血海穴、阴陵泉穴、三阴交穴，留罐 10～15 分钟。上肢选择上肢穴位，下肢选择下肢穴位，每次选择 5～8 个穴位，所有穴位交替选用。每日 1 次，10 次为 1 疗程。

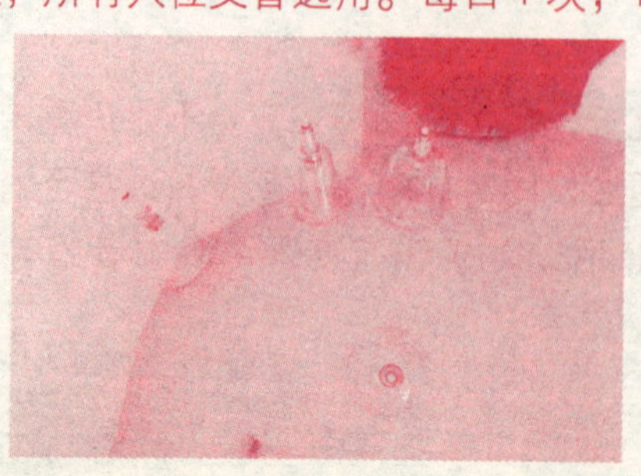

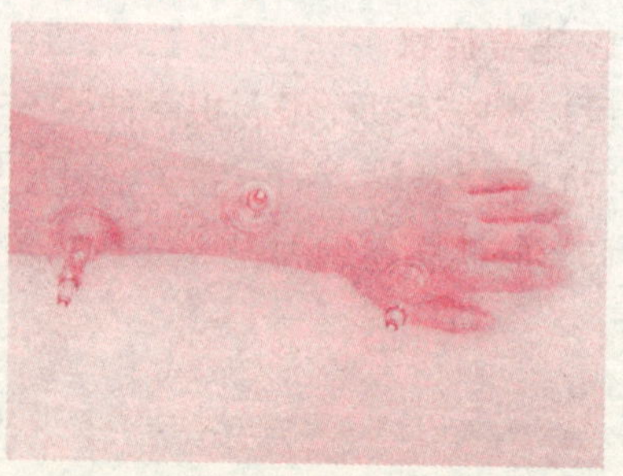

方法二：采用火罐法，以闪火法将罐具吸拔于背部，沿着背部督脉及膀胱经循行线路来回走罐，直至皮肤潮红。每日 1 次。

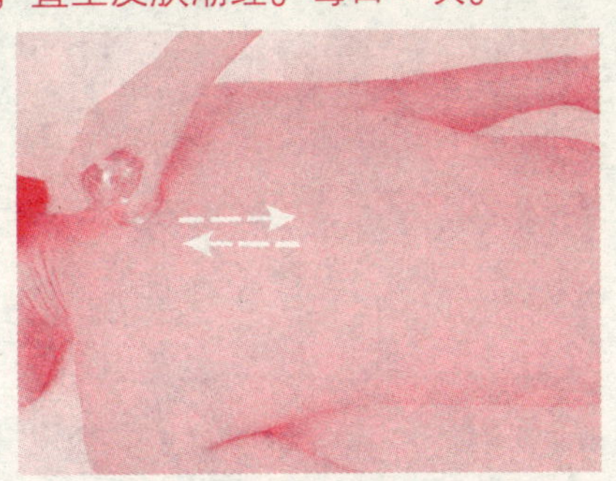

方法三：采用针罐法，取方法一的穴位，先用毫针针刺捻转提插得气，留针 20 分钟，起针后以闪火法将火罐吸拔于上述穴位，留罐 10～15 分钟。上肢选择上肢穴位，下肢选择下肢穴位，每次可选择 5～8 个穴位，所有穴位交替选用。每日 1 次，10 次为 1 疗程。

方法四：采用火罐法或走罐法，主穴选曲池穴、大椎穴、肺俞穴、肝俞穴、脾俞穴、腰阳关穴、足三里穴、阴陵泉穴。上肢选肩髃穴、外关穴、合谷穴、支正穴；下肢选髀关穴、风市穴、阳陵泉穴、承山穴、三阴交穴和悬钟穴。主穴选 3～4 个，根据病情选上肢或下肢穴位，吸拔穴位 5～10 分钟，或以穴位为中心走罐至局部皮肤潮红。

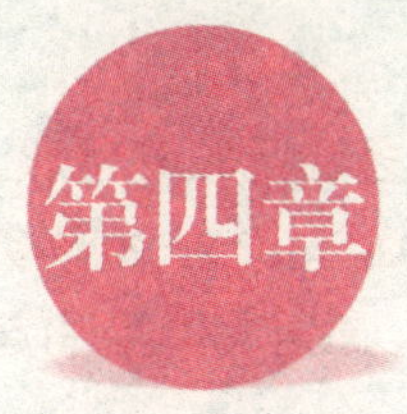

第四章

改善胸腹症状的拔罐疗法

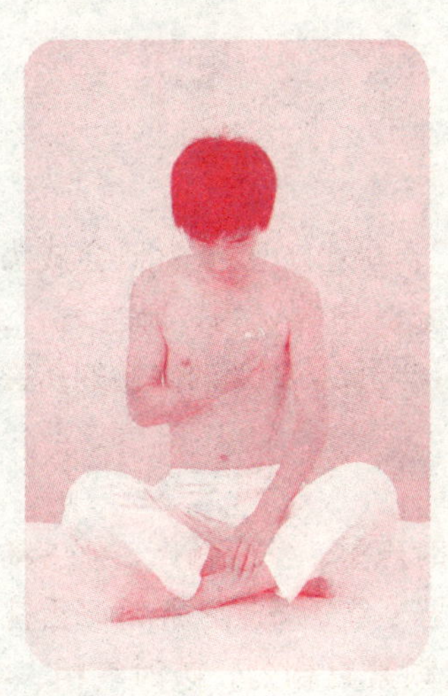

在胸腔和腹腔容纳着许多重要的器官，如心脏、肺部、肠道等，这些器官是消化、呼吸、循环等系统的主要成员，对人体机能的运作起到推动的作用。但也因为在胸腹部脏器分布较密集，稍有不慎极易出现各种症状，应当引起人们的重视。

胸腹部症状的特点

胸腹部脏器出现疾病后，多会反映在呼吸上，原因是人体呼吸系统在胸部，外伤、内疾，如肺炎、重症肺结核、胸膜炎、肋骨骨折、肋间肌麻痹、肠胃胀气、肝脾增大、卵巢囊肿、腹水等均会引起肺部系统病变，从而造成呼吸异常。

常见症状的拔罐疗法

咳嗽

俗话说“医生怕治咳”，小小的咳嗽为何会成为医生眼中的“钉子”呢？中医有一套自成系统的看法。中医认为，肺主气，上连气道和喉咙、内贯百脉，但由于肺脏极为娇弱，一旦受到外邪内伤的伤害，就极有可能导致肺气上逆，从而引发咳嗽。

1. 主要症状

(1) 风寒袭肺：咳嗽时声重、气急咽痒，痰液稀薄色白，常伴有鼻塞、流清涕、头痛、肢体酸软、恶寒重、发热、无汗、舌苔薄白等症状。

(2) 风热犯肺：咳嗽频繁且剧烈，咳时气粗、咳声沙哑、汗出，咽喉燥痛，咯痰不净，痰液稠黄，常伴流黄涕、口渴、头痛、肢体酸软、恶风、身热、舌苔薄黄等症状。

(3) 风燥伤肺：干咳并呈连声作呛状，咽喉干痒痛，口唇鼻干燥、少津液，无痰或痰少、粘连成丝或痰中有血丝，咯痰不出。

(4) 痰湿蕴肺：咳嗽反复发作，因痰而嗽，咳时声重浊且痰多，痰液黏腻或稠厚成块，色为白色或灰色，每于早晨或食后（特别是甘甜腻食物）症状加剧，同时伴有胸闷、恶心、食少、体倦、便溏、舌苔白腻等症状。

(5) 痰热郁肺型咳嗽：咳时气息粗促或喉有痰声，痰多且咯吐不爽，痰液黏厚或稠黄，或有血腥味，同时伴有胸胁胀满、咳时隐痛、面色潮红、身热、口干、舌红、苔薄而黄腻等症状。

2. 拔罐治疗

(1) 拔罐选穴：

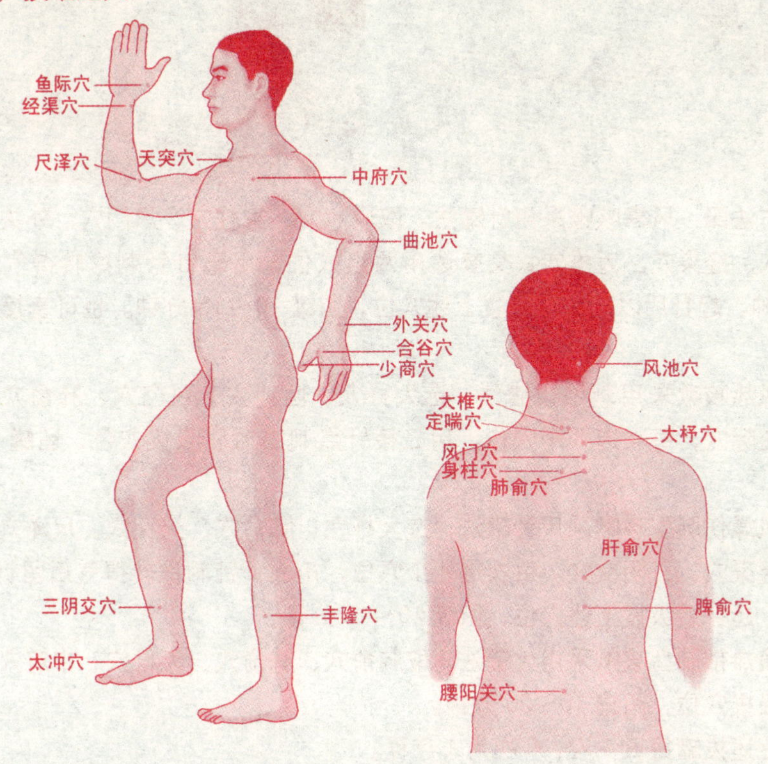

肺俞穴、合谷穴、外关穴、尺泽穴、曲池穴、大椎穴、脾俞穴、丰隆穴、肝俞穴、太冲穴、定喘穴、少商穴、腰阳关穴、风池穴、身柱穴、风门穴、天突穴、经渠穴、大杼穴、鱼际穴、三阴交穴、中府穴。

(2) 拔罐方法：

方法一：采用拔罐法，风寒咳嗽者取肺俞穴、合谷穴和外关穴；风热咳嗽者取尺泽穴、肺俞穴、曲池穴和大椎穴；痰湿蕴肺者取肺俞穴、脾俞穴、丰隆穴和合谷穴；风燥咳嗽者取肺俞穴、肝俞穴和太冲穴；咳嗽伴有喘息症状可以再取定喘穴，拔罐后留罐 15 分钟。每日治疗 1 次。

方法二：采用血罐法，取上述诸穴，伴有咽喉干痛症状者可以再取少商穴，以三棱针点刺后加罐。每日治疗 1 次。

方法三：采用走罐法，肢体和背部酸痛取足太阳膀胱经 1 线，督脉（大椎穴至腰阳关穴），施走罐法。每日治疗 1 次。

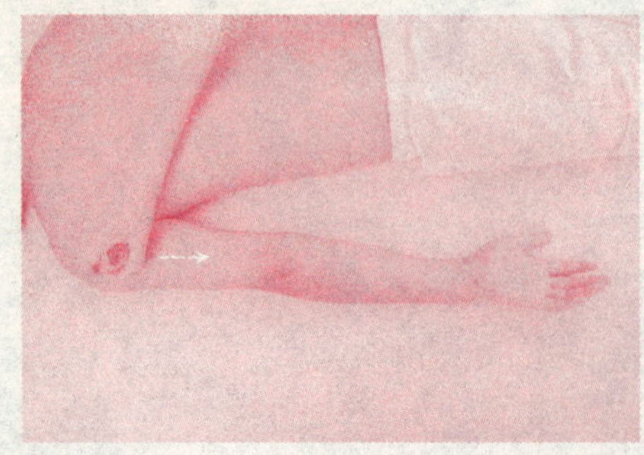

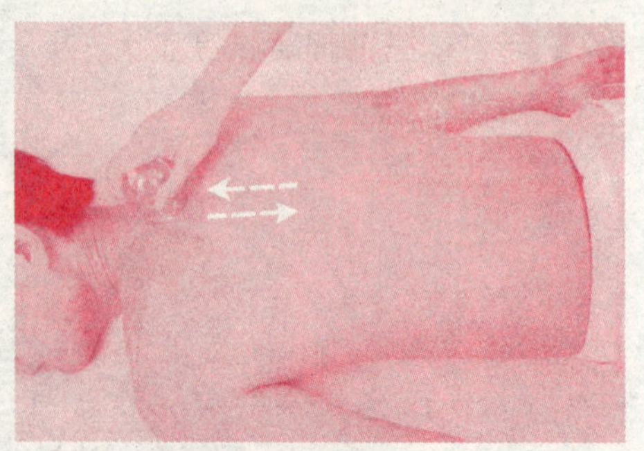

方法四：风寒咳嗽采用针罐法。取风池穴、身柱穴、风门穴、外关穴，或天突穴、经渠穴、大椎穴，交替选用两组穴位，用毫针针刺捻转得气后留针20分钟，起针后以闪火法吸拔上述穴位，留罐10～15分钟。也可直接采用留罐法。

风热咳嗽采用刺络拔罐法，选大杼穴、曲池穴、风门穴、肺俞穴、尺泽穴、鱼际穴，每次选3个穴位。用三棱针点刺出血后吸拔穴位，留罐10～15分钟。

风燥伤肺型咳嗽采用针罐法，选大杼穴、肺俞穴、天突穴、尺泽穴、外关穴、经渠穴、三阴交穴。每次选4个穴位，用毫针针刺捻转得气后留针5～10分钟。起针后吸拔上述穴位，留罐10～15分钟。

痰热郁肺型咳嗽采用火罐法，取肺俞穴、脾俞穴、大椎穴、中府穴，以闪火法吸拔穴位，留罐10～20分钟。

上述拔罐每日1次，5次为1疗程。

气喘

气喘又叫做哮喘或支气管哮喘，是一种常见的发作性、过敏性肺部疾病。与其他一些疾病不同，气喘的发作具有一定的季节性，一般多发于深秋或冬春寒冷季节，原因是在这几个季节过敏原如灰尘、粉尘、皮毛等较严重，再加上不健康的“进补”和情志多变，从而导致脏腑运化失常，使津液或肺气不能输布全身，以致凝集成痰液。当痰液随气上行后就会闭塞气道，致使肺气升降失调，引发气喘等症。

1. 主要症状

（1）寒饮伏肺：常因感寒触发，发作时呼吸急促、胸膈满闷、喉中有痰鸣，痰液白而黏或稀薄多沫，舌苔白滑，或兼恶寒、发热。

（2）痰热遏肺：发作时喉中有哮鸣、喘急胸闷、声高气粗，同时伴有咯吐不利，痰黄黏稠、呛咳阵作且咯吐困难、口渴、舌红苔黄等症状。

(3) 脾肺气虚：发作时咳喘气短、咳声低怯，但动时加剧，痰液清稀，同时伴有食欲减退、神疲力乏、大便溏薄、舌淡苔薄白等症状。

2. 拔罐治疗

(1) 拔罐选穴：

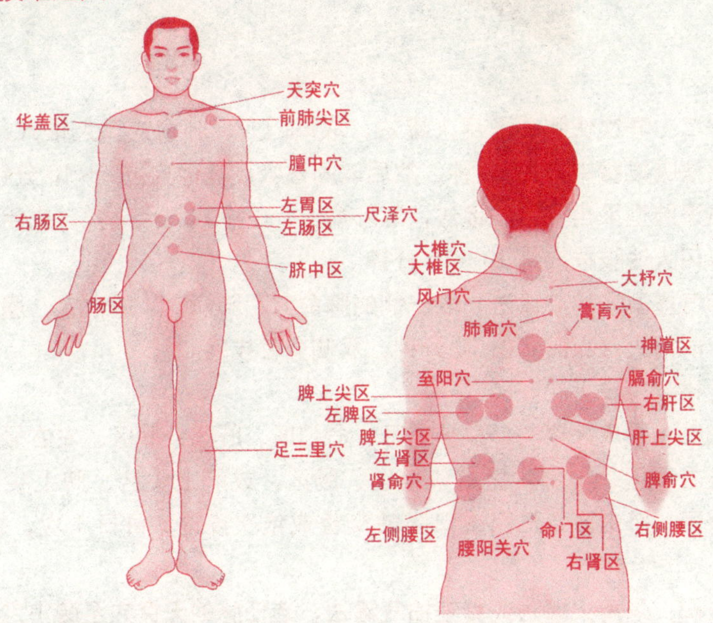

大椎穴、肺俞穴、膏肓穴、脾俞穴、肾俞穴、膈俞穴、风门穴、膻中穴、尺泽穴、足三里穴、神道区、命门区、肝区、脾区、左右肠区、大椎区、肾区、前肺尖区、华盖区、肠区、肝上尖区、脾上尖区、侧腰区、左胃区、脐中区、天突穴、至阳穴、大杼穴。

(2) 拔罐方法：

方法一：采用火罐法，取主穴大椎穴、肺俞穴、膏肓穴，再取配穴脾俞穴、肾俞穴、膈俞穴，再以闪火法吸拔，至皮肤上发泡如绿豆大小。起罐后用消毒敷料包扎，5 天内不要擦洗、不可见水，以免水泡破裂感染。每 1～2 周拔罐 1 次，好转后每 2 个月拔罐 1 次。1 年后若不发作，每年夏秋季拔罐 2～3 次。

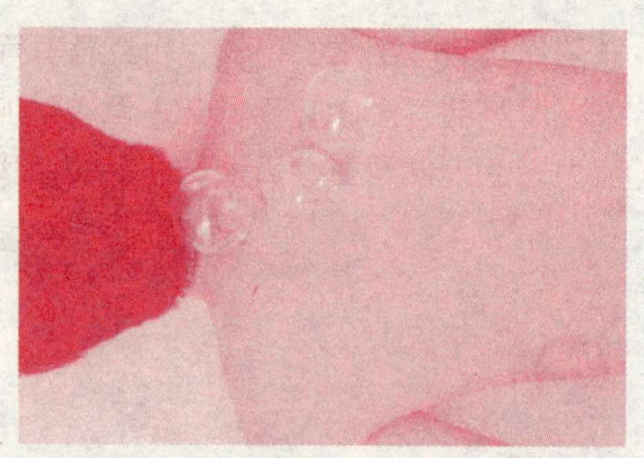

方法二：寒饮伏肺者采用火罐法，取风门穴、肺俞穴、大椎穴、膻中穴，先以闪火法吸拔膻中穴 10 分钟，然后以同法吸拔其他穴位 5～10 分钟。

痰热遏肺型采用刺络拔罐法，取肺俞穴、膻中穴、尺泽穴，先用针点刺穴位，再以闪火法吸拔穴位 10～15 分钟。

脾肺气虚型采用火罐法，取一侧的脾俞穴、肺俞穴、膈俞穴、膻中穴和足三里穴，以闪火法吸拔穴位 10 分钟，双侧交替拔罐。

上述拔罐每日 1 次。

方法三：采用火罐法，取神道区、命门区、肝区、脾区、左右肠区，或大椎区、左右肾区、前肺尖区、华盖区、肠区，或肝上尖区、脾上尖区、侧腰区、左胃区、脐中区，三组罐口区域交替或依次拔罐。每日 1 次，每次 30～40 分钟。

方法四：采用火罐法或真空抽气罐法，选任脉的天突穴至膻中穴、督脉的大椎穴至至阳穴、足太阳膀胱经的大杼穴至膈俞穴，用火罐或抽气罐按照先任脉后督脉的顺序吸拔穴位，并沿着上述经穴上下来回推罐，至皮肤潮红。每周 2～3 次，6 次为 1 疗程，疗程间隔 1 周。

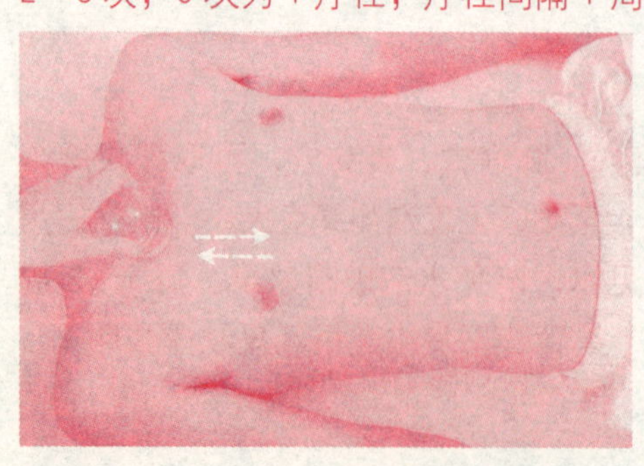

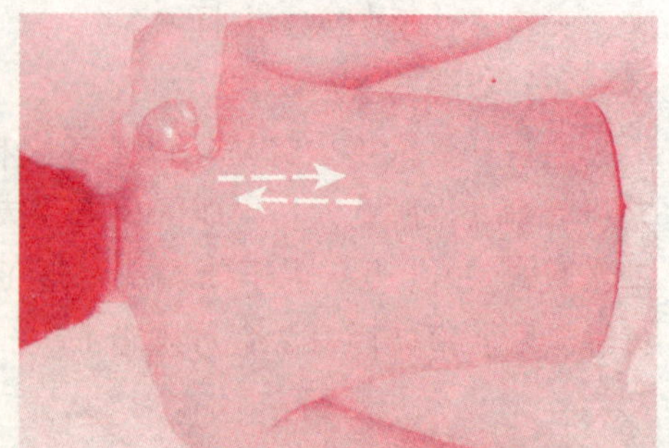

肋软骨炎

肋软骨炎就是常说的胸痛，是一种肋软骨非化脓性炎症，肋软骨炎并非心脏病，而是非心源性胸痛的表现之一，主要病发人群是青壮年，尤其是20岁左右的青年女性，发病原因与外伤、突然过力劳作、胸部慢性震动及呼吸道感染等有关，轻度胸痛通常不会影响正常的工作生活，但重度胸痛却会对健康造成极大的危害。

1. 主要症状

(1) 临床表现：胸骨与肋软骨交界处疼痛肿胀，有时疼痛会扩散到整个胸部或腰背部，有压痛感，深呼吸、咳嗽或打喷嚏时疼痛加重。

(2) 风寒外束：前胸肋软骨处肿胀隐痛，疼痛不会移位，遇寒时疼痛加剧，得热疼痛缓解，肿胀部位皮色正常，舌苔薄白。

(3) 气血凝滞：前胸肋软骨隐痛或刺痛，局部有肿胀隆起，按压时疼痛加剧，皮色正常，并伴有胸闷、情绪抑郁、舌苔白。

2. 拔罐治疗

(1) 拔罐选穴：

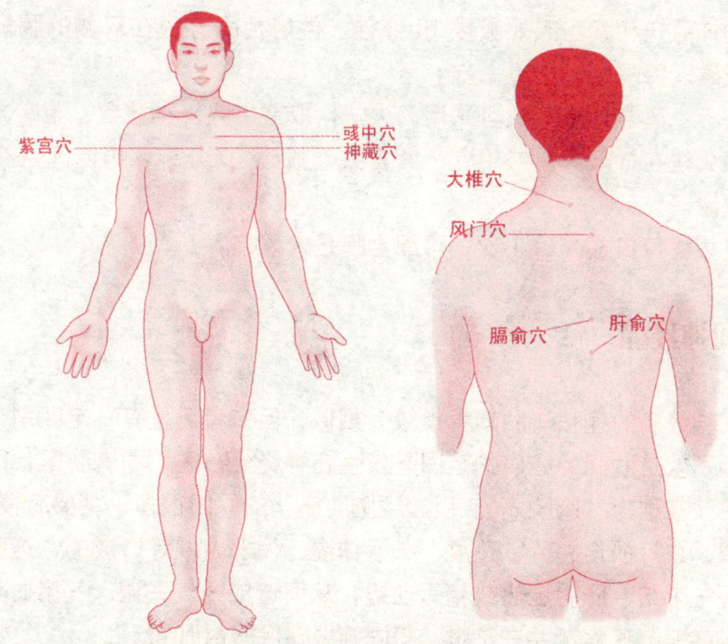

大椎穴、阿是穴、神藏穴、彧中穴、紫宫穴、风门穴、肝俞穴、膈俞穴。

(2) 拔罐方法：

方法一：采用刺络拔罐法，取大椎穴、阿是穴，先用三棱针在穴位上点刺，然后用闪火法将罐吸拔在点刺的穴位上，留罐10分钟。每日或每隔1天治疗1次。

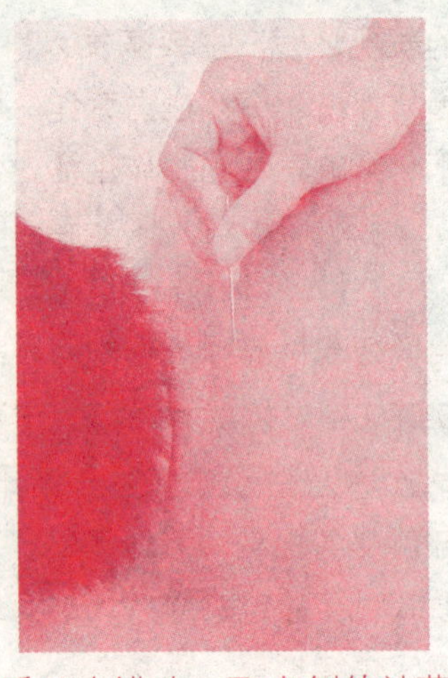

方法二：风寒外束型采用火罐法，取患侧的神藏穴、彧中穴、紫宫穴、风门穴，以闪火法吸拔穴位，留罐10～15分钟。

气血凝滞型采用闪火法，取肝俞穴、膈俞穴、神藏穴、紫宫穴，以闪火法在患侧的神藏穴和紫宫穴处吸拔10分钟，再用相同方法在双侧的膈俞穴和肝俞穴处拔罐。每隔1天拔罐1次。

方法三：风寒外束者还可采用闪火法，取彧中穴、神藏穴、紫宫穴、风门穴，以闪火法在神藏穴、彧中穴、紫宫穴处拔罐10分钟，再以同法在风门穴处进行拔罐。

上述拔罐每日或隔日1次，可配合阿是穴拔罐。

肋间神经痛

肋间神经痛的症状与肋软骨炎较为相似，但二者还是有一定区别，其中最明显的区别就是肋间神经痛的范围是发生在神经分布区，即胸胁区，因此在中医理论中又被称为“胸胁痛”。引起“胸胁痛”的原因很多，主要有情志抑郁、饮食不调、跌打损伤、劳欲过度、久病体虚、外邪内侵等造成的，这些因素能使体内肝气郁结、肝胆湿热或精亏血虚，从而造成经气失调、气瘀血阻，引起局部神经痉挛、疼痛，并在咳嗽、打喷嚏或深呼吸时加重。

1. 主要症状

(1) 肝气郁结：胸胁胀痛且游走不定，并随情绪变化增减。

(2) 瘀血停着：胸胁刺痛且固定不移，入夜疼痛加剧，并能触摸到块状。

(3) 肝胆湿热：胸胁疼痛，胸闷恶心，口苦。

(4) 肝肾不足：胁肋隐痛且不绝，口干咽燥，心中烦热。

2. 拔罐治疗

(1) 拔罐选穴：

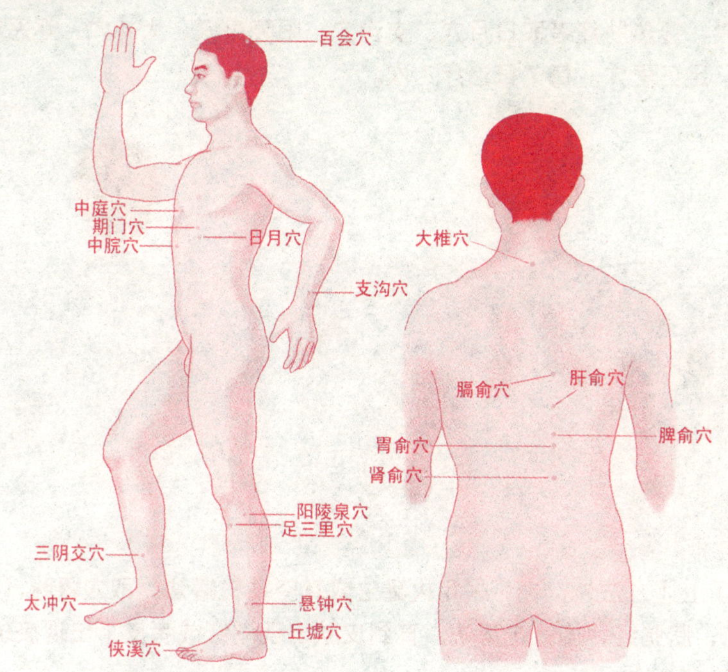

肝俞穴、期门穴、阳陵泉穴、膈俞穴、三阴交穴、阿是穴、支沟穴、悬钟穴、太冲穴、日月穴、中脘穴、侠溪穴、百会穴、脾俞穴、肾俞穴、丘墟穴、中庭穴、胃俞穴、足三里穴、大椎穴。

(2) 拔罐方法：

方法一：肝气郁结型采取火罐法，取肝俞穴、期门穴和阳陵泉穴，以闪火法先吸拔双侧肝俞穴、阳陵泉穴，再对患侧期门穴进行拔罐，留罐10～15分钟。

瘀血阻络型采取火罐法，取膈俞穴、肝俞穴和三阴交穴，取中口径玻璃罐以闪火法吸拔上述诸穴 10～15 分钟。

上述拔罐每日 1 次。

方法二：采用火罐或真空抽气罐法，取阿是穴、支沟穴、阳陵泉穴或悬钟穴（患侧），拔罐后留罐 15～20 分钟。肝气郁结加拔太冲穴；气滞血瘀加拔膈俞穴、三阴交穴；肝胆湿热加拔日月穴、中脘穴、侠溪穴；肝肾不足加拔百会穴、肝俞穴、脾俞穴、肾俞穴、丘墟穴。每日 1 次。

方法三：采用刺络拔罐法，取穴上背部脊柱下中线和膀胱经上结节（患侧）、条索状物或压痛点，先以刺针重叩，然后进行拔罐，并留罐 15～20 分钟，拔罐时有可能吸出数毫升血液。每3日1次。

方法四：采用火罐法，取中庭穴、肝俞穴、期门穴、侠溪穴；胁间泛酸者取胃俞穴；湿热胁痛者取日月穴、支沟穴、阳陵泉穴、太冲穴；呕恶腹胀者取中脘穴、足三里穴。每7日治疗1次。

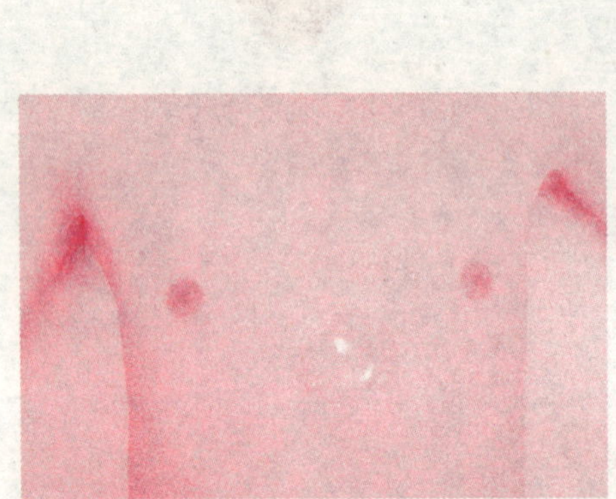

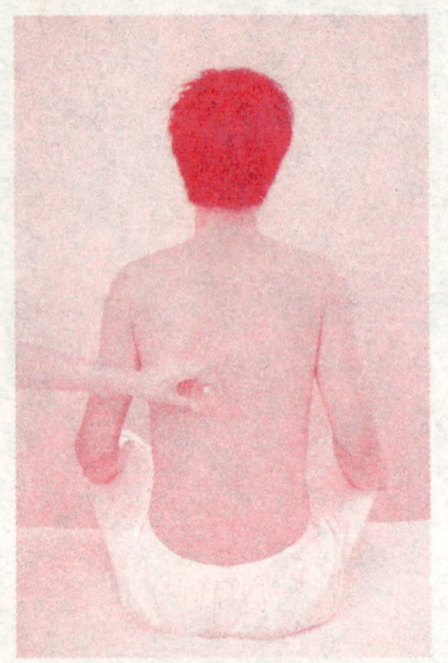

除了上述方法外，也可采用火罐法或真空抽气罐法，取穴督脉（大椎穴至肾俞穴），膀胱经，施行走罐法，直到皮肤出现潮红或者皮下出现瘀斑时为止。每7日治疗1次。

心悸

心悸并不是普通的心跳加快而是指心脏活动的频率、节律或收缩强度改变时所产生的一种令人非常不适的反应，包括惊悸和怔忡两种症状。但应引起注意的是，心悸并不是一种疾病，一些心气不足、心血亏虚或心脉被痰瘀痹阻的人容易出现心悸不适。即使是健康人，在精神高度紧张、高度兴奋时或剧烈运动时也会感到心悸。

1. 主要症状

(1) 心气虚弱：气短，并伴有胸闷乏力、自汗、夜晚浮肿、舌体胖大、舌色淡有齿痕等情况。

(2) 心血亏虚：心悸怔忡，并伴有面色苍白、体倦无力、口唇淡白、舌体胖嫩、舌苔较少等情况。

(3) 气阴两虚：心悸气短，并伴有虚烦、失眠、口干、舌红苔少、舌胖色淡等情况。

(4) 心脉痹阻：心悸气短，并伴有胸闷、胸痛、唇舌紫暗、舌面瘀斑等情况。

2. 拔罐治疗

(1) 拔罐选穴:

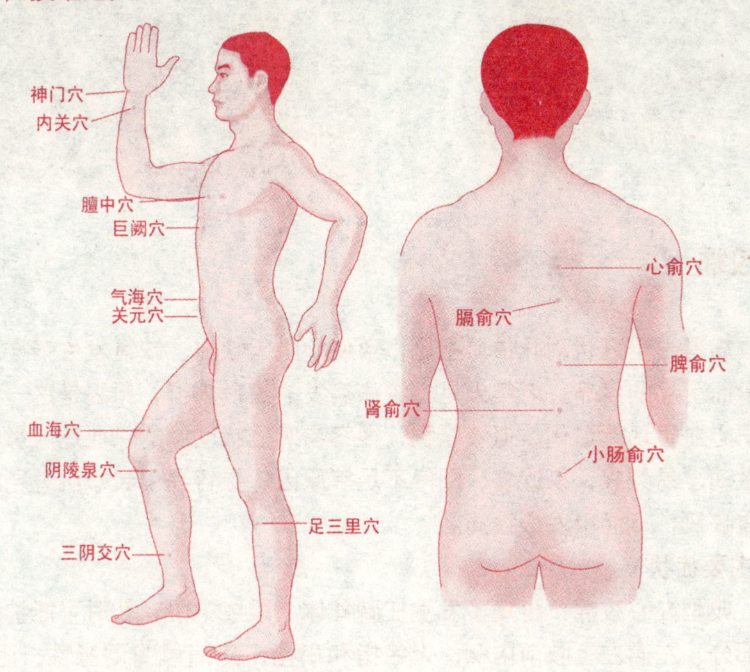

心俞穴、小肠俞穴、足三里穴、内关穴、膈俞穴、关元穴、膻中穴、肾俞穴、三阴交穴、脾俞穴、血海穴、巨阙穴、气海穴、神门穴、阴陵泉穴。

(2) 拔罐方法:

方法一:心气虚弱型采用火罐法,取心俞穴、小肠俞穴、足三里穴和内关穴,用罐具以闪火法吸拔诸穴 10~20 分钟。每日治疗 1 次。

心血亏虚型采用火罐法,取心俞穴、膈俞穴、关元穴、膻中穴、足三里穴,用罐具以闪火法吸拔诸穴 5~10 分钟。每日治疗 1 次。

气阴两虚型采用火罐法,取心俞穴、肾俞穴、内关穴、足三里穴、三阴交穴,用罐具以闪火法吸拔诸穴 5~10 分钟。每日治疗 1 次。

心脉痹阻型采用火罐法,取心俞穴、脾俞穴、肾俞穴、膻中穴、内关穴、血海穴,用罐具以闪火法吸拔诸穴 15~20 分钟。每日治疗 1 次。

方法二:采用火罐法或真空抽气罐法,取膻中穴、内关穴、心俞穴,或膻中穴、巨阙穴、气海穴、关元穴、神门穴、阴陵泉穴,用火罐或抽气罐吸拔一组穴位,两组穴位可交替进行,留罐 10 分钟。每日 1 次,5 次为 1 疗程。

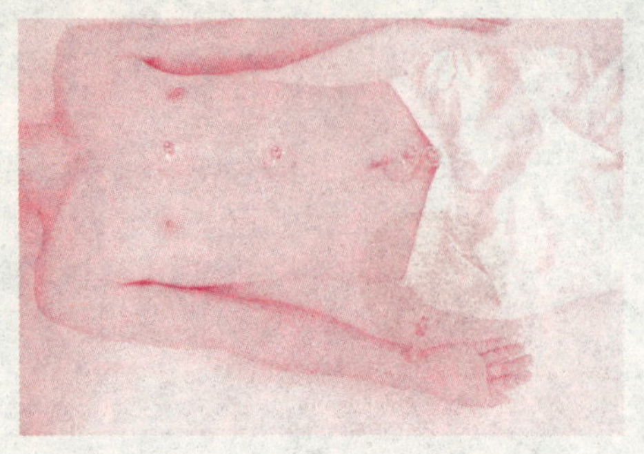

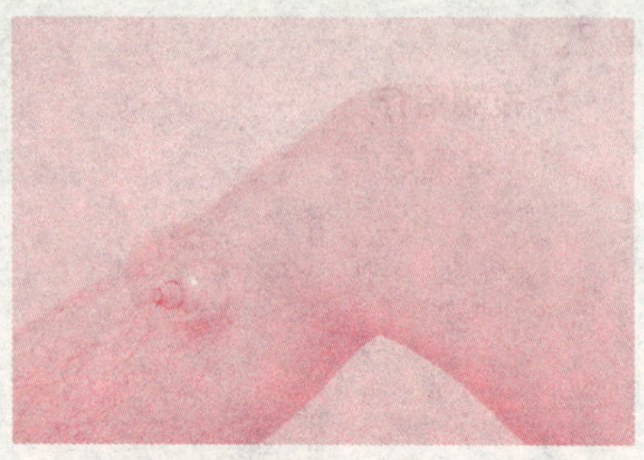

心绞痛

心绞痛是由于冠状动脉供血不足，致使心肌因缺血、缺氧发生粥样动脉硬化或痉挛而引起的疼痛。老年人是心绞痛病发的高危人群，原因是这一年龄段的人由于心血管功能退化、血液黏稠，很容易对冠状动脉的供血造成影响，再加上易激动、易劳累、易饱食、阳气不足等原因，更容易引起心肌急剧的、暂时的缺血缺氧，从而引发心绞痛。

1. 主要症状

（1）典型性心绞痛：疼痛多发生在胸骨体上段或中段，有时可能扩散至心前区大部分、左肩左上肢前内侧、无名指和小指，疼痛感为闷胀性、压榨性，严重者还伴出汗、窒息的症状。疼痛的时间一般为1～5分钟，最长不超过15分钟。

（2）非典型性心绞痛：疼痛感多分布在左心前区或上腹部、胸骨下段，有时会扩散至颈、下颌、左肩胛部或右前胸，多表现为：进行体力活动时出现胸闷、气短、心慌，运动时出现剧烈牙痛、头痛或腰痛，饱餐、受寒或受惊吓时有紧缩或压榨疼痛感，低枕平卧时有胸闷、憋气感，进行性生活或用力排便时有胸闷气急或胸痛不适感，听到强烈噪音时候，心慌、气短或胸闷不适，有时出现心跳过慢或过快、脉搏不齐及阵发性心动过速等症。

2. 拔罐治疗

（1）拔罐选穴：

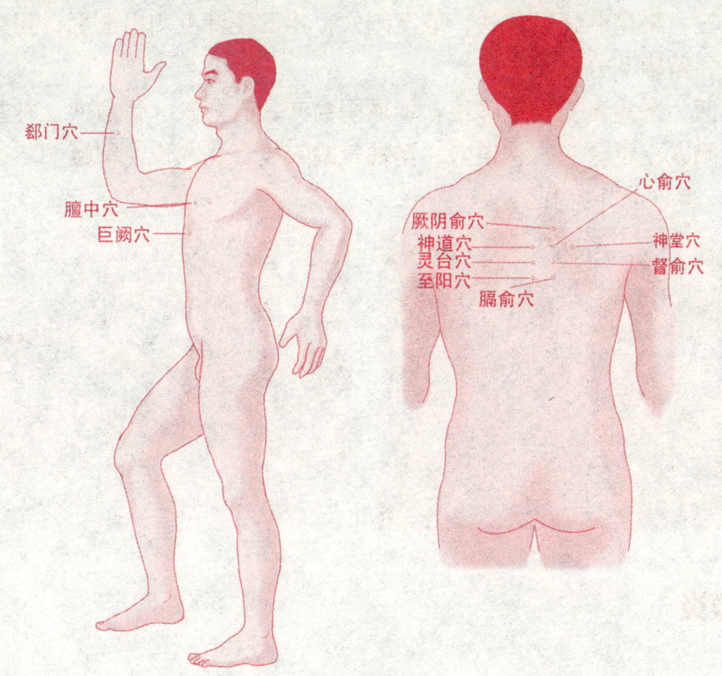

至阳穴、心俞穴、巨阙穴、膻中穴、膈俞穴、厥阴俞穴、督俞穴、神堂穴、郄门穴、灵台穴、神道穴。

（2）拔罐方法：

方法一：采用刺络拔罐法，取至阳穴、心俞穴、巨阙穴、膻中穴、膈俞穴，心绞痛发作时取至阳穴，以三棱针速刺出血，然后以闪火法将罐吸拔至阳穴，留罐 5～10 分钟，疼痛可迅速缓解。每日治疗 1 次。

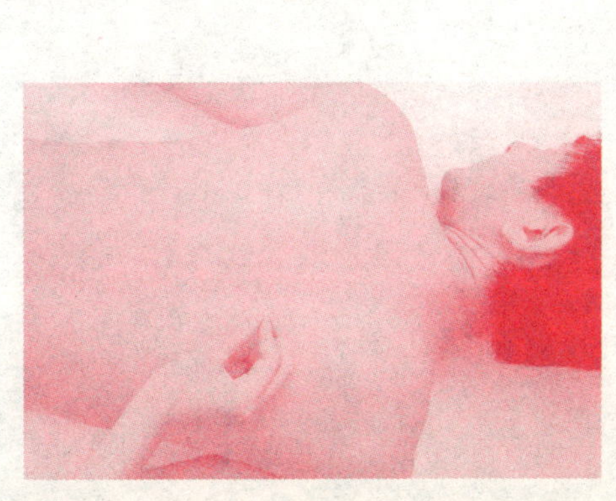

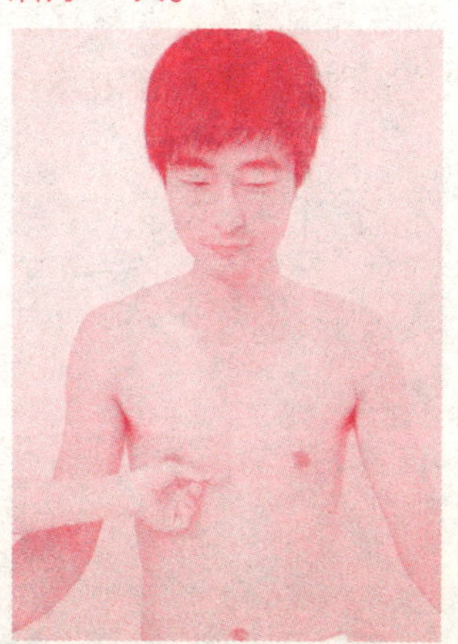

方法二：采用火罐法，取至阳穴、心俞穴、膻中穴、膈俞穴，用火罐罩在上述诸穴上，拔罐后留罐10分钟。每日治疗1次。

方法三：采用刺络拔罐法，取至阳穴，用三棱针点刺出血后，用火罐吸拔于穴位上，留罐5分钟。

方法四：采用真空抽气罐法，取厥阴俞穴、心俞穴、督俞穴、神堂穴、郄门穴、至阳穴、灵台穴、神道穴，用抽气罐吸拔上述穴位，留罐10～15分钟。隔日1次，5次为1疗程。

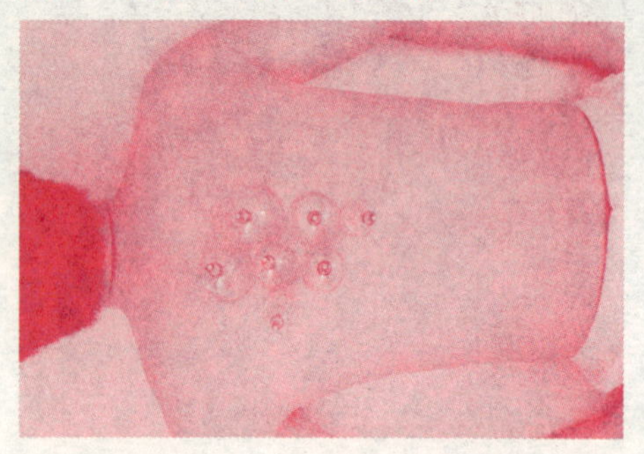

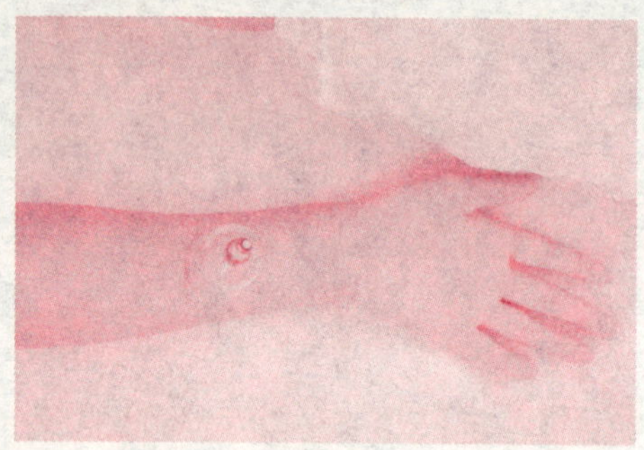

胸膜炎

胸膜炎又被称为肋膜炎，是一种胸部病变引起的炎症，其发生原因较多，本节仅指由于发热恶寒致使外感邪气入体，与水湿痰饮交后使胸胁痹阻，导致肺气上行不利、水汽聚集，使胸膜感染发炎。

1. 主要症状

(1) 干性胸膜炎：胸侧腋下部有剧烈尖锐的针刺样疼痛，深吸气则疼痛加剧，并有呼吸急促和干咳现象。若病变在横膈的中心部，疼痛还会扩散至同侧肩部；如在膈的周缘部，疼痛会扩散至上腹壁和心窝部。

(2) 湿性胸膜炎：渗液增多，胸痛减轻，伴有气急、须端坐呼吸和紫绀等症状。

2. 拔罐治疗

(1) 拔罐选穴:

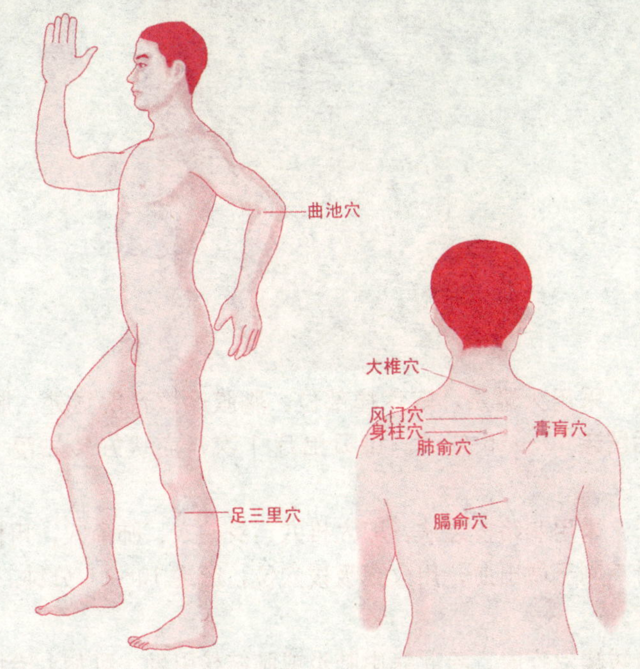

阿是穴、肺俞穴、膏肓穴、风门穴、膈俞穴、大椎穴、足三里穴、曲池穴、身柱穴。

(2) 拔罐方法:

方法一：采用火罐法或真空抽气罐法，取阿是穴、胸膜摩擦音明显处、肺俞穴、膏肓穴、风门穴（患侧）、膈俞穴（患侧）、大椎穴、足三里穴。若患者伴发热恶寒症状，可采用刺络拔罐法，先点刺曲池穴，然后再进行拔罐。每日1次。

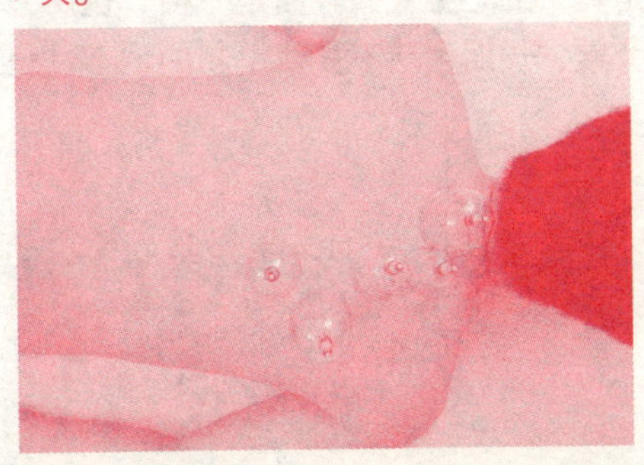

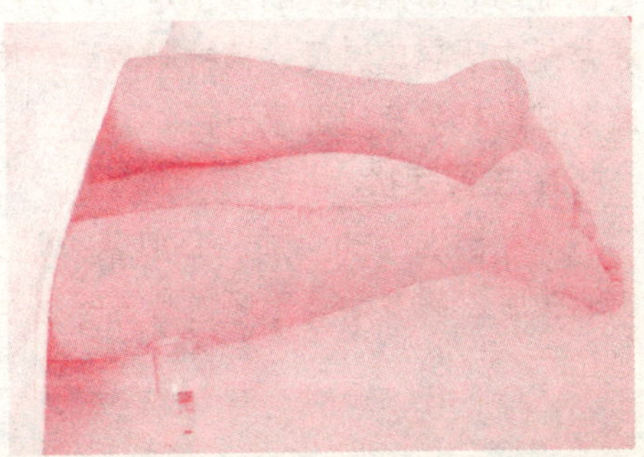

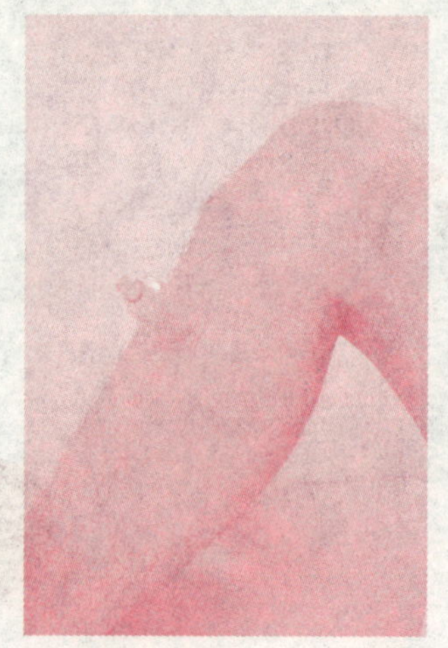

方法二：采用火罐法，取疼痛部位、胸膜摩擦音明显处、肺俞穴、大椎穴，拔罐后留罐 10～15 分钟。每日治疗 1 次，症状好转后隔 1～2 日治疗 1 次。

方法三：采用刺络拔罐法，取大椎穴、身柱穴、肺俞穴，用梅花针进行叩刺或三棱针点刺至微出血，用火罐吸拔穴位，留罐 10～15 分钟。隔日 1 次，5 次为 1 疗程。

在进行拔罐治疗时，若此病由肺炎或肺结核引发，可加上治疗肺炎、肺结核的拔罐配方，并于疼痛部位加罐。

心脏神经官能症

心脏神经官能症是神经官能症的一种特殊类型，一般无器质性改变，以心血管系统功能失常为主要表现的一种疾病，多见于 20～40 岁女性。心脏神经官能症与心脏病最大的区别是，它并不是真正的心脏疾病，而是一种“伪病”，通常是由于思虑过度、精神刺激、过度劳累、长期生活不规律引起的，不过长此以往同样会造成健康危害。

1. 主要症状

突然出现心悸心烦、心前区不适或疼痛、刺痛，伴有头晕目眩、气短汗出、失眠、易激动、记忆力减退等症状。

2. 拔罐治疗

（1）拔罐选穴：

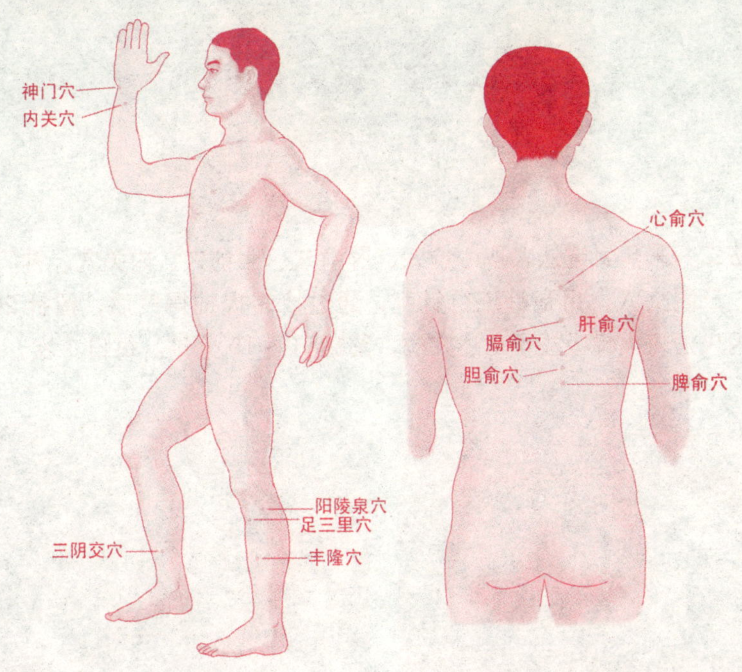

心俞穴、膈俞穴、肝俞穴、脾俞穴、足三里穴、内关穴、胆俞穴、神门穴、阳陵泉穴、三阴交穴、丰隆穴。

（2）拔罐方法：

方法一：采用火罐法或者真空抽气罐法，取心俞穴、膈俞穴、肝俞穴、脾俞穴、足三里穴、丰隆穴、内关穴，用抽气罐或者火罐进行吸拔，留罐时间为10～15分钟。每天1次，10次为1疗程。

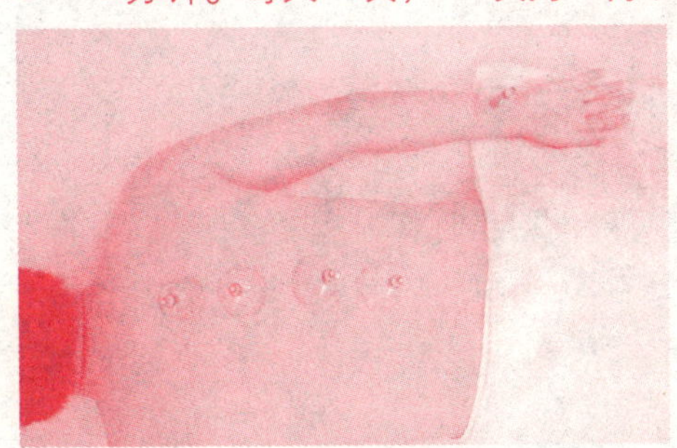

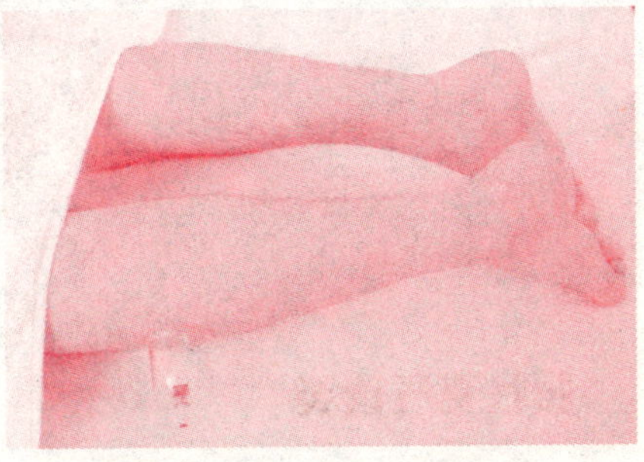

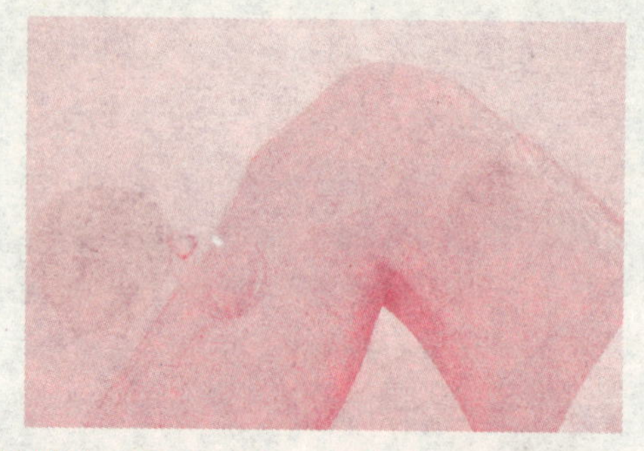

方法二：采用针罐法，取心俞穴、肝俞穴、胆俞穴、内关穴、神门穴、阳陵泉穴、三阴交穴，用毫针进行针刺，通过捻转提插得气后，留针 20 分钟。然后用闪火法将火罐吸拔于上述穴位，留罐 10～15 分钟。每日 1 次，10 次为 1 疗程。

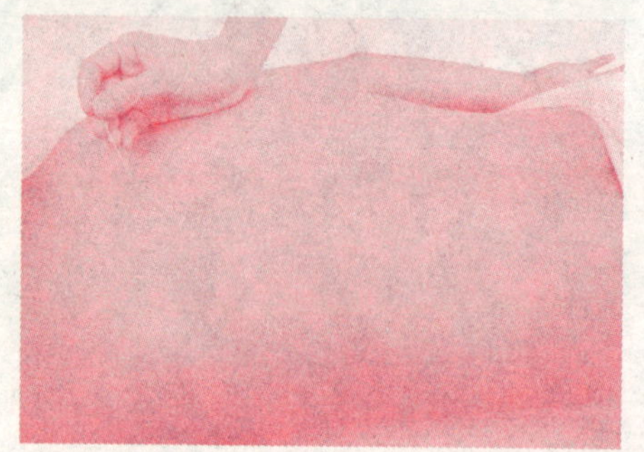

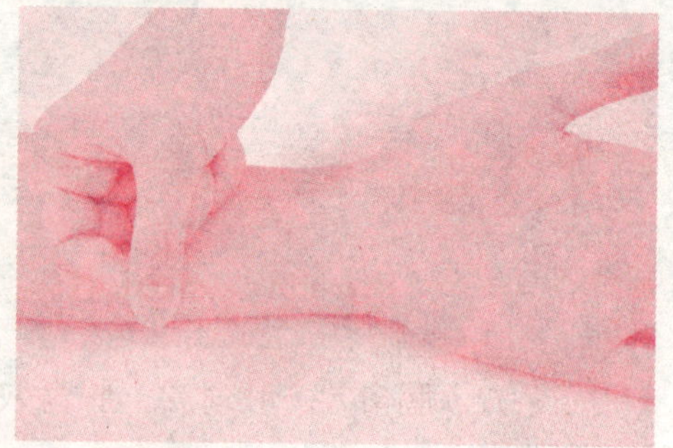

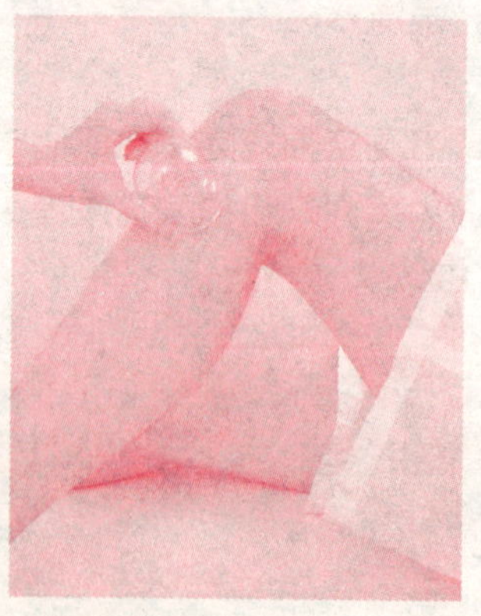

慢性支气管炎

慢性支气管炎是气管、支气管黏膜及周围组织出现慢性的非特异性炎症的表现，致病因素有感染、刺激、过敏以及免疫力下降，秋冬季节的寒冷天气易诱发本病。慢性支气管炎虽然是一种慢性病，但如长久不愈，极易转化为肺气肿、肺动脉高压、肺源性心脏病，对生命也会造成不利影响。

1. 主要症状

(1) 痰湿犯肺：咳嗽，咳声重浊，痰多且色白质稀，喘促气短。

(2) 脾肾阳虚：气喘，痰液清稀，活动时咳喘加剧，寒冷季节易诱发。

2. 拔罐治疗

(1) 拔罐选穴：

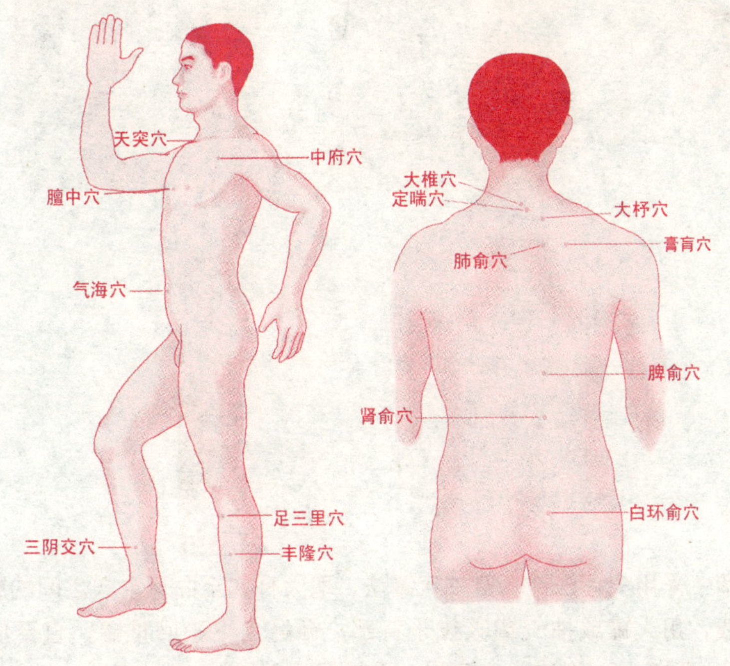

中府穴、肺俞穴、膻中穴、脾俞穴、天突穴、大椎穴、肾俞穴、膏肓穴、气海穴、足三里穴、定喘穴、丰隆穴、三阴交穴、大杼穴、白环俞穴。

(2) 拔罐方法：

方法一：痰湿犯肺型采用火罐法，第一天取中府穴和肺俞穴，依次吸拔穴位，留罐 10～15 分钟。第二天取膻中穴和脾俞穴，依次吸拔穴位，留罐 10～15 分钟。每日 1 次，两组交替进行，10 日为 1 疗程，疗程间隔 5 天。

方法二：采用火罐法，取天突穴、膻中穴、中府穴、大椎穴、肺俞穴、肾俞穴，依次吸拔穴位后；也可采用针罐法，依次针刺后拔罐。留罐 10～15 分钟，每日 1 次，10 次为 1 疗程。

方法三：采用火罐法，取中府穴、天突穴、膻中穴、气海穴和足三里穴，吸拔穴位 10～15 分钟，再取大椎穴、肺俞穴、脾俞穴、肾俞穴、膏肓穴，吸拔 10～15 分钟。喘息者加拔定喘穴；痰多者加拔丰隆穴；盗汗者加拔三阴交穴。每周 2～3 次，10 次为 1 疗程，疗程间隔 1 周。也可以两组穴位交替使用，每日或隔日 1 次。

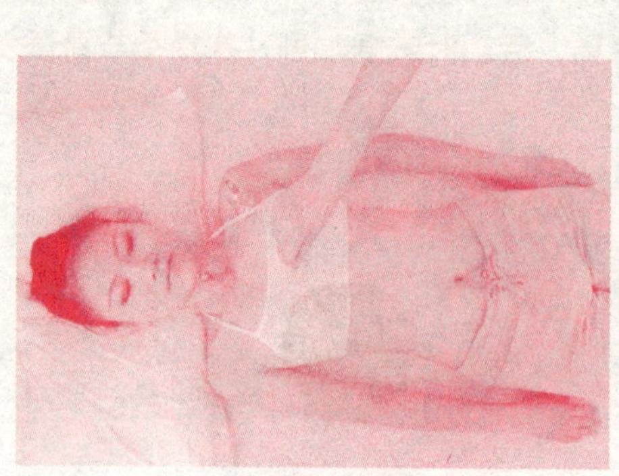

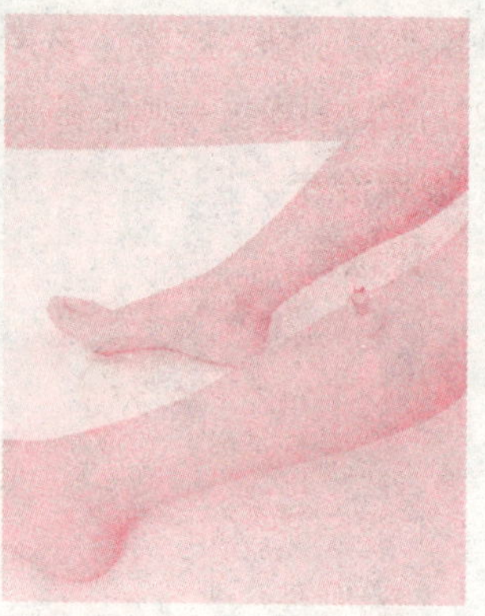

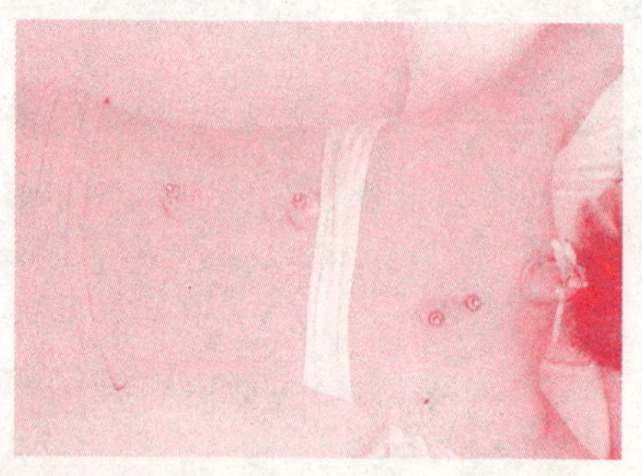

方法四：采用火罐法或真空抽气罐法，取大杼穴至白环俞穴之间的膀胱经内侧循行线，用火罐或抽气罐吸拔于背部，循经上下来回推罐，直至皮肤潮红。每周 2～3 次，6～8 次为 1 疗程，疗程间隔 1 周。

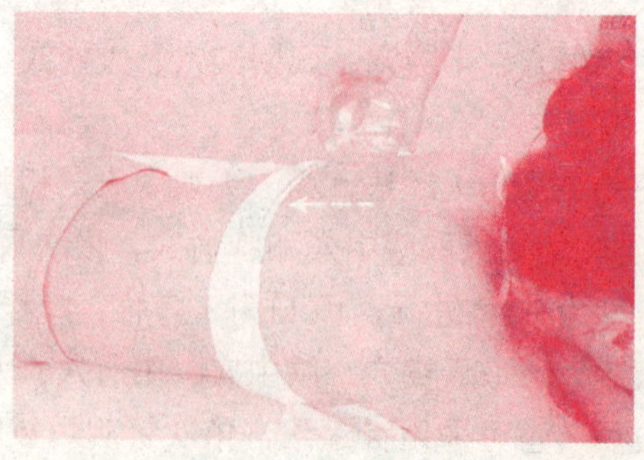

乳腺增生

乳腺增生是由于人体内分泌功能紊乱，引起乳腺结构失常的一种疾病，是乳腺间质的良性增生。本病为妇科常见病之一，多发于 30～50 岁的中青年女性，发病率极高，并且有一定的癌变危险，但男性通常也会罹患此病。通常情况下，造成乳腺增生的原因较多，像心情抑郁、过多摄入脂肪类食物以及患有月经失调等妇科疾病等都有可能增加发病率。

1. 主要症状

乳房单侧或双侧有肿块，且位置不固定，肿块手感较韧、不粘连；乳房胀痛，经期加剧。

2. 拔罐治疗

(1) 拔罐选穴：

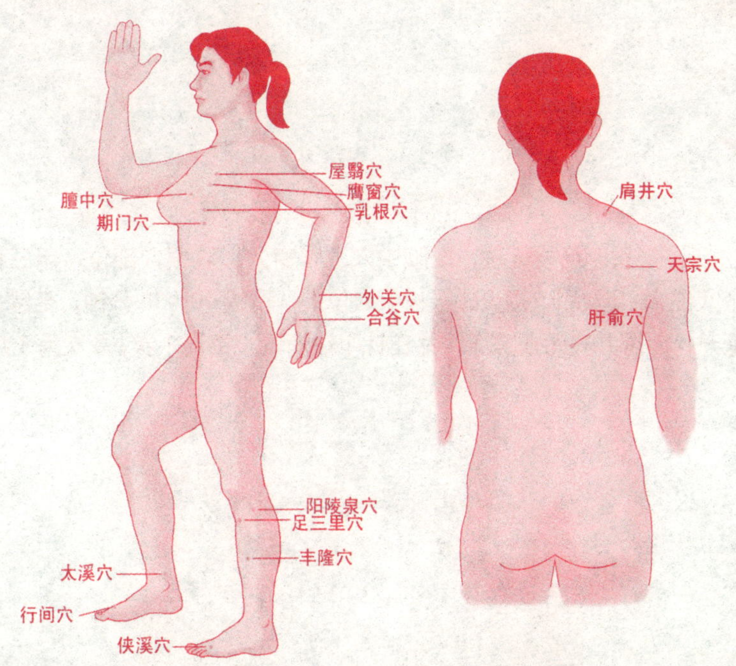

屋翳穴、合谷穴、期门穴、天宗穴、肩井穴、肝俞穴、膻中穴、膺窗穴、乳根穴、阳陵泉穴、外关穴、丰隆穴、足三里穴、太溪穴、行间穴、侠溪穴。

(2) 拔罐方法：

方法一：采用火罐法、真空抽气罐法、闪罐法和留罐法，取屋翳穴、合谷穴、期门穴，或天宗穴、肩井穴、肝俞穴，在穴位处反复闪罐，直至皮肤潮红。然后用闪火法将火罐吸拔于上述穴位，留罐 10～15 分钟。两组穴位交替轮流选用，每日 1 次，10 次为 1 疗程。

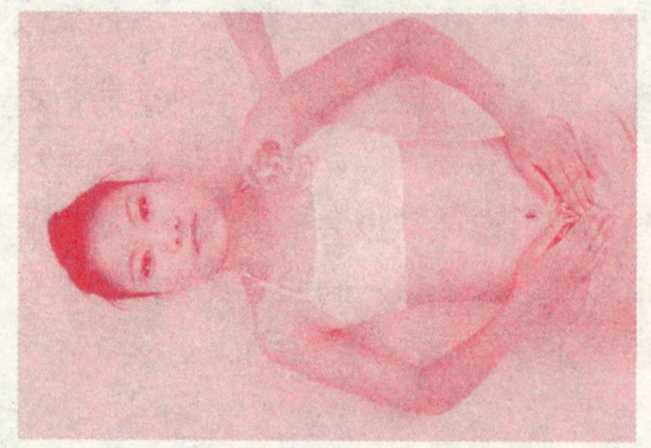

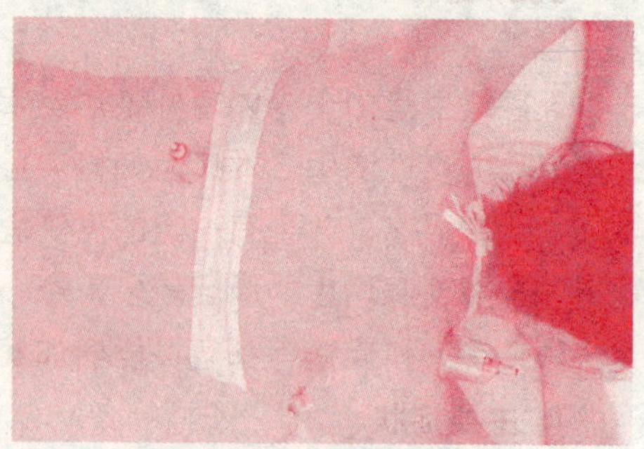

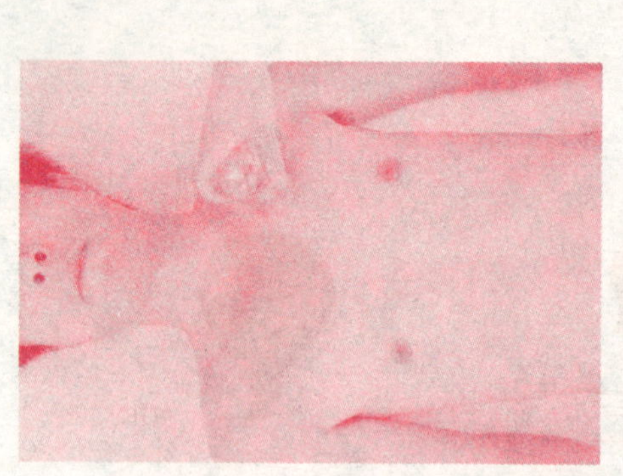

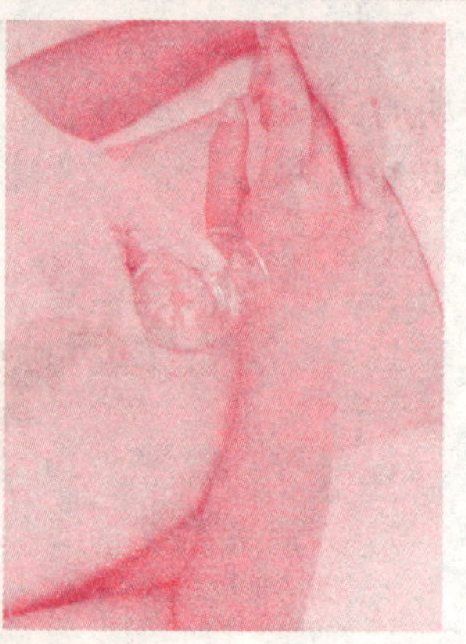

方法二：采用刺络拔罐法，取膻中穴、膺窗穴、乳根穴部位，用三棱针点刺上述每个穴位 3～5 次后，用火罐吸拔于穴位上，留罐 10～15 分钟，至罐内出血数滴或数毫升，起罐并将污血擦净，并在针叩处消毒。每周 1 次，3 次为 1 疗程。

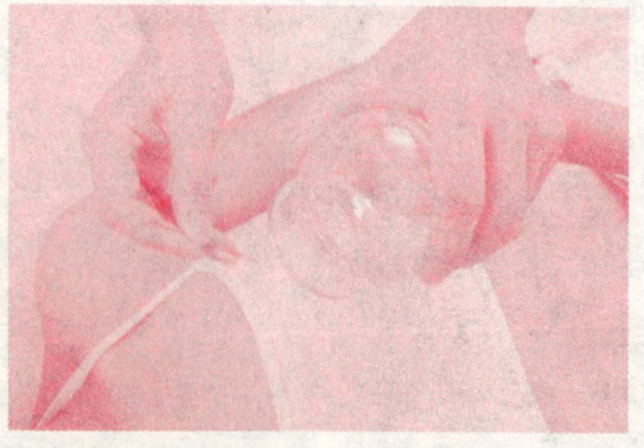

方法三：采用刮痧拔罐法，取肩井穴、天宗穴、膻中穴、乳根穴、阳陵泉穴、外关穴、丰隆穴，或肝俞穴、膺窗穴、屋翳穴、足三里穴、太溪穴、行间穴、侠溪穴，每穴刮至皮肤潮红或出痧点，再将火罐对除太溪穴、行间穴、侠溪穴外的穴位进行吸拔，留罐 10～15 分钟。两组穴位交替轮流选用，隔日 1 次，10 次为 1 疗程。

急性乳腺炎

急性乳腺炎又叫乳痈，是指乳腺的急性化脓性炎症，生产后 3～4 周的初产妇是本病的高发人群。引起急性乳腺炎的原因主要有以下几点：忧思郁怒致使肝气郁结，过食肥腻致使胃热壅滞，胃热、肝气会造成气血蕴热阻滞，从而形成肿块；哺乳时乳头皲裂，致使外邪火毒侵入，引发炎症；乳汁瘀积，致使乳房脉络受阻，形成痈脓。

1. 主要症状

(1) 郁乳期：乳房肿胀且有触痛感；皮肤微红或正常，肿块不明显；酿脓期：肿块增大，硬结明显，周围皮肤焮红并有持续性搏动性疼痛，体温高而不退；溃脓期：脓肿形成，触之有波动感，肿痛消失，局部暗紫，体温正常。

(2) 肝气郁结：乳房肿胀触痛，皮肤正常或微红，生有肿块；胃热蕴结：乳房胀痛，皮色微红，生有结块，恶寒发热；毒盛酿脓：肿块增大但中央较软，皮色焮红，高热寒战。

2. 拔罐治疗

(1) 拔罐选穴：

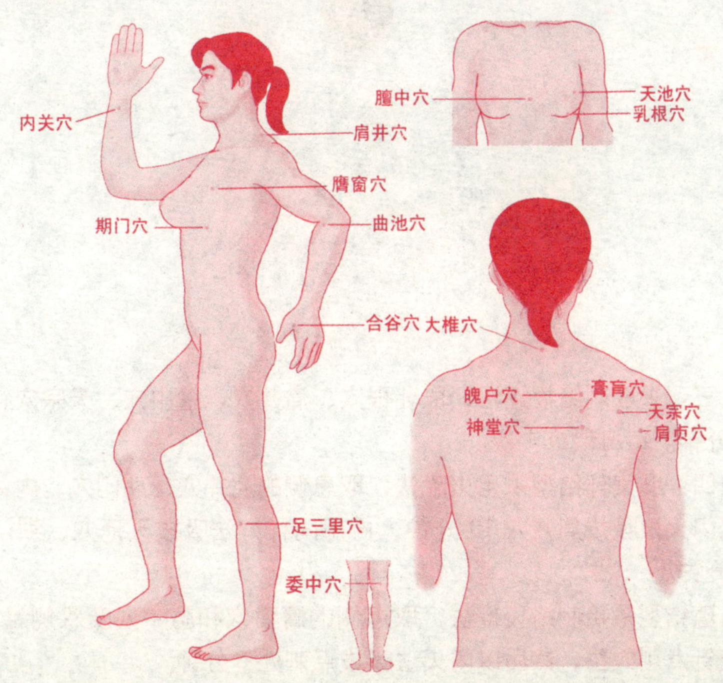

乳根穴、膻中穴、期门穴、合谷穴、委中穴、肩井穴、曲池穴、膏肓穴、魄

户穴、神堂穴、大椎穴、天宗穴、内关穴、天池穴、膺窗穴、足三里穴、肩贞穴。

（2）拔罐方法：

方法一：采火罐法，取局部硬结、乳根穴、膻中穴、期门穴，伴发热症状者可以加拔合谷穴、委中穴；伴腋下淋巴结肿大者加拔肩井穴、曲池穴。每次选穴 2～3 个，以梅花针叩刺，以见血为度，然后以火罐罩于局部硬结处，留罐 15 分钟。每日治疗 1 次。

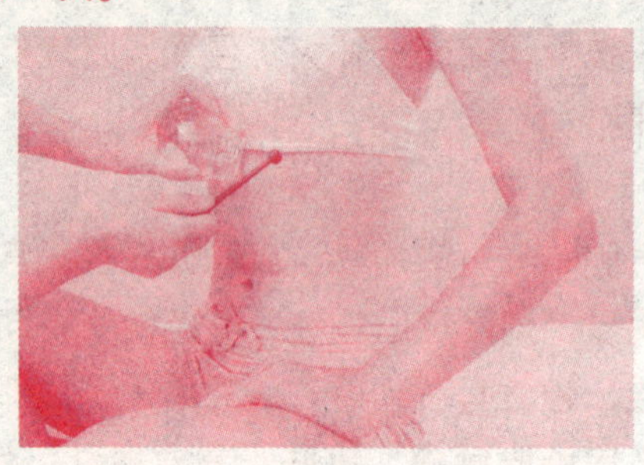

方法二：采用拔罐法，取膏肓穴、魄户穴、神堂穴、大椎穴。若乳头深处有肿块疼痛，可独取膏肓穴，加拔魄户穴或加拔神堂穴，以三棱针点刺后拔罐 10 分钟。每日治疗 1 次。

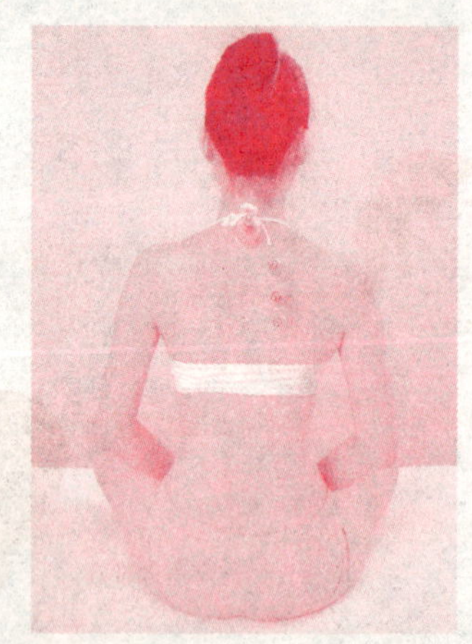

方法三：采取刺络拔罐法，取乳根穴、肩井穴、膻中穴、天宗穴，拔罐后留罐 20 分钟。每日治疗 1 次。

方法四：肝气郁结型采用火罐法，取患侧的肩井穴、期门穴、内关穴和天池穴，以闪火法吸拔肩井穴 10 分钟，再用同样方法吸拔天池穴、期门穴、内关穴 10 分钟。

胃热蕴结型采用刺络拔罐法，取患侧的膺窗穴和膻中穴及双侧足三里穴，先用三棱针点刺穴位，然后以闪火法吸拔点刺处 5 分钟。

毒盛酿脓型采用刺络拔罐法，取肩贞穴、天宗穴和曲池穴，点刺后吸拔 5

分钟，再用相同方法点刺并吸拔乳根穴。

上述拔罐每日 1 次。

产后缺乳

产后缺乳，也叫“乳汁不足”或“乳汁不行”，是指妇女生产过后，乳汁分泌过少或完全无乳汁，不能满足哺育婴儿的需要。产妇缺乳的原因较多，如乳腺组织本身发育不良、分娩时出血过多、产后营养不良、哺乳方法不正确、过度劳累、睡眠不足、精神抑郁。

1. 主要症状

乳汁分泌不够或完全无乳汁分泌，气血不足者可伴有面色苍白、神疲乏力、口唇色淡等症状，肝郁气滞者可伴有乳房胀痛、情绪抑郁或烦躁等症状。

2. 拔罐治疗

(1) 拔罐选穴：

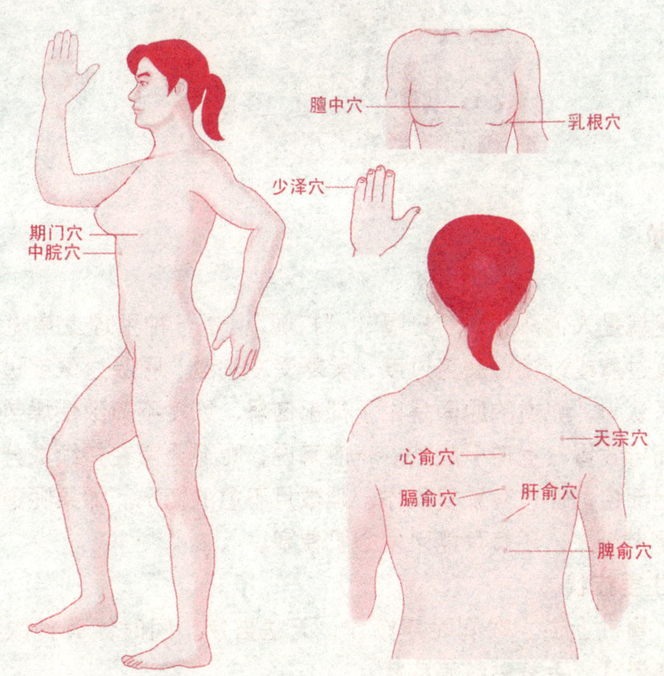

少泽穴、膻中穴、乳根穴、中脘穴、期门穴、天宗穴、心俞穴、膈俞穴、脾俞穴、肝俞穴。

(2) 拔罐方法：

方法一：采用刺络拔罐法，取少泽穴，用三棱针点刺放血 3～5 滴，然后将抽气罐或者火罐在膻中穴、乳根穴、中脘穴、期门穴进行吸拔，留罐时间为10～15分钟，起罐后取天宗穴进行吸拔，留罐时间为10～15分钟。膻中穴、乳根穴、天宗穴、少泽穴为主穴，气血不足型加拔中脘穴，肝郁气滞型加拔期门穴。每日1次，3次为1疗程。

方法二：采用针罐法，取心俞穴、膈俞穴、脾俞穴、肝俞穴，用毫针进行斜刺，通过捻转提插得气。再以闪火法将火罐吸拔于上述穴位，留罐10～15分钟。每日1次，3次为1疗程。

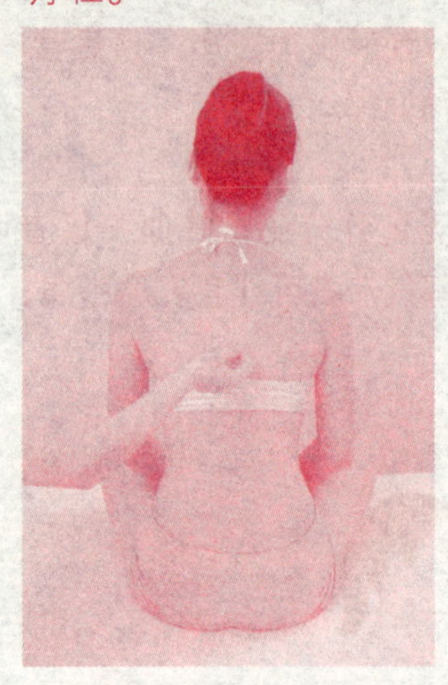

呃逆

呃逆就是人们熟悉的“打嗝”、“打呃”，是一种生理上常见的现象，多发生在饮食过急或过饱、疲劳过度、受寒受冷刺激、呼吸过深或过频、情绪激动等。中医认为，呃逆的原因是由于抑郁恼怒、饮食不节致使燥热内盛、寒气蕴蓄，从而导致胃气上逆引起的。一般来说，呃逆通常在持续数分钟至数小时后便可不治而愈，但也有反复发作、延数月不愈的情况。如果呃逆者同时患有冠心病或是老年人，还有可能引发心肌梗塞。

1. 主要症状

(1) 胃气上逆：喉间呃声频作，无法自制，同时伴有食欲不振、脘部胀闷、舌色淡红、舌苔白腻等症状。

(2) 肝气乘胃：常因情志不畅时呃逆加重，同时伴有舌苔薄白、胸闷、食欲减退、脘胁胀闷等症。

(3) 肠腑结滞：呃声响亮，冲逆而出，同时伴有口臭、烦渴、舌红苔黄、喜冷饮、小便短赤、大便干结等症状。

（4）肾不纳气：呃声低弱且断续，同时伴有舌色淡、舌体胖、畏寒肢冷、腰膝酸软等症。

2. 拔罐治疗

（1）拔罐选穴：

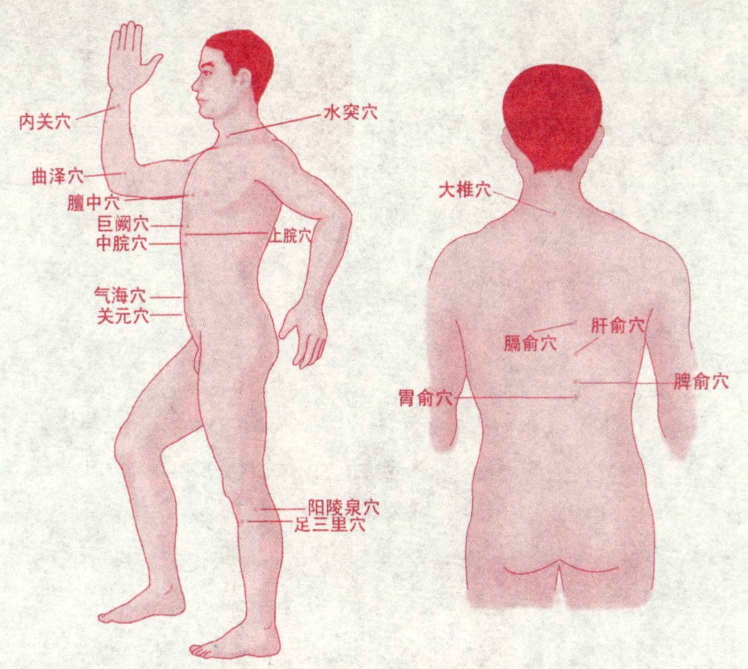

膻中穴、中脘穴、膈俞穴、肝俞穴、足三里穴、内关穴、气海穴、上脘穴、脾俞穴、胃俞穴、水突穴、曲泽穴、阳陵泉穴、巨阙穴、关元穴、大椎穴。

（2）拔罐方法：

方法一：胃气上逆型采用火罐法，取膻中穴、中脘穴、膈俞穴，用罐具吸拔，拔罐后留罐 10～15 分钟。呃逆严重时加拔足三里穴和内关穴。

肝气乘胃型采用刺络拔罐法，取肝俞穴、膈俞穴和中脘穴，先用针点刺穴位，再以闪火法吸拔穴位 15～20 分钟。

肠腑结滞型采用刺络拔罐法，取膈俞穴、中脘穴、足三里穴，先以针点刺，再以闪火法吸拔穴位 20 分钟。

肾不纳气型采用火罐法，取中脘穴、膈俞穴、气海穴、膻中穴，以闪火法吸拔上述穴位 5～10 分钟。

上述拔罐每日 1 次。

方法二：采用火罐法，取上脘穴、中脘穴、膈俞穴、膻中穴、内关穴、足三里穴，吸拔穴位。胃寒者加拔脾俞穴和胃俞穴；胃火上逆者加拔曲泽穴；肠腑结滞型加拔肝俞穴和阳陵泉穴。按上述所分症状取穴进行拔罐，拔罐后留罐15分钟。每日治疗1次。

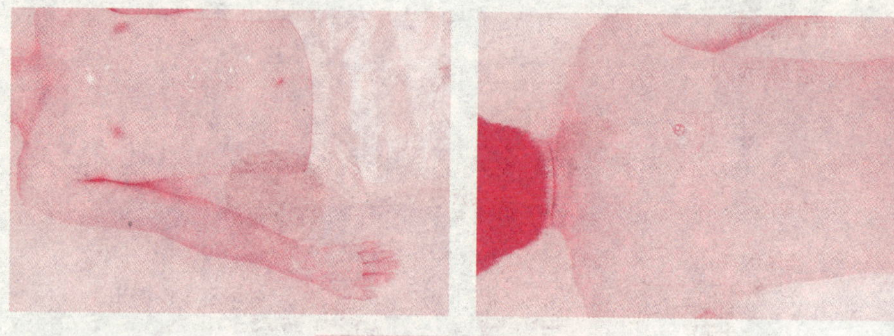

方法三：采用温罐法，取水突穴、膻中穴、巨阙穴、关元穴、内关穴，用火罐或抽气罐吸拔穴位10～15分钟，起罐后用艾条温灸上述穴位5～10分钟。每日1次。

方法四：采用刺络拔罐法，取中脘穴、膻中穴、气海穴，或大椎穴、膈俞穴、肝俞穴，用梅花针或三棱针对一组穴位叩刺或点刺，至微出血后用火罐吸拔，留罐10～15分钟。每日1次。

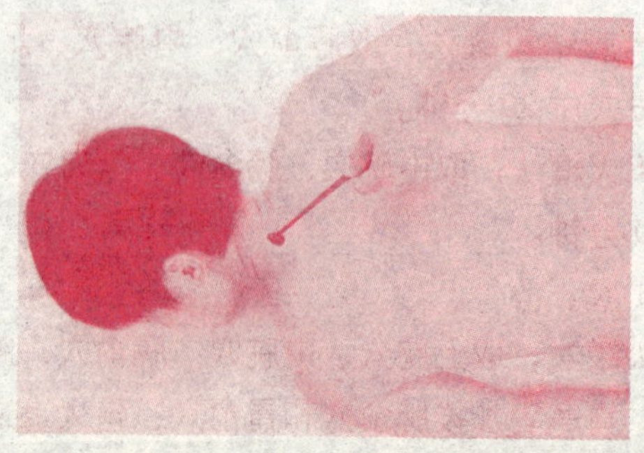

腹泻

腹泻也称“泄泻”，是指大便次数不正常增多且排泄物异常，临床上分为急性和慢性两种。引发腹泻的原因很多，中医认为腹泻多由饮食所伤，饮食不当会造成湿热瘀滞，从而损及脾胃。当脾胃受损时，食物无法被小肠吸收，只能通过大肠排出体外。此外，肝、肾与本病也有密切的关系。

1. 主要症状

(1) 急性腹泻发病较急，便次与数量明显增多，又可分为寒湿腹泻、湿热腹泻、伤食腹泻。

(2) 慢性腹泻发病缓慢，大便次数较少，又可分为脾虚腹泻、肾虚腹泻和肝气乘脾型腹泻。

2. 拔罐治疗

(1) 拔罐选穴：

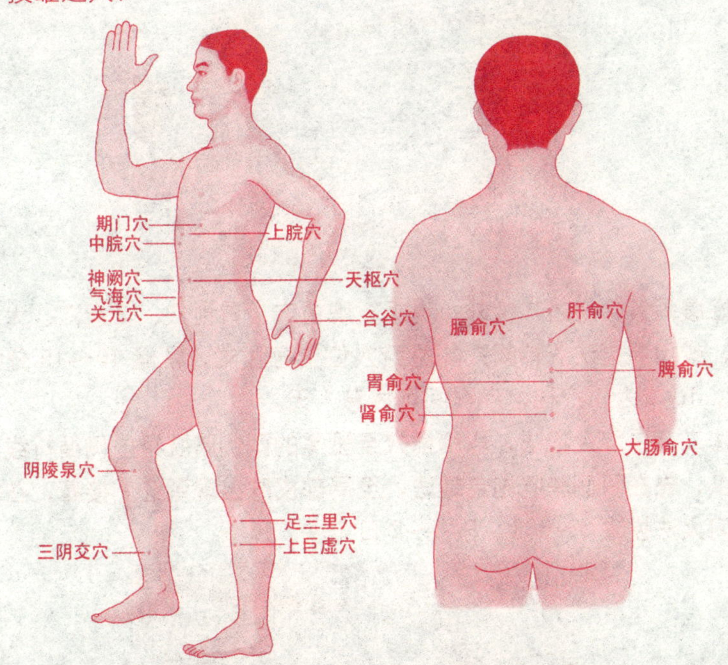

天枢穴、中脘穴、气海穴、合谷穴、足三里穴、上巨虚穴、三阴交穴、脾俞穴、胃俞穴、肾俞穴、大肠俞穴、膈俞穴、阴陵泉穴、神阙穴、上脘穴、关元穴、肝俞穴、期门穴。

(2) 拔罐方法:

方法一:采用火罐法,急性腹泻者取天枢穴、中脘穴、气海穴、合谷穴、足三里穴、上巨虚穴、三阴交穴、阴陵泉穴,选择大小合适的拔罐,将罐罩于应拔上述穴位上,留罐 10～15 分钟。每日 1 次,3 次为 1 疗程。

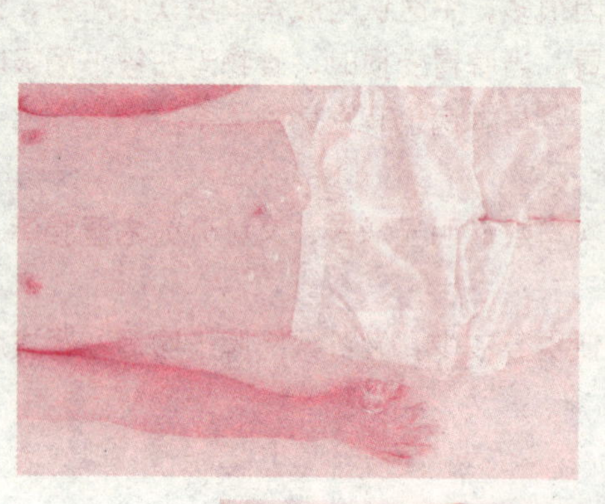

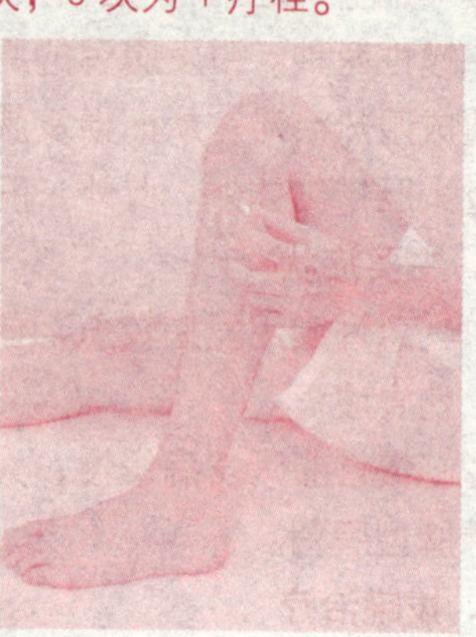

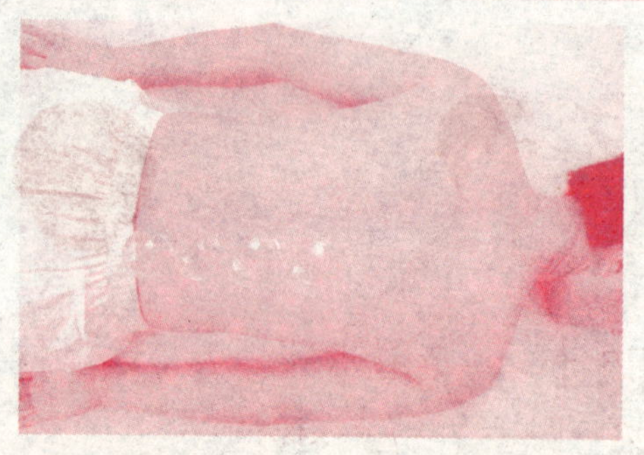

慢性腹泻者除上述穴位外,也吸拔脾俞穴、胃俞穴、肾俞穴、大肠俞穴和膈俞穴,或用温罐法灸神阙穴。两组穴位交替拔罐,留罐 10～15 分钟。每周 2～3 次,10 次为 1 疗程,疗程间可休息 1 天。

方法二:采取火罐法,取膈俞穴至骶尾的两侧膀胱经内侧循行线及沿线上的压痛点,先在两侧膀胱施走罐法,至局部皮肤出现潮红。接着,在疼痛反应点上以闪火法拔罐 5～6 次。隔 1～2 日 1 次。

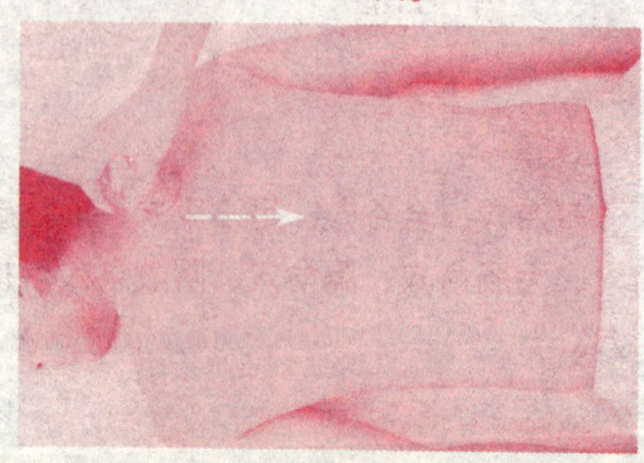

方法三：寒湿型采用针罐法，取中脘穴、大肠俞穴，针刺后以闪火法吸拔其他穴位，留罐 15 分钟。

湿热型采用火罐法，取中脘穴、天枢穴、大肠俞穴、阴陵泉穴和三阴交穴，先以闪火法吸拔同一侧穴位 20～25 分钟，再吸拔另一侧穴位，两侧交替进行。

伤食型采用刺络拔罐法，取脾俞穴、胃俞穴、中脘穴、上脘穴和足三里穴。第一天先以针点刺中脘穴，后以闪火法吸拔同侧的穴位 15～20 分钟，第二天用相同方法吸拔另一侧穴位，两侧交替进行。

脾虚型采用火罐法，取脾俞穴、胃俞穴、大肠俞穴、中脘穴和足三里穴，以闪火法吸拔诸穴位，留罐 5～10 分钟。

肾虚型采用火罐法，取肾俞穴、大肠俞穴、足三里穴和关元穴，以闪火法吸拔 5～10 分钟。

肝气乘脾型采用刺络拔罐法，第一天先取肝俞穴、期门穴点刺，再以闪火法吸拔同一侧穴位 10～15 分钟，第二天用相同方法吸拔另一侧穴位。

上述拔罐每日 1 次。

细菌性痢疾

细菌性痢疾是一种由痢疾杆菌引起的消化道传染病。多发于夏秋两季，小儿比成人较常见。病因与食用生冷瓜果、不洁蔬菜和食物感染痢疾杆菌有关。

1. 主要症状

腹痛、腹泻、排脓血便或黏液便、腹痛欲泻，有肛门重坠感，便后不爽，常伴有发热、恶心、呕吐等症状。

2. 拔罐治疗

(1) 拔罐选穴:

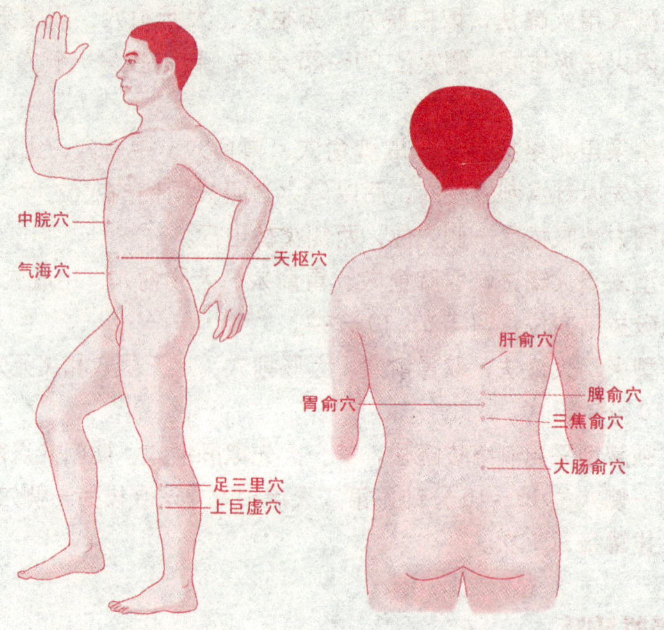

天枢穴、气海穴、大肠俞穴、足三里穴、上巨虚穴、脾俞穴、肝俞穴、三焦俞穴、胃俞穴、中脘穴。

(2) 拔罐方法:

方法一：采用真空抽气罐或者火罐法，取天枢穴、气海穴、大肠俞穴、足三里穴、上巨虚穴，用抽气罐或者火罐进行吸拔，留罐时间为 10～15 分钟。每日 1 次，10 次为 1 疗程。

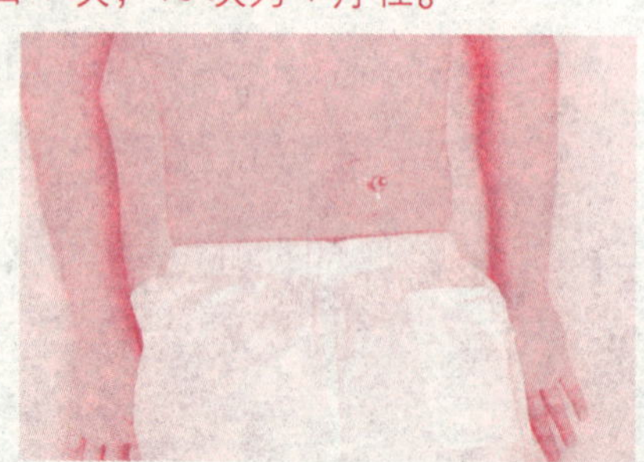

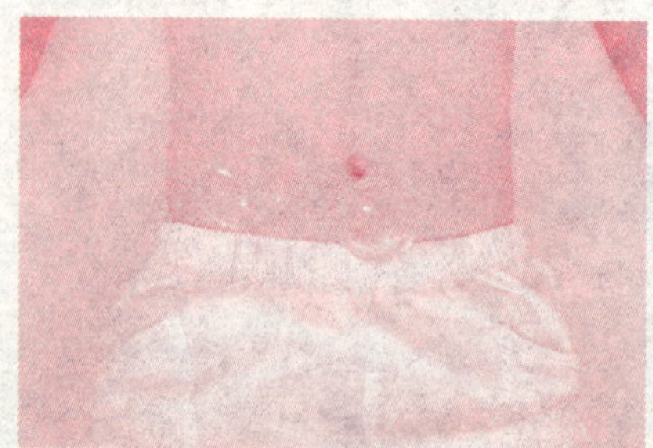

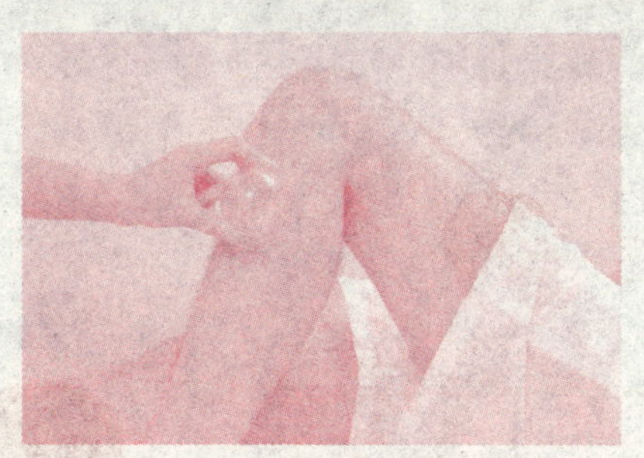

方法二：采用刺络拔罐法，取脾俞穴、肝俞穴、三焦俞穴，或胃俞穴、大肠俞穴、足三里穴，或中脘穴、天枢穴、气海穴，用三棱针进行点刺，至被刺部位皮肤微出血后，用火罐吸拔于上述穴位上，留罐 10～15 分钟。三组穴位可以轮流交替选用。每天或隔日 1 次，10 次为 1 疗程。

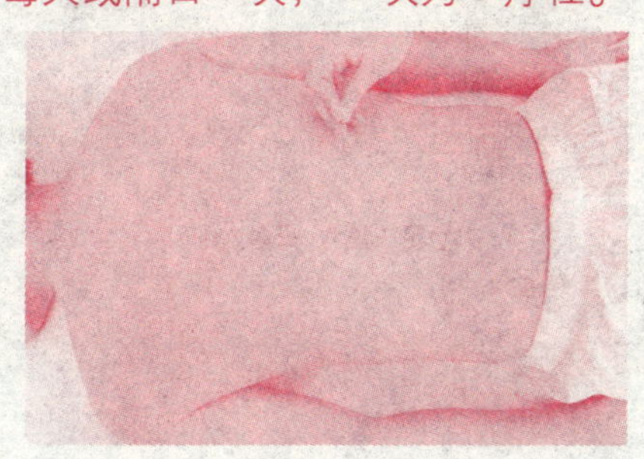

肺结核

肺结核是由结核杆菌引起的肺部慢性肉芽肿性传染病，通常情况下，结核菌进入呼吸道后，会被肺部的防御系统消灭，并排出体外。但是如果体质比较弱、免疫力低下，结核菌就会在肺部繁衍，并引发肺部感染。当人体的抵抗力再次下降后，就会引起继发性肺结核。

1. 主要症状

(1) 全身症状：潮热，午后低热，半夜盗汗，时而高热；浑身乏力，食欲减退，体重减轻，月经失调或闭经。

(2) 呼吸道系统：干咳，咳少量黏液痰，继发性感染时痰呈脓性，有时伴有咯血、胸痛。

2. 拔罐治疗

（1）拔罐选穴：

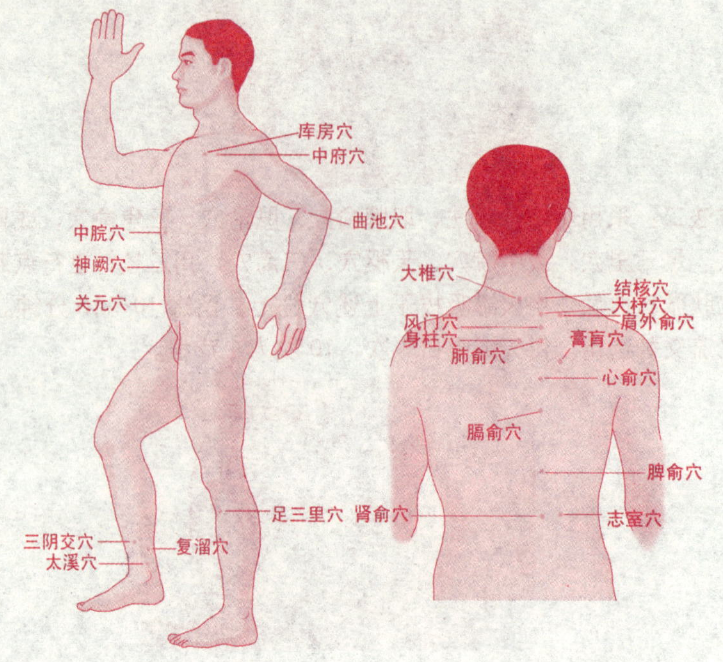

肺俞穴、膏肓穴、大椎穴、身柱穴、结核穴、中府穴、膈俞穴、复溜穴、神阙穴、太溪穴、脾俞穴、中脘穴、足三里穴、关元穴、志室穴、大杼穴、心俞穴、肾俞穴、肩外俞穴、库房穴、曲池穴、风门穴、三阴交穴。

（2）拔罐方法：

方法一：采用火罐法，取肺俞穴、膏肓穴、大椎穴、身柱穴、结核穴。咯血者加拔中府穴和膈俞穴；潮热、盗汗者加拔复溜穴、神阙穴和太溪穴；食欲不振者加拔脾俞穴、中脘穴和足三里穴；腰膝酸软者加拔关元穴和志室穴。每次选穴 3～5 个，拔罐后留罐 15 分钟。隔日治疗 1 次，10 次为 1 个疗程。

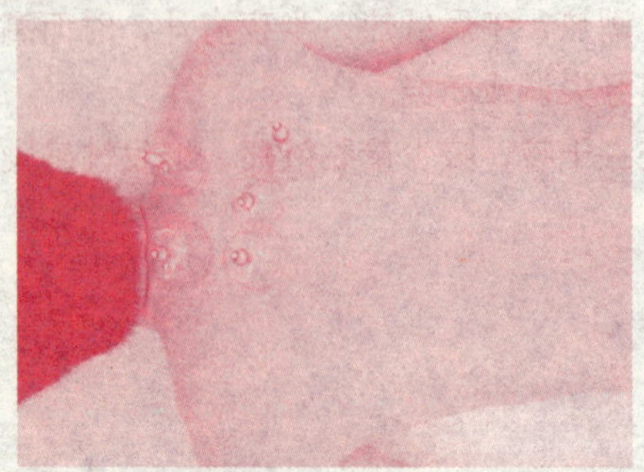

方法二：采用火罐法，取肺俞穴、大杼穴、心俞穴、膈俞穴、肾俞穴、膏

肓穴、中府穴、肩外俞穴、库房穴、足三里穴、曲池穴，每次选穴 3～5 个，拔罐 10～15 分钟。隔日 1 次。

方法三：采用火罐法，取风门穴、肺俞穴、心俞穴、膏肓穴，用米醋将以适量白芥子炒黄研成的细末调成糊状，涂在上述穴位上，拔罐 15 分钟，以皮肤发痒、发红，接着出现水泡为佳。隔 7 日治疗 1 次。

方法四：采用火罐法或真空抽气罐法，取中府穴、足三里穴、三阴交穴，吸拔 10～15 分钟后，用相同手法吸拔肺俞穴、膏肓穴。每日 1 次，10 次为 1 疗程。

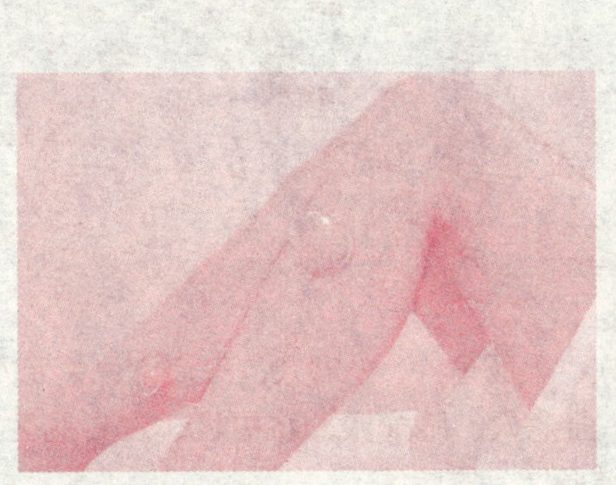

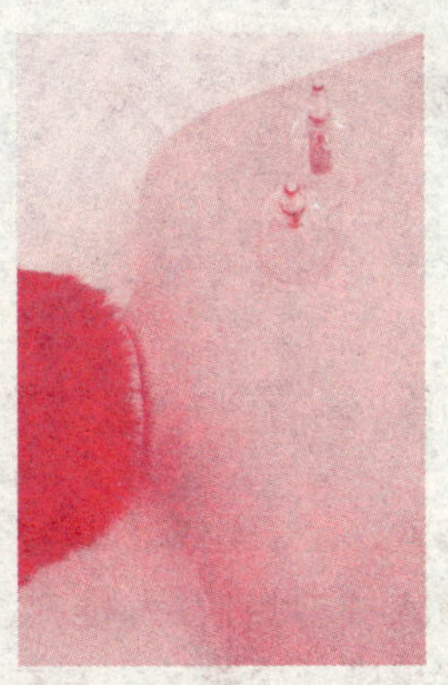

便秘

便秘是指粪便在肠腔内滞留超过 48 个小时以上，在解手时又艰涩不畅，而且便秘期间较长。中医认为，形成便秘的原因与外感寒热之邪、内伤饮食情志有关，这两个因素会造成人体阴阳气血不足，导致脏腑功能衰退，以致排便功能减退。根据形成便秘的具体条件不同，中医还将便秘分为冷热气虚，其中热秘、冷秘、气秘属于实证，虚秘属于虚证，又包括气虚、血虚、阴虚、阳虚四种。

1. 主要症状

(1) 热秘：面红身热、口干口臭、舌红苔黄、大便干结、腹胀腹痛、小便短赤。

(2) 气秘：呃逆频作、舌苔白、大便不畅、小腹胀。

(3) 冷秘：四肢冰冷、面色青淡、舌淡苔白、大便艰涩、腹中冷痛、小便清长。

(4) 气虚：如厕时无法用力或用力汗出气短；血虚，大便干结；阴虚，大便干结且形如圆豆；阳虚，大便干结或溏薄、腹中冷痛、得热则缓。

2. 拔罐治疗

(1) 拔罐选穴：

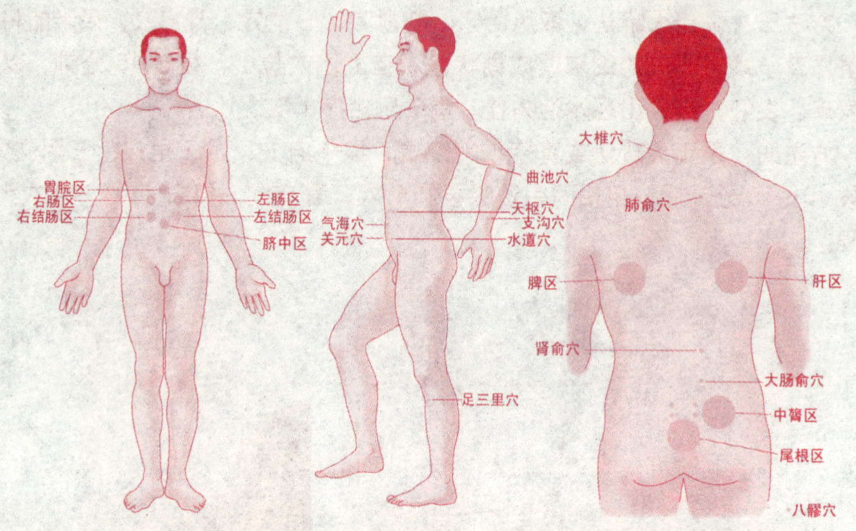

支沟穴、足三里穴、天枢穴、大肠俞穴、八髎穴、气海穴、关元穴、肾俞穴、水道穴（左侧）、大椎穴、曲池穴、肺俞穴、脐中区、左右肠区、肝区、脾区、尾根区、中膂区、左右结肠区、胃脘区。

(2) 拔罐方法：

方法一：采用火罐法，取支沟穴、足三里穴、大肠俞穴、天枢穴、八髎穴，用罐具拔支沟穴、天枢穴、足三里穴，留罐 10～15 分钟；然后吸拔大肠俞穴、八髎穴，留罐 10～15 分钟。每日 1 次，10 次为 1 疗程。

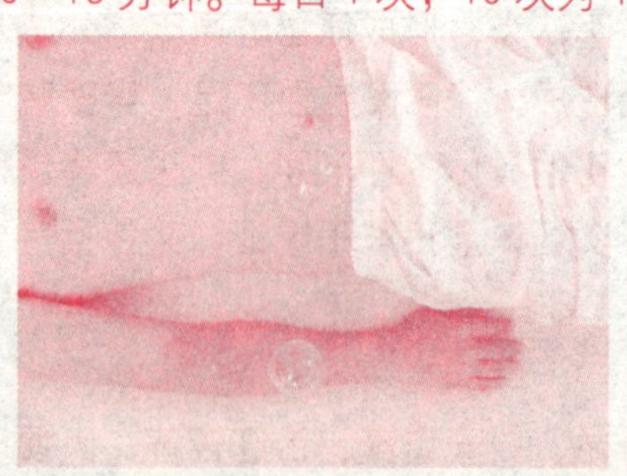

方法二：冷秘采用火罐法，取气海穴、关元穴、肾俞穴、水道穴（左侧），用罐具以闪火法吸拔穴位 15～20 分钟。

热秘采用刺络拔罐法，取大椎穴、天枢穴、曲池穴、水道穴（左侧），先用针点刺大椎穴，再以闪火法吸拔穴位 20 分钟。

虚秘采用火罐法，取肺俞穴、肾俞穴、天枢穴、水道穴（左侧），用罐具以闪火法吸拔穴位 5～10 分钟。

上述拔罐每日 1 次。

方法三：采用火罐法，取脐中区、肠区、肝区、脾区、尾根区，或中膂区、左右结肠区、胃脘区，交替或依次吸拔上述罐口区域。每日 1 次，每次 30～40 分钟。

胆囊炎

现代人生活节奏较快，很多人常常无法按时吃饭或者每日都面临较大的压力，这对于保持胆健康而言是非常不利的。例如，饮食不节会使胆汁黏度增加，侵蚀胆囊；情志不畅也会使肝胆郁结，导致湿热内生，使胆囊发炎。在临床上，现代医学将胆囊炎分为慢性胆囊炎和急性胆囊炎两种；中医则将其分为肝郁气滞型和肝胆湿热型两种。

1. 主要症状

（1）急性胆囊炎：右上腹突发疼痛，阵发性加剧，有时扩散到右肩，同时伴有恶心、呕吐和发热等症状。

（2）慢性胆囊炎：有胆绞痛发作或急性胆囊炎病史，右上腹压痛或隐隐作痛，少数可摸到肿大的胆囊，同时伴有嗳气、消化不良、不喜油腻食物、腹胀等症状。

2. 拔罐治疗

（1）拔罐选穴：

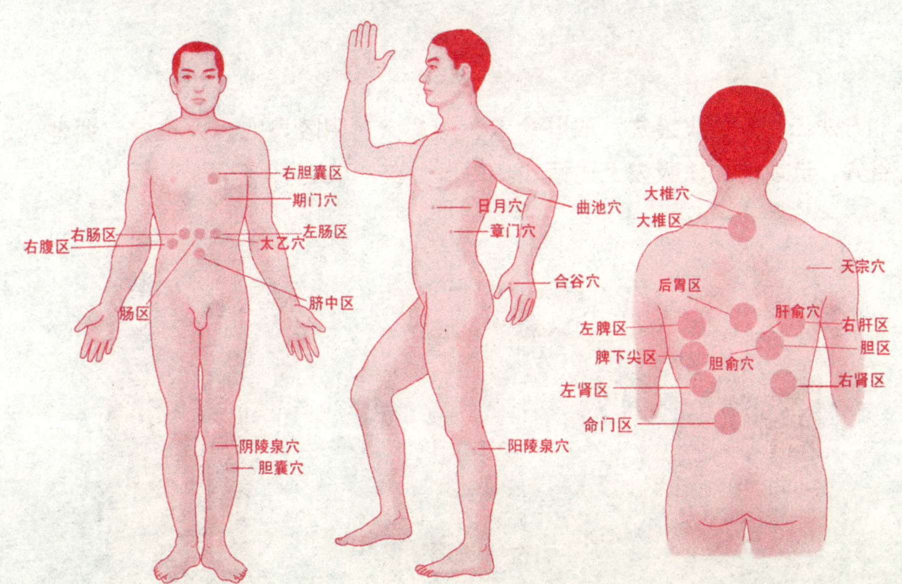

胆俞穴、天宗穴、胆囊穴、阳陵泉穴、期门穴、日月穴、章门穴、太乙穴、肝俞穴、阴陵泉穴、大椎穴、曲池穴、合谷穴、大椎区、胆区、右肝区、命门区、右胆囊区、右腹区、肠区、后胃区、脾下尖区、肾区。

（2）拔罐方法：

方法一：采用火罐法取胆俞穴、天宗穴、胆囊穴、阳陵泉穴、期门穴、日月穴、章门穴、太乙穴，以闪火法吸拔上述诸穴。每日 1 次，7 次为 1 疗程。

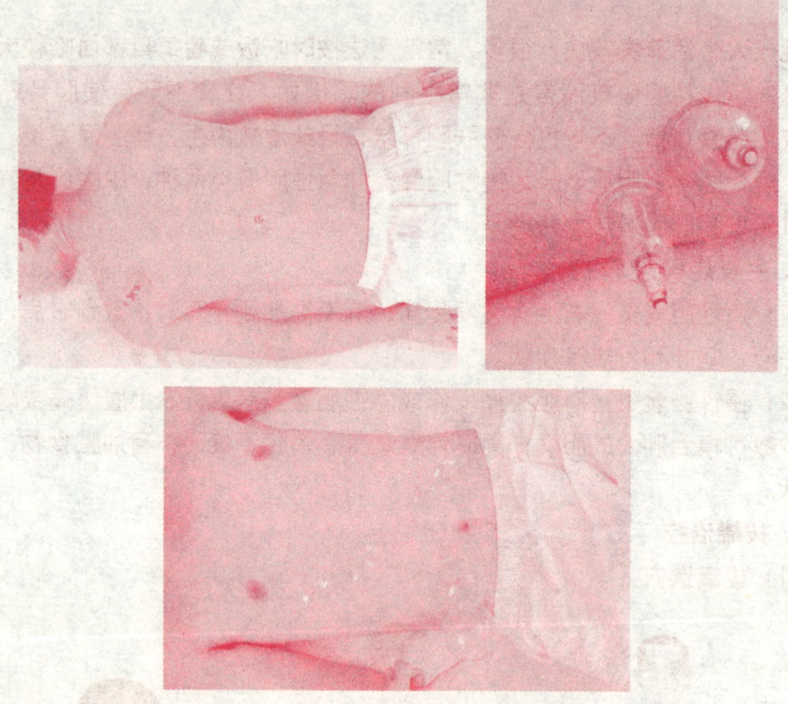

方法二：采用火罐法，取肝俞穴、胆俞穴、阴陵泉穴、大椎穴、曲池穴、合谷穴，选以闪火法吸拔上述诸穴。每日 1 次，7 次为 1 疗程。

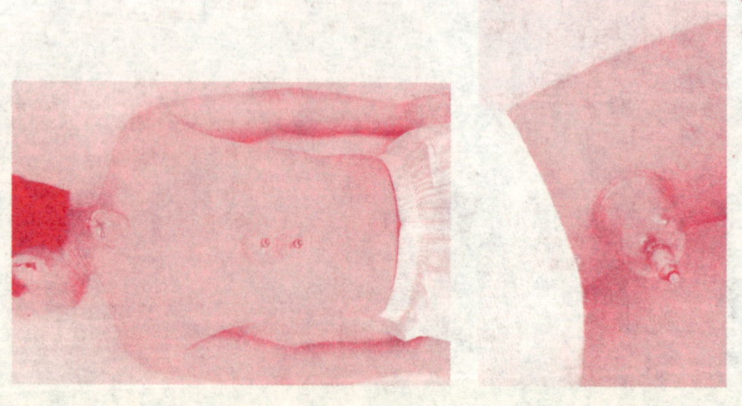

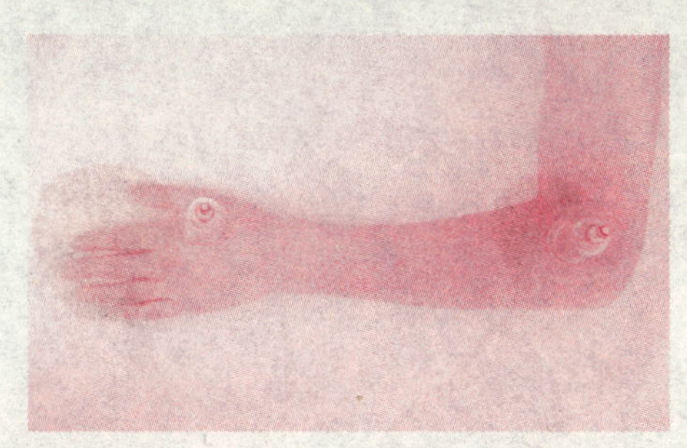

方法三：采用火罐法，取大椎区、胆区、右肝区、命门区和右胆囊区，或右腹区、肠区、后胃区、脾下尖区、肾区，交替或依次吸拔罐口区域。每日1次，每次30～40分钟。

方法四：采用火罐法，取胆囊穴、肝俞穴、胆俞穴，以闪火法吸拔穴位15～20分钟。也可采用刺络拔罐法，先点刺上述穴位，再吸拔穴位15～20分钟。每日1次，10次为1疗程。

急性胃炎

中医认为，胃为阳土，主水谷，因此为五脏六腑之源。一旦遇到外邪内伤，就会导致胃部气机不利、纳运失常、浊气上逆，对胃部产生刺激性，从而引发胃黏膜发炎，即胃炎。胃炎分为急性和慢性，本节是指急性胃炎，它多由饮食不慎引起，如饮食不节、长期食用刺激性食物。中医将急性胃炎分成三种：寒邪犯胃、湿热中阻和食积停滞。

1. 主要症状

(1) 寒邪犯胃：胃痛暴作，病势急剧，并伴有恶寒喜温、恶心呕吐、口不渴、喜热饮、舌淡红、苔薄白等症状。

(2) 湿热中阻：胃脘灼热、胀痛，进食后疼痛加剧，同时伴有食后即吐、吞酸嘈杂、口渴不喜饮、舌边和舌尖红、舌苔黄腻等症状。

(3) 食积停滞：胃脘胀满，轻按即疼痛，同时伴有打嗝气味酸臭、恶心呕吐、舌淡红、苔厚腻等症状，呕吐后疼痛得缓。

2. 拔罐治疗

(1) 拔罐选穴：

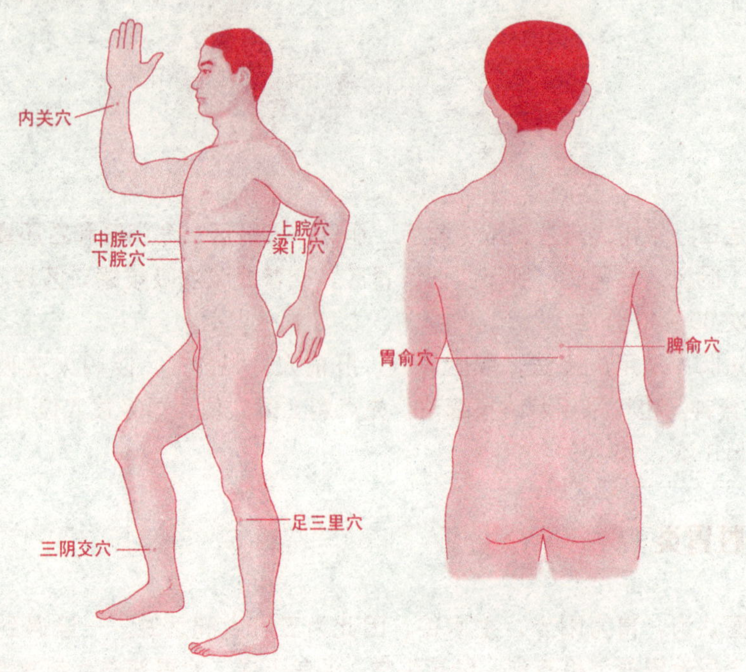

中脘穴、内关穴、足三里穴、脾俞穴、胃俞穴、上脘穴、下脘穴、三阴交穴、梁门穴。

(2) 拔罐方法：

方法一：采用火罐法，取中脘穴、内关穴、足三里穴，吸拔后留罐 10~15 分钟，然后用相同手法吸拔脾俞穴、胃俞穴。隔日 1 次，10 次为 1 疗程。疗程间隔 7 日。

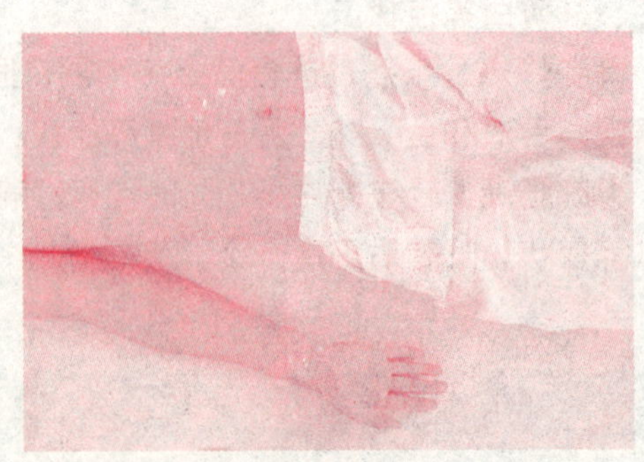

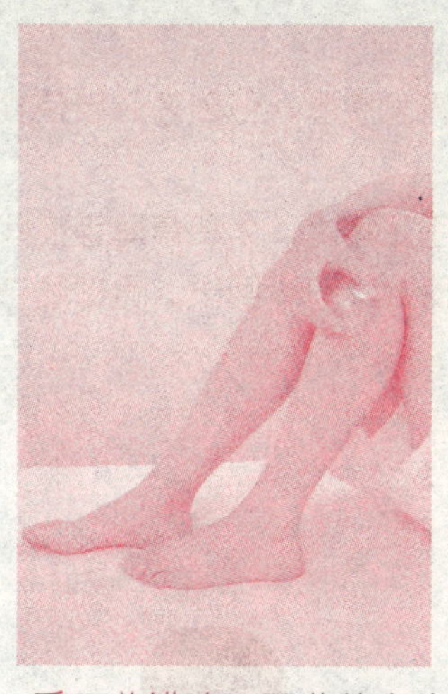
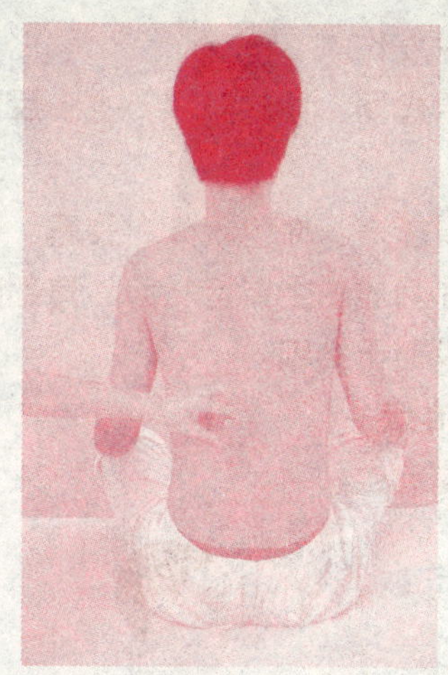

方法二：采用药罐法，配药处方为：干姜、白芍各 50 克，元胡 40 克，赤芍 18 克，甘草 15 克，将上述药在罐中煮。接着取主穴中脘穴，配穴足三里穴、上脘穴、下脘穴，每次从配穴中选 1 个，在上述穴位拔药罐 20～30 分钟。每日 1 次，12 次为 1 疗程。

方法三：寒邪犯胃型采用火罐法，取中脘穴，以闪火法吸拔 15 分钟，再用相同方法吸拔胃俞穴。

湿热中阻型采用刺络拔罐法，取中脘穴和梁门穴，先用三棱针点刺 3 下，再以闪火法吸拔穴位 5～10 分钟，最后吸拔三阴交穴 10 分钟。

食积停滞型采用刺络拔罐法，取中脘穴、下脘穴，先用三棱针点刺 3 下，再以闪火法吸拔 5～10 分钟，最后吸拔足三里穴 10 分钟。

上述拔罐每日 1 次。

慢性胃炎

慢性胃炎是一种上腹部近心脏处发生疼痛的上消化道病症，其发病率在各种胃病中位居首位，20～40 岁的男性为高发人群。慢性胃炎与急性胃炎的区别在于，诱发慢性胃炎的因素多种多样，例如，长期精神紧张、反复精神刺激、过饥过饱、进食刺激性食物等都会造成脾胃虚弱和肝胃不和。此外，中枢神经功能失调、自体免疫反应以及急性胃炎迁延不愈等也会诱发慢性胃炎。

1. 主要症状

(1) 临床症状：上腹部偏左处无规律疼痛，疼痛范围较广泛，按压即疼痛，进食后腹痛加重，打嗝后疼痛缓解。

(2) 肝胃不和：打嗝，胃脘胀痛，疼痛多牵连至两胁，胃部泛酸，疼痛常在烦恼郁怒时发作。

(3) 脾胃虚弱：胃脘隐痛，进食后胃发脘胀，但因恶心致使食欲不振、进食较少。

(4) 脾胃虚寒：面色无光、畏寒、手足冰冷、大便溏薄等症状。

(5) 胃热阴虚的主要症状为：胃部隐痛、口燥咽干、胃部嘈杂如饥、饥不喜食，大便少而干结细。

2. 拔罐治疗

(1) 拔罐选穴：

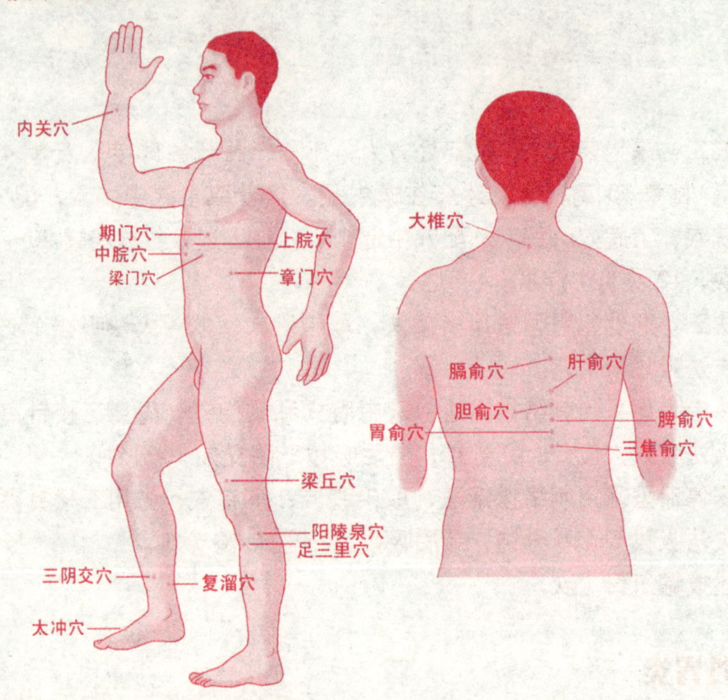

胆俞穴、肝俞穴、脾俞穴、膈俞穴、胃俞穴、三焦俞穴、内关穴、足三里穴、大椎穴、中脘穴、上脘穴、期门穴、章门穴、三阴交穴、复溜穴、太冲穴、阳陵泉穴、梁丘穴、梁门穴。

(2) 拔罐方法：

方法一：采用火罐法，取胆俞穴、肝俞穴、脾俞穴、膈俞穴、胃俞穴、三焦俞穴、内关穴、足三里穴，在上述诸穴上进行拔罐，并留罐 10 分钟。隔日 1 次，5 次为 1 个疗程。

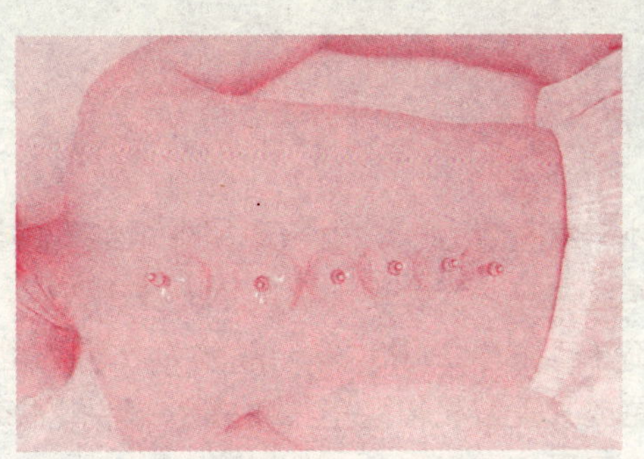

方法二：采用刺络拔罐法，取大椎穴、脾俞穴、胃俞穴、中脘穴，先以三棱针刺诸穴，再以闪火法吸拔点刺穴位，并留罐 10 分钟，隔日 1 次。

方法三：采用火罐法，脾胃虚寒取肝俞穴、脾俞穴、膈俞穴、胃俞穴、上脘穴、中脘穴；脾胃不和取期门穴、肝俞穴、章门穴、内关穴、胃俞穴；胃阴不足取足三里穴、三阴交穴、复溜穴、太冲穴、阳陵泉穴、中脘穴、内关穴。肢体、腹部穴位用闪罐法，每个穴位 20 次，背部穴位留罐 10～15 分钟或走罐。胃痛明显或实证者用刺络拔罐法，取梁丘穴、阳陵泉穴，用三棱针点刺出血后吸拔 3～5 分钟，出血量以 2 毫升为宜。

方法四：采用真空抽气罐法或火罐法，先取肝俞穴、脾俞穴、胃俞穴，后取中脘穴、梁门穴、足三里穴，吸拔 10～15 分钟。每日 1 次，10 次为 1 疗程。也可使用针罐法，用毫针刺入上述穴位，然后吸拔 10～15 分钟。

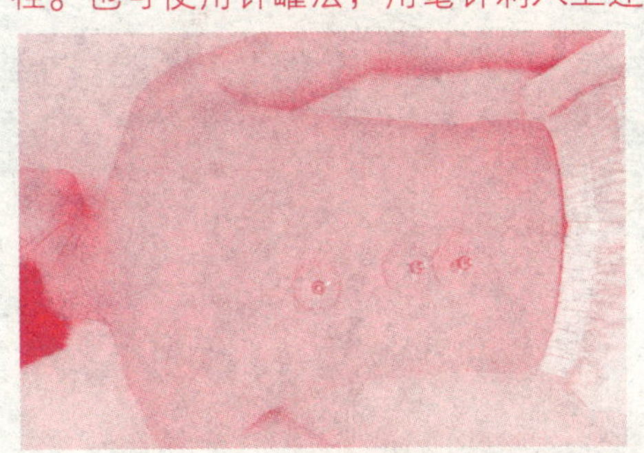

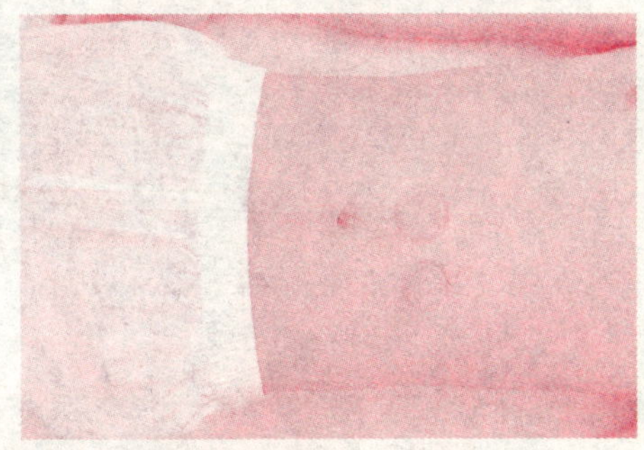

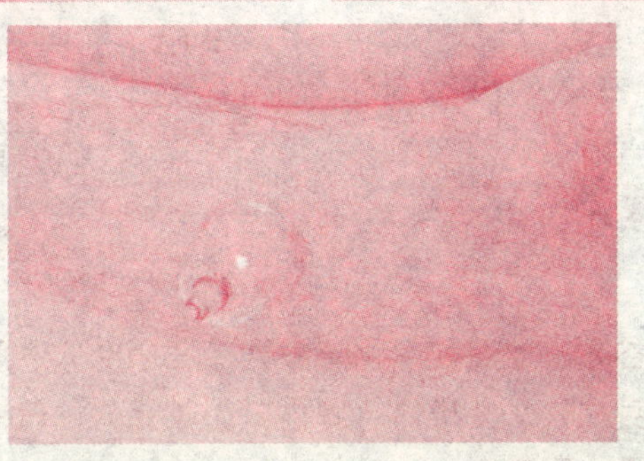

急性阑尾炎

急性阑尾炎是外科急腹症之一，由于阑尾梗阻继发感染而发。中医认为，急性阑尾炎多由过寒或过热、饮食不节造成体内湿热蕴结，致使气血瘀积，使阑尾发生梗阻。在临床上，急性阑尾炎一般分为三种类型：急性单纯性阑尾炎、急性化脓性阑尾炎（重型和轻型）和坏疽性或穿孔性阑尾炎。拔罐疗法仅适合治疗急性单纯性阑尾炎和轻型化脓性阑尾炎。

1. 主要症状

（1）单纯性阑尾炎：转移性腹痛（上腹转移到下腹），右下腹有轻度或中度局限性压痛，但腹肌并无紧张或反跳痛，而且体温低于38℃。

（2）轻型化脓性阑尾炎：转移性腹痛，右下腹有中度或重度疼痛，并有轻度或中度反跳痛，同时伴有腹部轻度紧张，体温在38℃左右。

2. 拔罐治疗

（1）拔罐选穴：

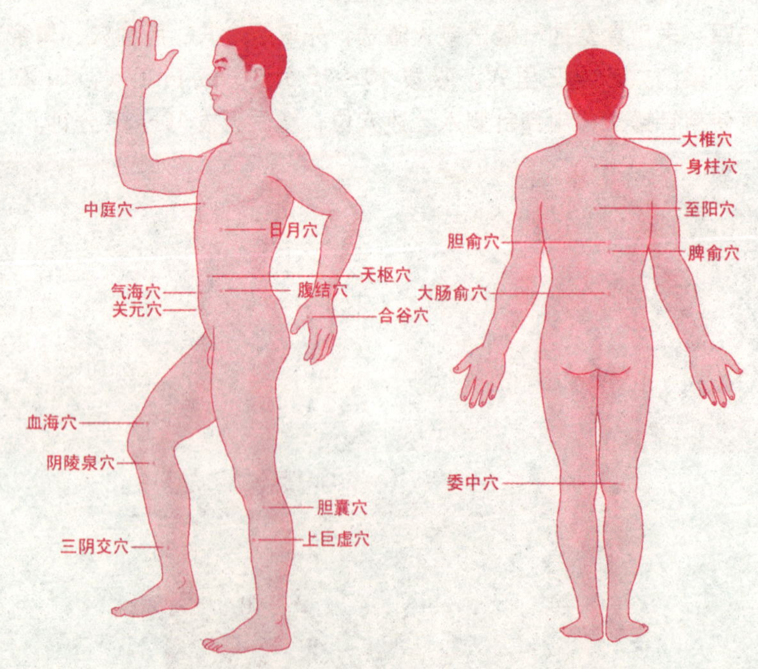

上巨虚穴、合谷穴、血海穴、阴陵泉穴、三阴交穴、腹结穴、委中穴、大肠俞穴、中庭穴、身柱穴、大椎穴、脾俞穴、关元穴、气海穴、天枢穴、胆俞穴、日月穴、至阳穴、胆囊穴。

(2) 拔罐方法：

方法一：采用刺络拔罐法，取主穴上巨虚穴、合谷穴，配穴血海穴、阴陵泉穴、三阴交穴，每次在主穴和 1 个配穴上点刺后进行拔罐。局部有硬结者加灸腹结穴、委中穴和大肠俞穴；伴有恶心呕吐症状者加拔中庭穴和身柱穴；伴有发热恶寒症状者加拔大椎穴。初病时，每日治疗 2 次，腹痛缓解后改为每日治疗 1 次。

方法二：采用针罐法，取大椎穴、脾俞穴、身柱穴、大肠俞穴、关元穴、气海穴、天枢穴，每次取 2～3 个穴位，针刺后拔罐 20 分钟。每日治疗 1～2 次。

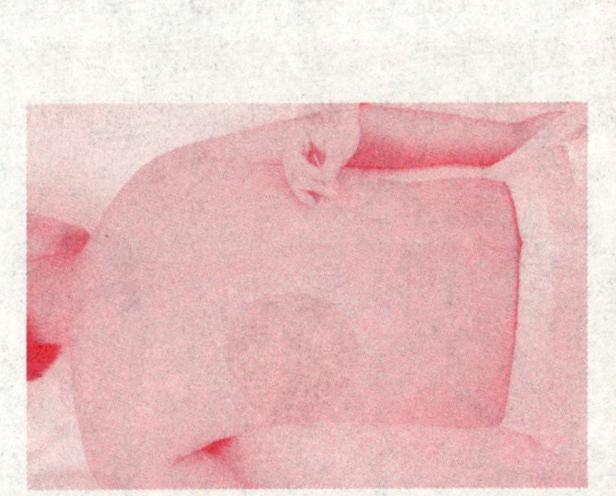

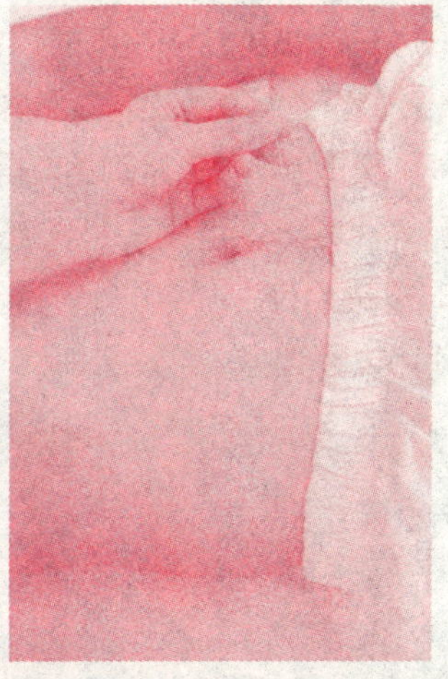

方法三：采用刺络拔罐法，取日月穴、胆囊穴、至阳穴、胆俞穴，先以三棱针在右侧日月穴及双侧胆囊穴点刺数下后，以闪火法吸拔 5 分钟。再用相同手法对其他穴位拔罐。每日治疗 1 次。

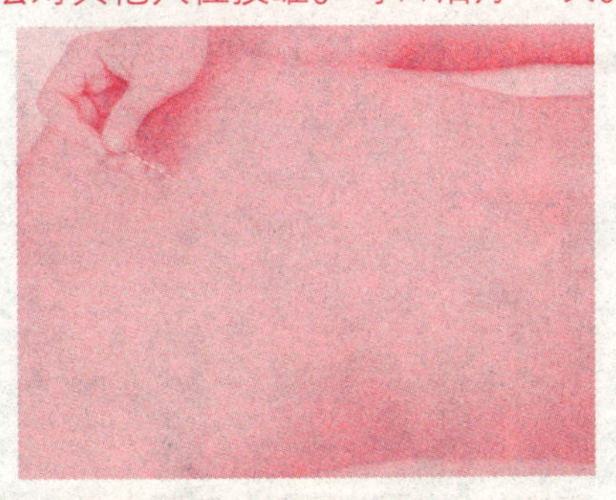

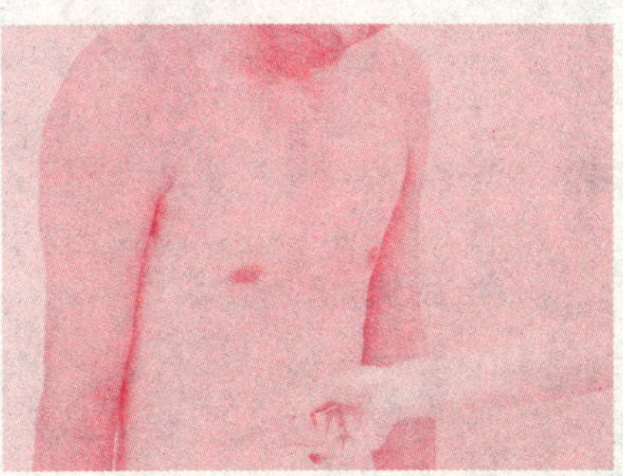

消化性溃疡

消化性溃疡又称胃及十二指肠溃疡，是指胃肠道与胃液接触部位发生病变而形成的一种慢性溃疡。本病多见于青壮年，而且男性多发于女性。现代医学认为，其发病原因与饮食、精神、化学药品、吸烟及遗传等因素有关。中医则认为，是由于情志不畅、肝气犯胃、饮食不节以至损伤脾胃所致。

1. 主要症状

（1）临床表现：上腹部疼痛发作呈有规律的周期性，同时伴有反酸、恶心、打嗝、呕吐等症状。胃溃疡一般发作于饭后1个小时，十二指肠溃疡多发作于夜间或空腹时。

（2）肝胃气滞：胃脘胀痛，疼痛连及两胁，反酸且呃逆，胃部嘈杂如饥，同时伴有胸闷、易善怒、喜叹气、舌苔白等症状，而且症状会因为情绪波动加重。

（3）肝胃郁热：胃脘疼痛，胃部有灼热感，即使进食也无法明显缓解疼痛，有时食后甚至疼痛感加剧，同时伴有口干口苦、泛酸心烦易怒、舌红苔黄等症。

（4）脾胃虚寒：胃脘隐痛，得暖或按压后疼痛缓解，受凉或劳累后易发病或症状加重，同时伴有面色苍白、神疲乏力、手足冰冷、口吐清水、大便溏薄等症状。

2. 拔罐治疗

（1）拔罐选穴：

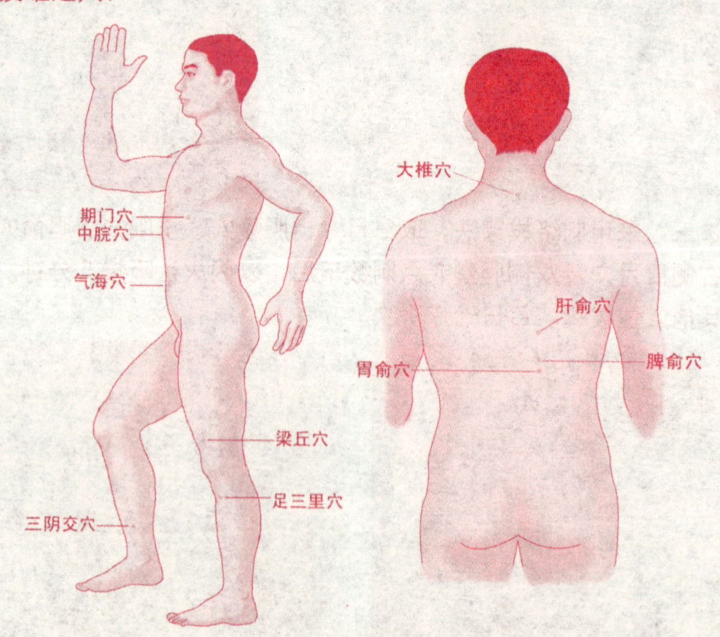

肝俞穴、脾俞穴、胃俞穴、中脘穴、气海穴、足三里穴、三阴交穴、梁丘穴、期门穴、大椎穴。

（2）拔罐方法：

方法一：采用针罐法，取肝俞穴、脾俞穴、胃俞穴，先用毫针刺背部俞穴，再以闪火法拔罐 15 分钟。然后取中脘穴、气海穴，以闪火法拔罐 10 分钟，并以毫针点刺足三里和三阴交穴。每日治疗 1 次，10 次为 1 疗程。

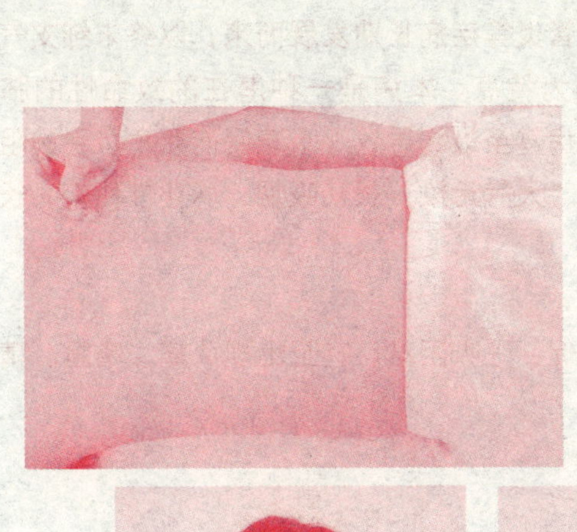
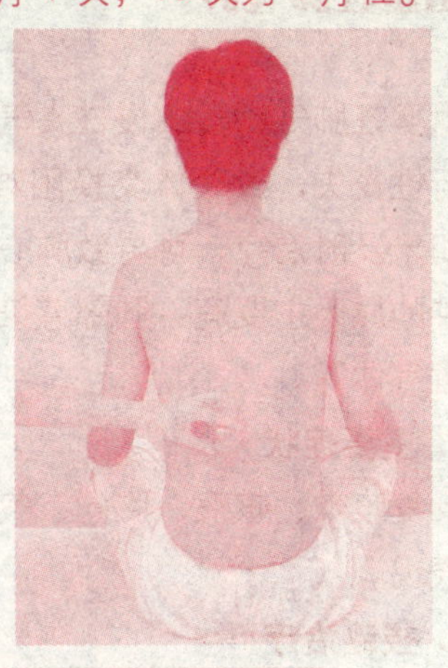
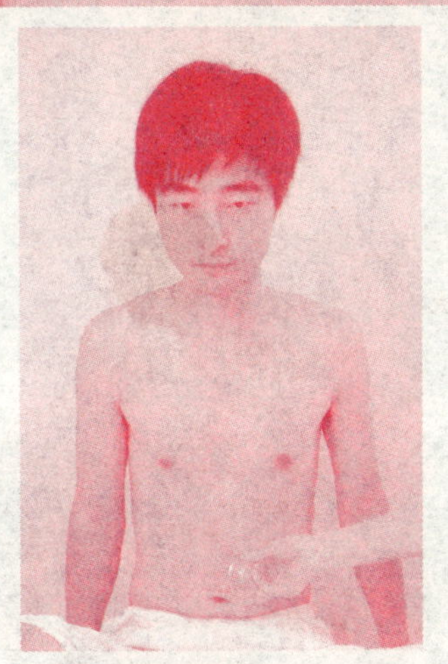
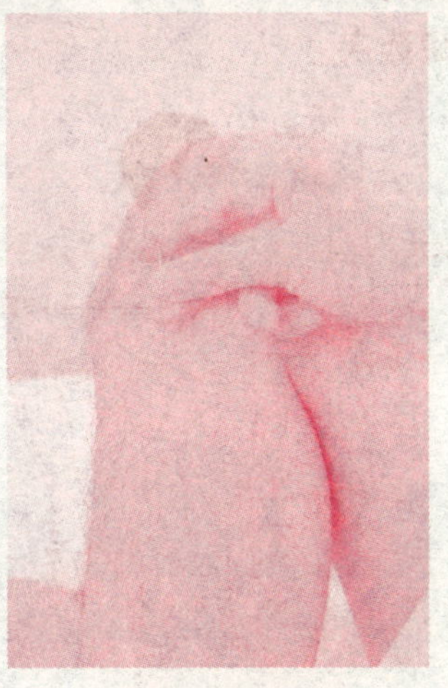

方法二：采用刺络拔罐法，取肝俞穴、脾俞穴、胃俞穴、中脘穴、梁丘穴、足三里穴，先以三棱针点刺诸穴位，然后以火罐吸拔点刺后的穴位，拔罐后留罐 5 分钟。每日治疗 1 次。

方法三：肝胃气滞型采用火罐法，第一天取期门穴、肝俞穴和胃俞穴，先吸拔期门穴，再吸拔肝俞穴和胃俞穴，留罐 10 分钟。第二天取中脘穴、足三里穴、脾俞穴，先吸拔中脘穴和足三里穴，再吸拔脾俞穴，留罐 10 分钟。每日 1 次，两组交替进行，10 日为 1 疗程，疗程间隔 5 日。

肝胃郁热型采用刺络拔罐法，先取中脘穴、足三里穴，点刺 3 下后吸拔 5 分钟。然后取肝俞穴、胃俞穴，用相同手法。每天 1 次，5 次为 1 疗程。

脾胃虚寒型采用火罐法，第一天取大椎穴、脾俞穴，吸拔 15 分钟，第二天取中脘穴、胃俞穴，依次吸拔 15 分钟。每日 1 次，两组交替进行，10 次为 1 疗程。

阻塞性肺气肿

阻塞性肺气肿多由慢性支气管炎等疾病长期发展而来，以终末细支气管弹性进行性丧失，致气体交换困难为特点。本病是一种潜在的致命性的肺部疾病，如未及时治疗，可导致肺心病甚至最终导致呼吸衰竭而死亡。引起阻塞性肺气肿的原因主要有：肺部感染、大气污染、长期吸烟、职业性粉尘、长期接触有害气体等。

1. 主要症状

反复咳嗽、咳痰、胸闷、气促、呼吸困难，甚至出现头痛、嗜睡、精神恍惚等表现。

2. 拔罐治疗

（1）拔罐选穴：

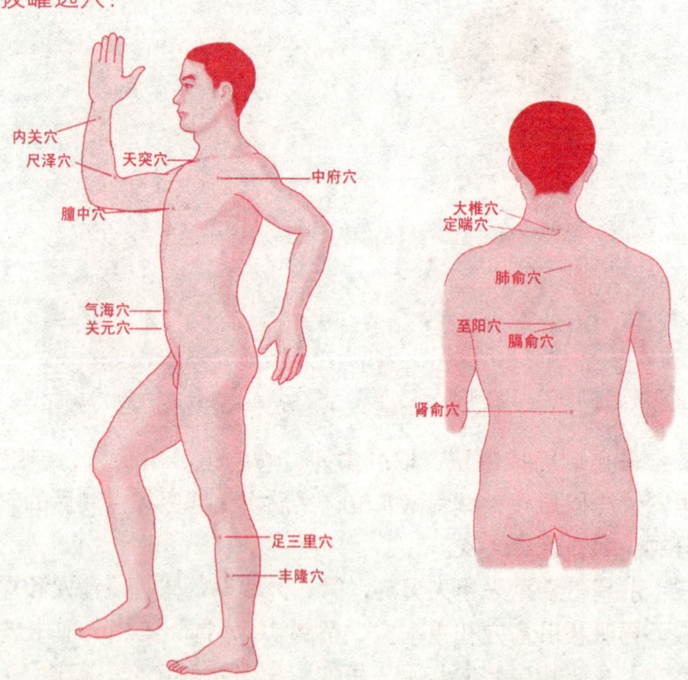

大椎穴、定喘穴、至阳穴、膈俞穴、肺俞穴、肾俞穴、足三里穴、丰隆穴、天突穴、中府穴、膻中穴、气海穴、关元穴、尺泽穴、内关穴。

（2）拔罐方法：

方法一：采用火罐法，取大椎穴、定喘穴、至阳穴、膈俞穴，以闪火法吸拔穴位，然后沿着大椎穴—至阳穴以及定喘穴—膈俞穴线路自上而下走罐，直至皮肤潮红。隔日 1 次，6 次为 1 疗程。

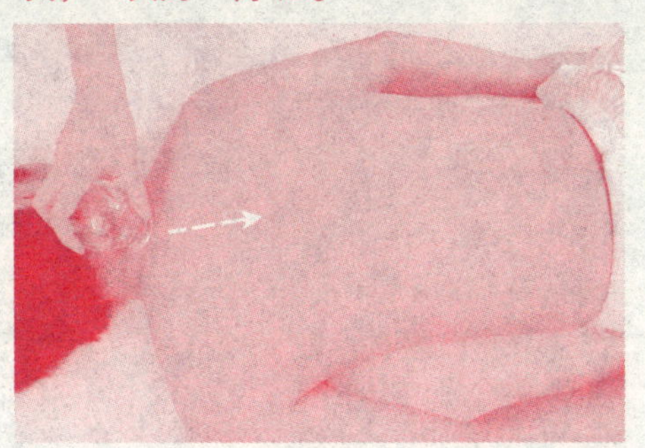

方法二：采用刺络拔罐法，取大椎穴、定喘穴、肺俞穴、肾俞穴、足三里穴、丰隆穴，或天突穴、中府穴、膻中穴、气海穴、关元穴、尺泽穴、内关穴，用三棱针在上述穴位进行点刺，至被刺部位皮肤微出血后，用火罐吸拔于上述穴位上，留罐 10～15 分钟。每次选择一组穴位，两组穴位交替轮流选用。隔日 1 次，10 次为 1 疗程。

第五章

改善腰背部症状的拔罐疗法

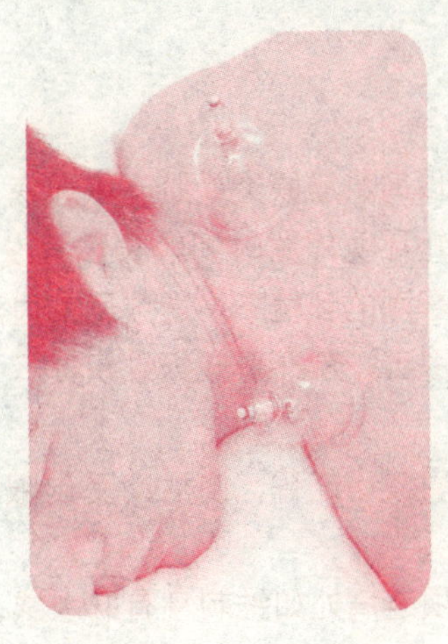

腰背部乃“躯之中点”，上接天气，下接地气，在腰背部还有很多重要的脏腑器官，当身体出现不适时，腰背部就会发出各种“警告”，此时人们应当做的就是了解这些“警告”，并采取充分的对应措施。

腰背部症状的特点

腰背部症状最突出的就是疼痛，原因是在弯腰、活动或者长期坐卧姿势不正确的时候，腰部的骨骼就会变形，不仅会压迫到脊椎神经，还会影响腰部血液循环，致使腰背部“不通则痛”。

常见症状的拔罐疗法

颈肩纤维织炎

颈肩纤维织炎又称为颈肩肌筋膜炎或肌肉风湿病，通常是由于寒冷或潮湿引起的。例如，在寒冷的外环境停留时间较长，又没有做好充足的保暖措施，致使颈肩部长时间暴露于寒潮的环境下，造成局部血液循环改变，致使气血凝滞于经络，以致局部纤维渗出，从而形成纤维织炎。

1. 主要症状

(1) 风寒侵络型：颈肩酸痛连背，使活动受到限制，疼痛遇寒冷时加重，得暖疼痛缓解，舌苔薄白。

(2) 气血瘀滞型：颈项连肩处如锥刺且有麻木感，旋转不利，遇寒冷或劳累时疼痛加重，舌质紫暗，苔色薄白。

2. 拔罐治疗

（1）拔罐取穴：

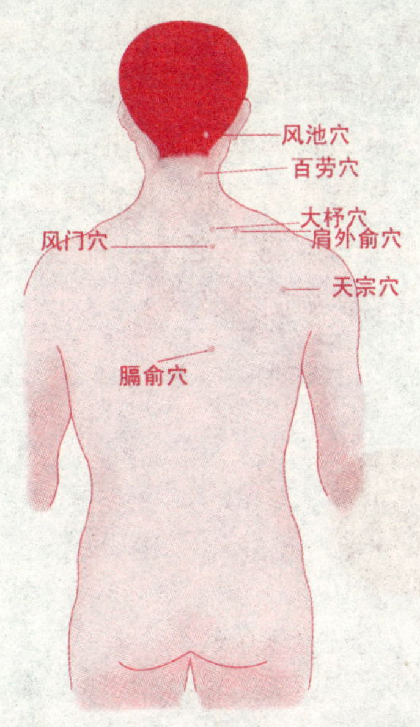

风池穴、风门穴、天宗穴、肩外俞穴、阿是穴、大杼穴、百劳穴、膈俞穴。

（2）拔罐方法：

风寒侵络型采用火罐法，取风池穴、风门穴、天宗穴、肩外俞穴、阿是穴，以闪火法在上述诸穴上拔罐 15 分钟。每日 1 次。

气血瘀滞型采用刺络拔罐法，取大杼穴、百劳穴、天宗穴、膈俞穴、阿是穴，先用三棱针在患侧大杼穴、膈俞穴上点刺，然后点刺百劳穴和双侧膈俞穴。最后，取罐具以闪火法吸拔 5～10 分钟。隔日治疗 1 次。

肩周炎

肩周炎即肩关节周围炎，又称五十肩、冻结肩、漏肩风，是在肩关节周围软组织和肩关节囊出现的慢性无菌性炎症。肩周炎的高发人群原本多集中于 50 岁左右的人群，而且多发于体力劳动者，但是由于近年来电脑的普及以及坐姿不正确，肩周炎的患者群体年龄逐渐呈下降趋势，而且多以办公室白领或学生居多，由此可以看出肩周炎是一个不折不扣的“现代文明病”。不过在中医学中，这种“文明病”则属于痹证的一种，主要由于血虚血瘀，导致经脉凝滞，致使筋失濡养、血不容筋，从而引发局部疼痛。

1. 主要症状

(1) 临床症状：肩部酸疼胀痛，多发于后半夜，疼痛感由肩关节向肩胛、上臂扩散，肩关节的外展、上举、内旋、外旋以及提物等活动受限。严重者无法穿衣、梳头、洗脸，患侧手因疼痛无法触碰到背部。

(2) 风寒袭络：舌淡苔白，肩部漫痛，拒之加剧；白天疼痛缓解，夜间疼痛加剧；得温疼痛缓解，受寒疼痛加重，局部畏寒。

(3) 经筋失养：肩痛日久，酸痛乏力，而且疼痛逐渐加剧；肩部肌肉萎缩，活动受限，举臂不及头，后旋不及背。

2. 拔罐治疗

(1) 拔罐选穴：

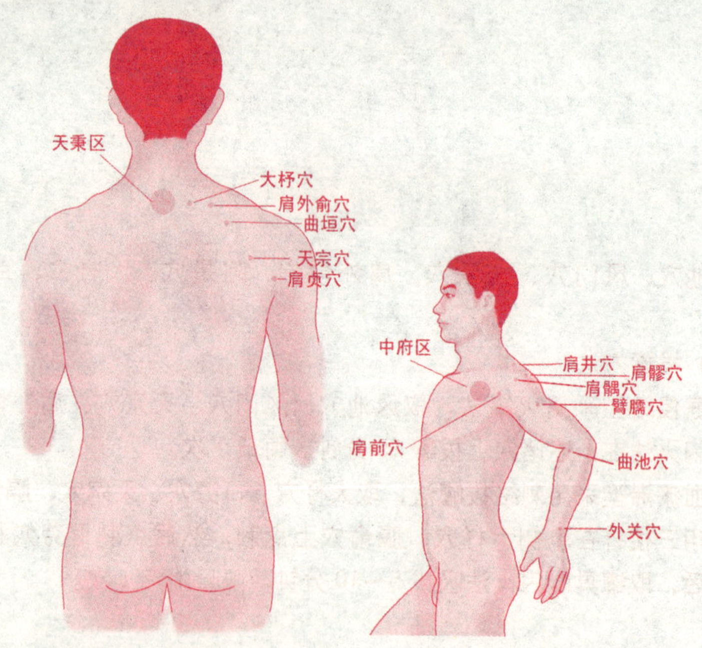

肩髃穴、肩外俞穴、曲垣穴、肩髎穴、肩贞穴、天宗穴、阿是穴、肩井穴、肩前穴、天秉区、中府区、曲池穴、外关穴、大杼穴、臂臑穴。

(2) 拔罐方法：

方法一：采用针罐法，取患侧的肩髃穴、肩外俞穴、曲垣穴、肩髎穴、肩贞穴、天宗穴、阿是穴。每次选 3～5 个穴位，针刺后拔罐 15～20 分钟。每日 1 次。

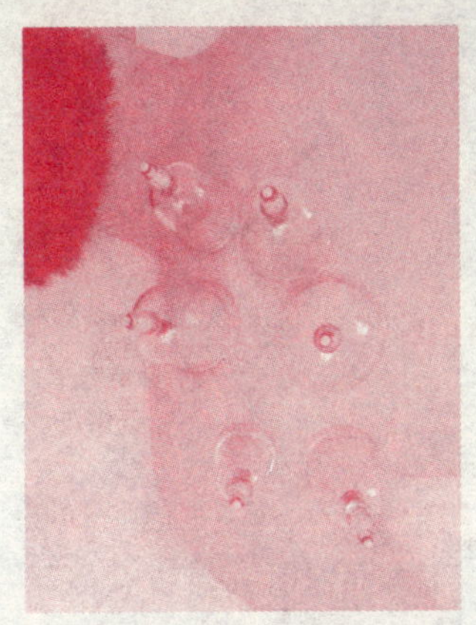

方法二：采刺络拔罐法，取肩井穴、天宗穴、肩前穴、肩髃穴旁开 1.5 寸，用三棱针点刺上述诸穴后，以闪火法拔罐 20 分钟。每隔 1 天治疗 1 次。

方法三：采用刺络拔罐法，先在患肩及附近取阿是穴，再以针点刺，然后以闪火法拔罐，吸出血液 1～3 毫升后去罐，敷上棉球后肩臂做被动活动 5～10 分钟。每隔 3 日治疗 1 次。

方法四：采用火罐法，取天秉区和中府区，吸拔后留罐 30～40 分钟。每日 1 次。

方法五：风寒袭络型采用火罐法，取肩髃穴、肩井穴、曲池穴、外关穴，以闪火法吸拔穴位 15 分钟。隔日 1 次。

筋脉失养型采用火罐法，第一天取患侧的肩髃穴、天宗穴、大杼穴和曲池穴，第二天取患侧的肩井穴、肩贞穴、臂臑穴和外关穴，以闪火法吸拔穴位 10 分钟。每日 1 次，两组交替进行。

纤维肌肉疼痛症

纤维肌肉疼痛症，又叫纤维肌炎，是指纤维组织、肌肉、肌腱、韧带等部位的疼痛，以颈肩部、背部多见，好发于女性。究其原因，与过重的体力劳动、长期精神紧张、睡眠不足、患有风湿痛等全身疾病以及各种急慢性劳损失于治疗等有关。

1. 主要症状

肌肉僵硬、疼痛（多酸痛），有时局部肿胀，肩背沉重，严重者可痛不能眠、翻身困难。

2. 拔罐治疗

(1) 拔罐选穴:

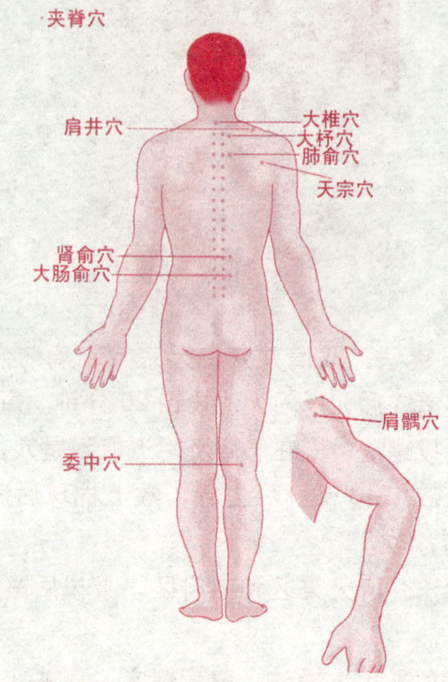

阿是穴、大椎穴、肺俞穴、大杼穴、夹脊穴、肩井穴、肩髃穴、天宗穴、肾俞穴、大肠俞穴、委中穴。

(2) 拔罐方法:

方法一：采用刺络拔罐法，取阿是穴、大椎穴、肺俞穴，用三棱针进行点刺至被刺部位皮肤微出血后，用火罐吸拔于上述穴位，留罐 10～15 分钟。隔日 1 次，10 次为 1 疗程。

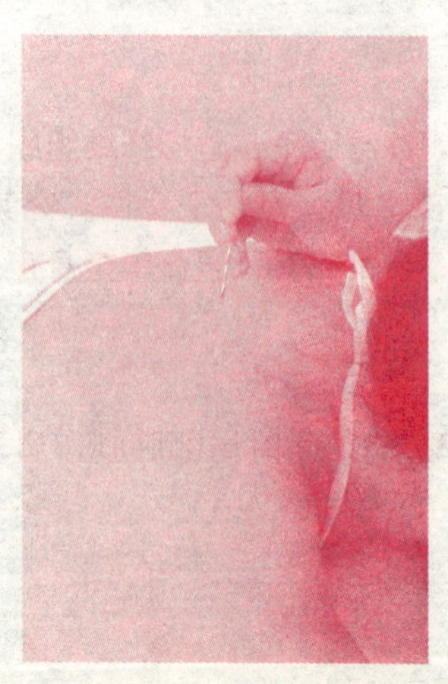

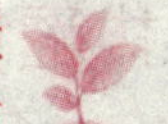

方法二：采用针罐法、刺络拔罐法，取局部阿是穴、大椎穴、大杼穴、夹脊穴皮肤，用毫针进行针刺，通过捻转提插得气后，留针 20 分钟。起针后，用梅花针沿着大椎穴、大杼穴、阿是穴、夹脊穴循经叩刺，至被刺部位皮肤潮红或充血后，用火罐吸拔于上述穴位，留罐 10～15 分钟。隔日 1 次，10 次为 1 疗程。

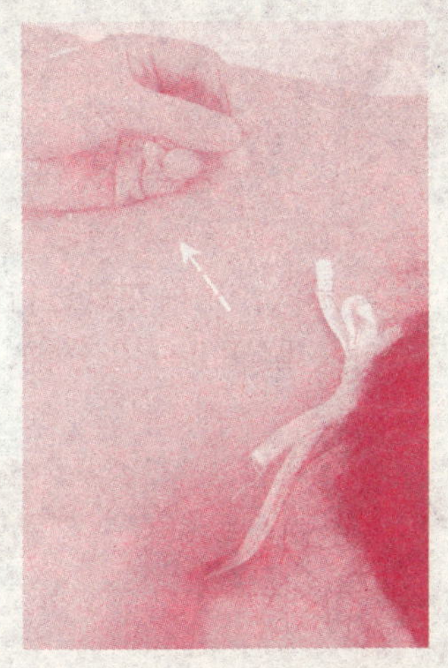

方法三：除了上面的拔罐方法外，肩部疼痛可加肩井穴、肩髃穴、天宗穴；腰部疼痛可加肾俞穴、大肠俞穴、委中穴，采用留罐法或针罐法。

背肌筋膜炎

背肌筋膜炎是指背部筋膜、肌肉、肌腱等软组织的无菌性炎症，临床认为是由于背部软组织发生急慢性损伤、慢性劳损，日久不能完全恢复造成的。此外，长期居住于潮湿的地方或劳累后受风寒侵袭也会引起本病。

1. 主要症状

患处隐痛或酸痛不舒，腰背沉重、乏力、强直，患处皮肤麻木、粗糙或僵硬，压痛点范围较大，有时疼痛还会发射到前胸、臀、腿，肌肉呈颗粒、条索或块状。通常发病较急，凌晨或晨起、阴雨天时疼痛加重，翻身困难，但白天以及遇暖时得缓。

2. 拔罐治疗

（1）拔罐选穴：

阿是穴。

（2）拔罐方法：

方法一：采用走罐法，用闪火法将罐吸拔于督脉及足太阳膀胱经上部穴位，然后沿着经络循行线路来回走罐，直至皮肤潮红。隔天 1 次，10 次为 1 疗程。

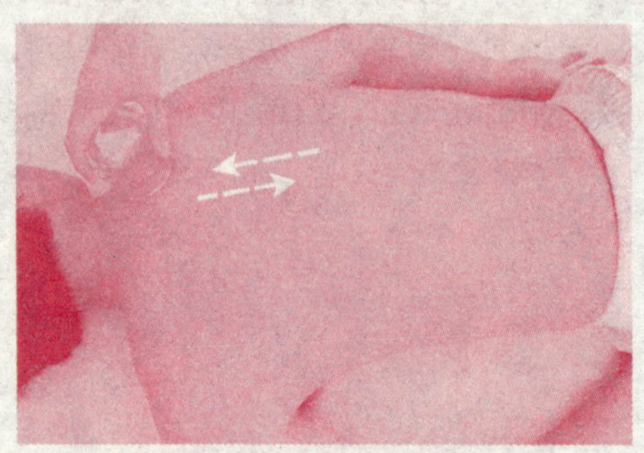

方法二：刺络拔罐法，取阿是穴，用梅花针进行叩刺至被刺部位皮肤微出血后，用火罐吸拔于上述穴位上，留罐 5～10 分钟，至罐内出血数滴至数毫升。隔日 1 次，5 次为 1 疗程。

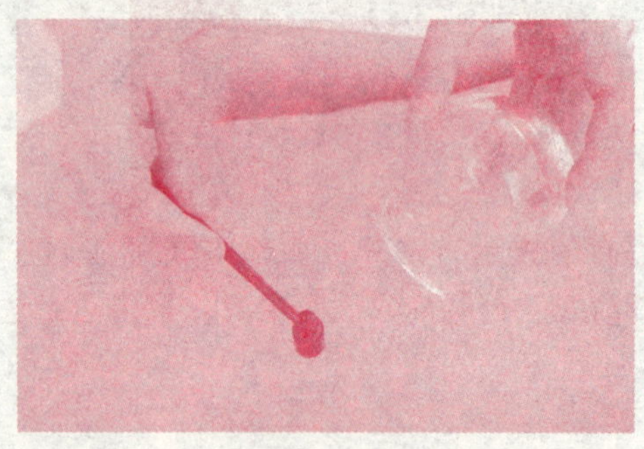

慢性腰肌劳损

慢性腰肌劳损又称功能性腰痛或腰部劳损，通常是指无明显外伤史的腰部慢性软组织损伤，多与腰部软组织劳损、慢性炎症、肿瘤、腰椎与关节的退行性病变等有关。而中医却认为，慢性腰肌劳损则是由于内外因素造成的，其中内因是肾脏亏虚，外因是风寒邪湿侵袭，二者均会导致气血运行障碍、经络阻痹，从而引起筋脉拘挛，诱发本症。

1. 主要症状

（1）风寒湿：腰部冷痛伴沉重感，转侧困难，卧床休息也无法减轻疼痛感，天气变化时疼痛感加重，热敷腰部症状可得到缓解。

（2）肾亏虚：腰痛酸软乏力，朝轻暮重，劳累加重，休息缓解，腰部喜捶按。肾阳虚伴面色淡白，四肢冰凉，畏寒畏冷，短气乏力。肾阴虚伴面色潮红，头晕目眩，耳鸣，口干咽燥。

(3) 气血瘀滞：腰胀且刺痛，按之疼痛加重，俯仰转侧活动受限，甚至不能动，多数患者以前曾患有外伤。

2. 拔罐治疗

(1) 拔罐选穴：

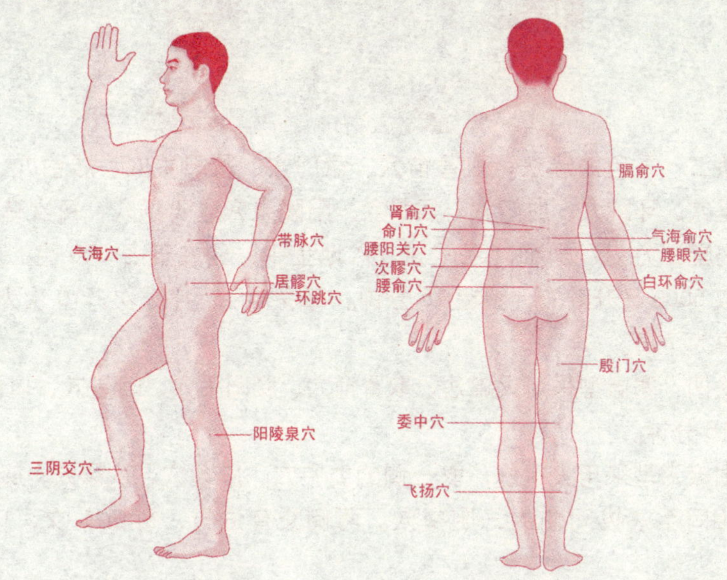

肾俞穴、腰阳关穴、次髎穴、气海俞穴、腰眼穴、带脉穴、命门穴、腰俞穴、白环俞穴、阿是穴、环跳穴、殷门穴、居髎穴、阳陵泉穴、飞扬穴、委中穴、膈俞穴、气海穴、三阴交穴。

(2) 拔罐方法：

方法一：采用火罐法，取肾俞穴、腰阳关穴、次髎穴，拔罐后留罐 5～15 分钟，或以闪罐反复吸拔上述诸穴位，直到皮肤出现潮红时为止。每日 1 次。

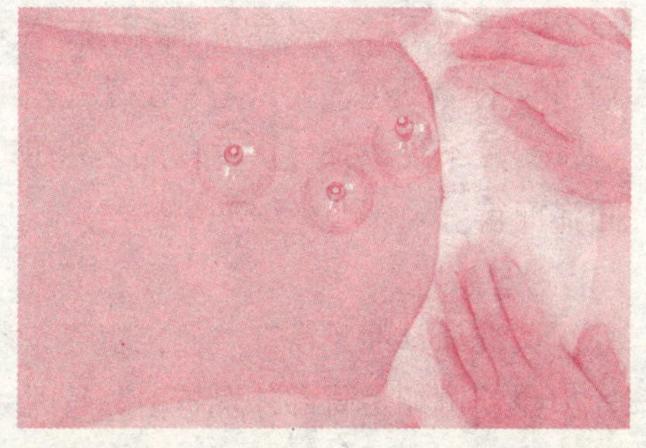

方法二：采用刺络拔罐法，取肾俞穴、气海俞穴、腰眼穴、带脉穴，针点刺后拔罐 5～10 分钟。寒湿或虚寒型者采用温罐法，起罐后加艾灸。隔 3 日 1 次。

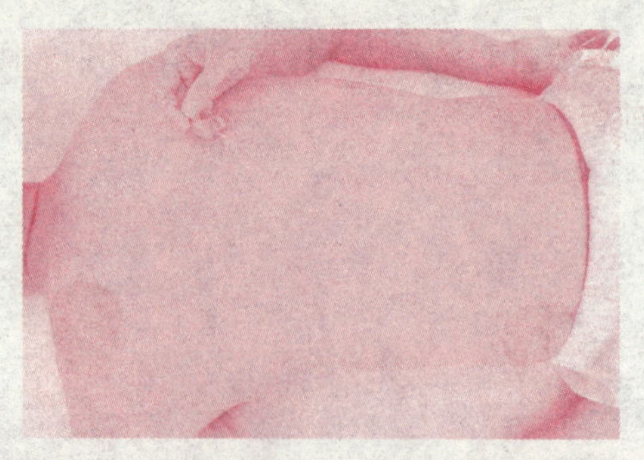

方法三：采用药罐法，取肾俞穴、命门穴、腰阳关穴、腰俞穴、白环俞穴、阿是穴、环跳穴、殷门穴、居髎穴、阳陵泉穴、飞扬穴，每次选 3～4 个穴位，药罐配方为：千细叶双眼龙、入地金牛、豆豉姜各 250 克、生姜 500 克，煎取 5000 毫升药液，留罐 15 分钟。每隔 1 日治疗 1 次，10 次为 1 疗程，疗程间隔为 7 日。

方法四：寒虚型采用火罐法，取肾俞穴、腰阳关穴、阿是穴，以闪火法吸拔 10～15 分钟。

气血瘀滞型采用火罐法，取一侧的委中穴、膈俞穴、次髎穴，吸拔 10 分钟后用相同手法拔同侧的三阴交穴。两侧交替进行，每日 1 次，10 次为 1 疗程。

肾虚型采用火罐法，取肾俞穴、阿是穴，吸拔 15 分钟后用相同手法拔气海穴、三阴交穴。隔日 1 次，5 次为 1 疗程。

坐骨神经痛

坐骨神经痛是指沿着坐骨神经及其分布区内出现的一种疼痛，分为原发性和继发性两种，其中原发性是由于体内炎症对神经造成感染引起的，继发性则是由于临近结构的疾病引起的。不过，无论是原发性还是继发性，在中医学中均认为坐骨神经痛是由于禀赋不足或正气虚弱，加之外感寒湿、闪挫劳损而致气血不畅，以致经络阻滞而得。

1. 主要症状

（1）临床症状：持续性钝痛，而且常在一侧先发作，疼痛由臀部或髋部向下沿大腿后侧、腘窝、小腿外侧和足背部外侧扩散，有时大腿后侧、小腿后侧或外侧还会出现放射性疼痛。

（2）寒湿留滞：身体沉重，喜暖畏寒，腰腿剧痛，腰腿部沉重强硬且伸屈不灵，遇阴雨寒冷疼痛加剧，小腿外侧及足背皮肤触感减退。

(3) 瘀血阻滞型：腰腿疼痛病程较长，腰部有外伤史，且经久不愈。疼痛如针刺刀割，转侧不利，入夜疼痛感加重，舌质紫暗或有瘀斑。

2. 拔罐治疗

(1) 拔罐选穴：

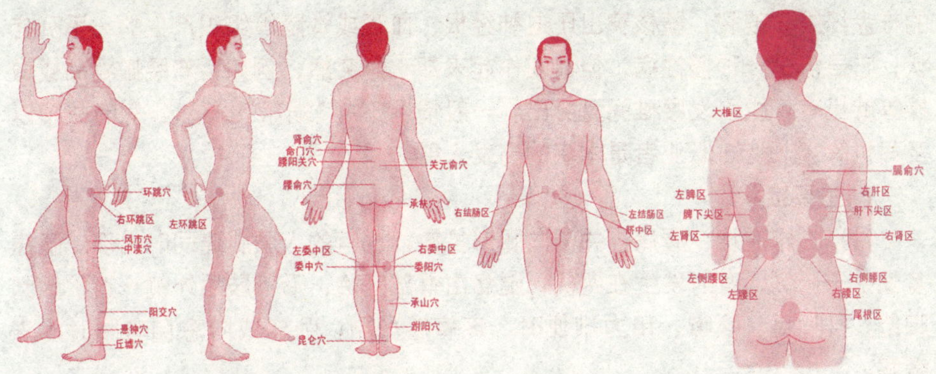

命门穴、腰阳关穴、环跳穴、肾俞穴、关元俞穴、承山穴、膈俞穴、委中穴、脾区、肝区、肾区、腰区、尾根区、左环跳区、左委中区、大椎区、脾下尖区、肝下尖区、右环跳区、右委中区、脐中区、左右侧腰区、结肠区、腰俞穴、承扶穴、委阳穴、阳交穴、悬钟穴、跗阳穴、丘墟穴、昆仑穴、风市穴、中渎穴。

(2) 拔罐方法：

方法一：寒湿留滞型采用火罐法，取命门穴、腰阳关穴、环跳穴（患侧）、肾俞穴、关元俞穴、承山穴，以闪火法吸拔穴位，留罐 5～10 分钟。每日 1 次，15 次为 1 个疗程。

瘀血阻滞型采用火罐法，取肾俞穴、膈俞穴、关元穴、委中穴（患侧），以闪火法吸拔肾俞穴、膈俞穴、关元俞穴，以及患侧委中穴，拔罐时间为10～15 分钟。每日治疗 1 次。

方法二：采用火罐法，取脾区、肝区、左右肾区、左右腰区、尾根区、左环跳区、左委中区，或大椎区、脾下尖区、肝下尖区、右环跳区、右委中区、脐中区，或左右侧腰区、结肠区，三组交替或依次拔罐。每日 1 次，每次30～40 分钟。

方法三：采用刺络拔罐法，取腰俞穴、承扶穴、委中穴、委阳穴、阳交穴、悬钟穴，或跗阳穴、丘墟穴、昆仑穴、风市穴、中渎穴、承山穴，用三棱针选取一组穴位点刺至微出血，吸拔后留罐 10～15 分钟，以罐内出血数滴至数毫升为宜。3 日 1 次，两组穴位交替进行，5 次为 1 疗程。

腰椎间盘突出

腰椎间盘突出，是腰椎间盘发生退行性变化，由急性或慢性腰部损伤引起的椎盘纤维环破裂，髓核突出压迫神经根、血管或脊髓等组织产生的一系列症状，它虽然是一种慢性病，但其发作起来却十分突然，例如，弯腰搬物品或做操等就极有可能引发腰椎间盘突出。一般情况下，“蜗居”在办公室的白领以及司机等“久坐”职业者是本病的高发人群。

1. 主要症状

(1) 临床症状：腰痛，并渐向腿部扩散，也有的人腰腿痛同时出现。腿痛多发生于一侧，有时发生在两侧，腿痛由臀部开始，沿下肢后外侧一直扩散到脚部。打喷嚏、咳嗽、用力排便时，疼痛感加剧，卧床或向患侧弯腰时疼痛缓解。

(2) 筋骨劳伤：有扭伤史，突发腰腿痛且固定不移，轻者不利仰卧、行走，重者辗转、行走不能，夜间加剧。

(3) 风寒侵袭：有受寒史，腰腿冷痛，经筋拘急或麻木，遇冷加剧。

(4) 肝肾不足：有陈伤，疼痛反复，卧床减轻，劳累加重，并伴有内热旺的相关症状。

2. 拔罐治疗

(1) 拔罐选穴：

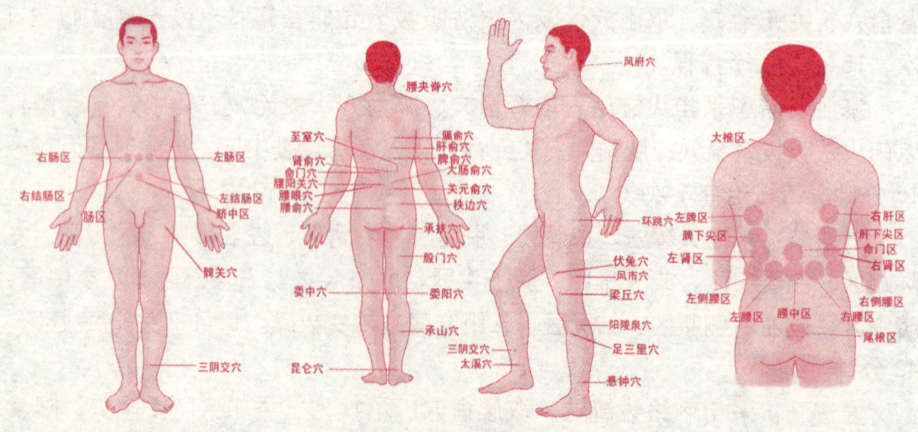

肾俞穴、大肠俞穴、阿是穴、阳陵泉穴、昆仑穴、秩边穴、承扶穴、殷门穴、委中穴、承山穴、环跳穴、风市穴、悬钟穴、髀关穴、伏兔穴、梁丘穴、足三里穴、志室穴、腰眼穴、关元俞穴、腰夹脊穴、腰阳关穴、膈俞穴、三阴交穴、风府穴、肝俞穴、命门穴、太溪穴、大椎区、脾下尖区、肝下尖区、腰

中区、尾根区、左右结肠区、脾区、肝区、脐中区、腰区、左右肠区、肠区、肾区、命门区、左右侧腰区。

(2) 拔罐方法:

方法一：采用火罐法或真空抽气罐法，先吸拔肾俞穴、大肠俞穴、阿是穴10～15分钟，再令患者转换体位，以同法吸拔患侧的阳陵泉穴和昆仑穴10～15分钟。疼痛沿下肢后侧放射者加拔秩边穴、承扶穴、殷门穴、委中穴、承山穴；疼痛沿下肢外侧放射者加拔环跳穴、风市穴、阳陵泉穴、悬钟穴；疼痛沿下肢前放射者加拔髀关穴、伏兔穴、梁丘穴、足三里穴。每日1次。

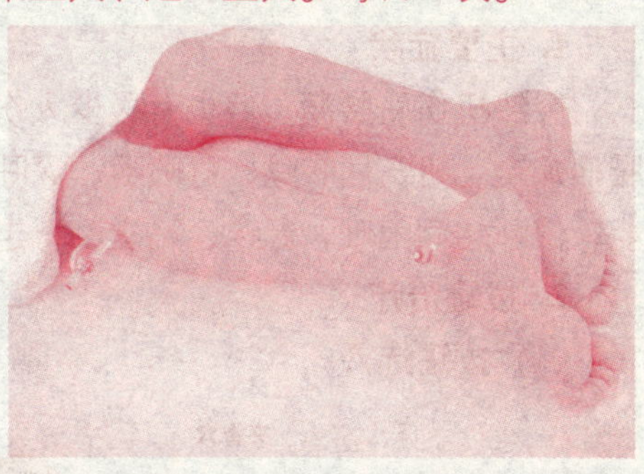

方法二：采用火罐法或真空抽气罐法，取肾俞穴、志室穴、腰眼穴、关元俞穴、承扶穴、殷门穴、委中穴、承山穴、昆仑穴，吸拔上述诸穴10～15分钟，拔罐后留罐5分钟。每日1次。

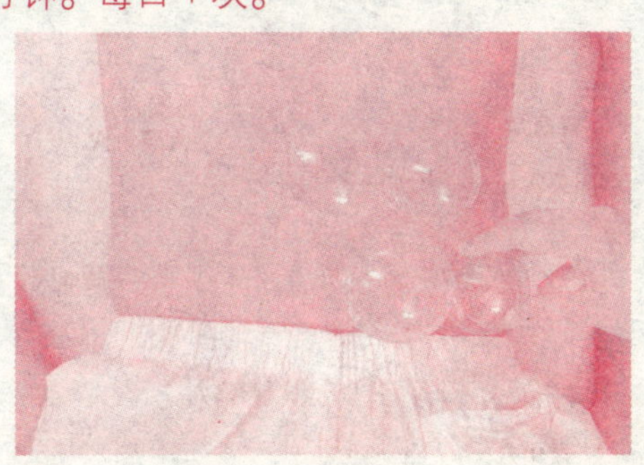

方法三：采用火罐法，取肾俞穴、腰夹脊穴、腰阳关穴，吸拔后留罐15分钟。筋骨劳伤型加拔膈俞穴、三阴交穴；风寒侵袭型加拔风府穴，肝肾不足加拔肝俞穴、命门穴和太溪穴。每日1次。

方法四：采用火罐法，取大椎区、脾下尖区、肝下尖区、腰中区、尾根区、左右结肠区，或脾区、肝区、脐中区、腰区、左右肠区，或肠区、肾区、命门区、左右侧腰区，交替或依次拔罐。每日1次，每次30～40分钟。

急性腰扭伤

急性腰扭伤，俗称为“闪腰岔气”，是腰痛疾病中最常见的一种，是指腰部的肌肉、筋膜、韧带或小关节因过度扭曲或牵拉所致的损伤，多发于青壮年体力劳动者。现代医学认为，急性腰扭伤是因为用力不当而引起。中医学在此基础上又增加了“暴力损伤”，认为这两种因素均会导致腰部气血阻滞、经络不通，致使肌肉拘急疼痛。

1. 主要症状

突然扭伤后腰痛，但也有极少人伤后不痛或疼痛不重，待数小时或数天后腰痛加剧。扭伤后咳嗽、打喷嚏、深呼吸、大小便均会造成疼痛加剧。腰直不能，俯卧转侧困难，起床、站立、行走也非常困难。

2. 拔罐治疗

（1）拔罐选穴：

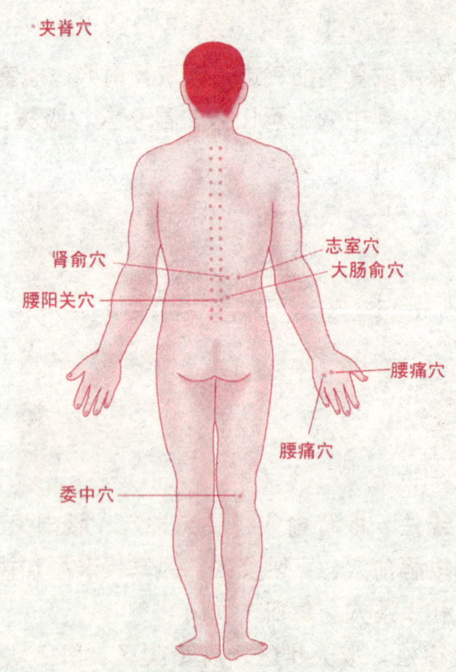

阿是穴、委中穴、肾俞穴、志室穴、大肠俞穴、夹脊穴、腰阳关穴、腰痛穴。

（2）拔罐方法：

方法一：采用刺络拔罐法，取阿是穴、委中穴（患侧），用三棱针在阿是穴散刺，以见血为度，再在穴位处涂上一层薄薄的石蜡油，然后施走罐法至罐中出现瘀血，最后点刺委中穴出血数滴。每日治疗 1 次，3 次为 1 疗程。

方法二：采用火罐法，取腰骶关节部、双侧髂后上棘处各拔罐 1 次，腰椎处各拔 1 次，胸椎处各拔 1 次，拔罐后留罐 15～20 分钟。每日或隔日治疗 1 次。

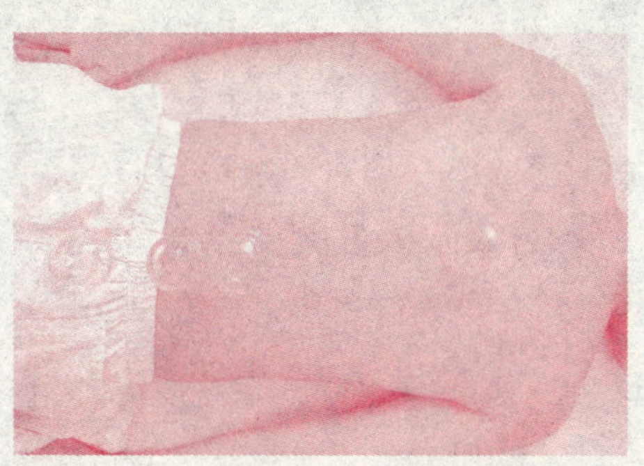

方法三：采用刺络拔罐法，取肾俞穴、志室穴、大肠俞穴、夹脊穴、腰阳关穴，每次选穴 2～3 个，以梅花针重叩局部皮肤出少量血，然后拔罐 10～20 分钟，以拔出少量瘀血为佳。

方法四：采用按摩拔罐法，先站立，用力按压腰脊正中痛点和腰痛穴，再取阿是穴、委中穴，用抽气罐或火罐吸拔穴位 10～15 分钟。也可采用针罐法，针刺阿是穴和委中穴，再吸拔 10～15 分钟。

腰椎后关节紊乱症

腰椎后关节紊乱症，是指腰椎关节突关节位置异常改变而引起的一系列临床表现，又叫急性腰椎后关节滑膜嵌顿或腰椎小关节错缝。腰椎后关节紊乱症的原因主要有两点：其一是各种原因导致的腰椎关节突关节位置异常改变；其二是曾有过腰部扭伤、闪腰等病史。

1. 主要症状

患部剧烈疼痛，不敢活动。站立时髋、膝关节呈半屈位，腰部后突不敢伸直。腰肌痉挛，腰活动受限。患椎棘突偏歪。

2. 拔罐治疗

(1) 拔罐选穴：

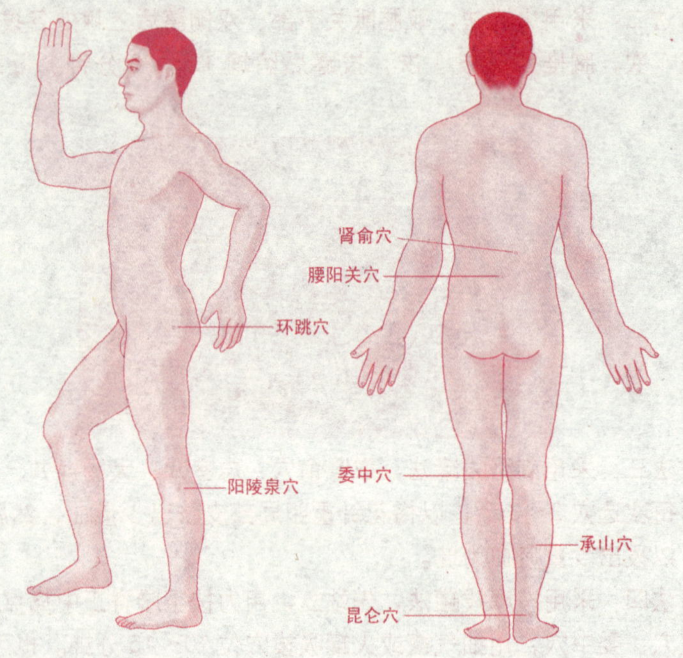

阿是穴、肾俞穴、腰阳关穴、环跳穴、委中穴、承山穴、阳陵泉穴、昆仑穴。

(2) 拔罐方法：

采用针罐法、按摩拔罐法，取局部阿是穴，用毫针进行针刺，通过捻转提插使用泻法得气。用闪火法将火罐以针刺处为中心吸拔于上述穴位，扣在针上，留罐 10～15 分钟后起罐起针。起罐后，按摩阿是穴、肾俞穴、腰阳关穴、环跳穴、委中穴、承山穴、阳陵泉穴、昆仑穴等。每日 1 次，10 次为 1 疗程。

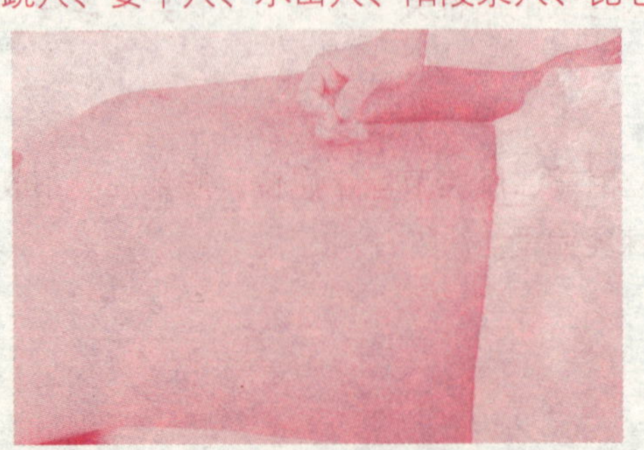

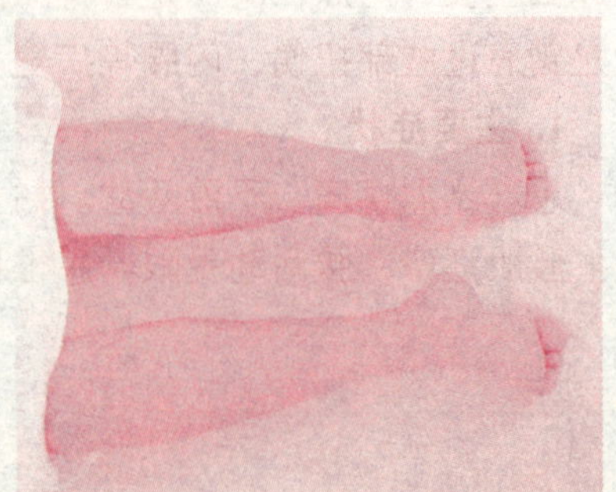

退行性脊柱炎

退行性脊柱炎是由于脊椎骨、关节退化及关节边缘和软骨下区有新骨形成，并出现腰背部疼痛等症状的一种疾病，发病原因可分为内因和外因。内因是肾气亏损、风寒湿邪入侵，导致邪气滞留经络，引发椎间盘退行性病变；外因是因为腰部长期负重或过度活动，致使椎间盘蜕变，如关节不稳、韧带松弛、椎间隙变窄等，形成骨刺或其他病变症状。

1. 主要症状

(1) 筋骨劳伤：腰部强直，酸胀疼痛，疼痛点固定不专一，活动不利不便，劳累时疼痛感加重，疼痛还会累及腿部。

(2) 肝肾两虚：腰部隐痛，腰部及下肢酸软、无力、疼痛并有麻木感，活动受限，伴头晕耳鸣，男性患者甚至还会出现阳痿或遗精。

2. 拔罐治疗

(1) 拔罐选穴：

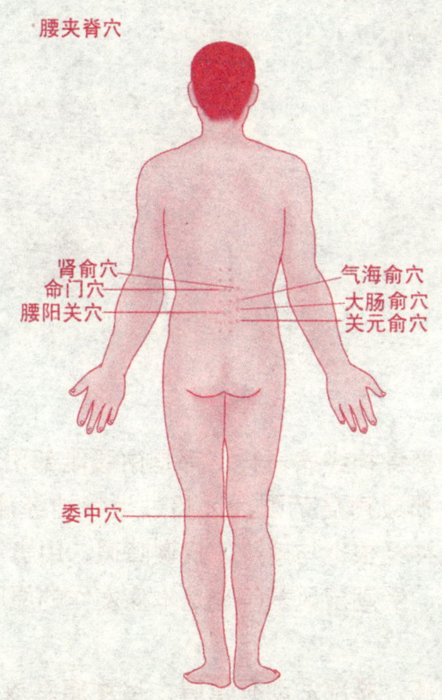

肾俞穴、腰夹脊穴、腰阳关穴、委中穴、气海俞穴、命门穴、大肠俞穴、关元俞穴。

（2）拔罐方法：

方法一：采用火罐法或真空抽气罐法，取督脉、足太阳膀胱经至背部，在上述区域施行走罐法，可重点对腰夹脊穴部位，直到皮肤出现潮红或皮下出现瘀斑时为止。每周1次。

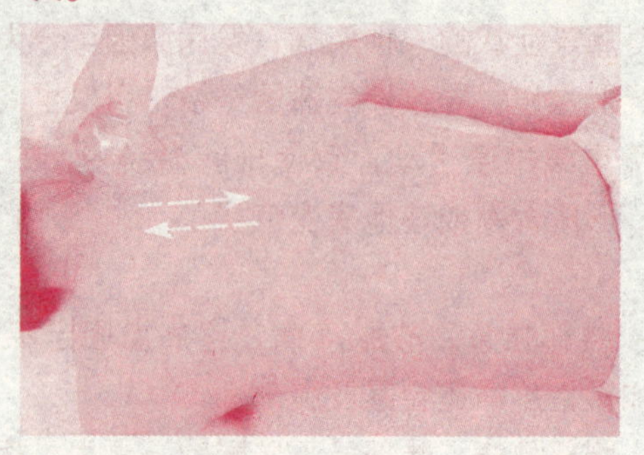

方法二：采用火罐法，选命门穴、腰阳关穴、肾俞穴、气海俞穴、大肠俞穴、关元俞穴和委中穴，吸拔上述穴位，留罐10～15分钟。每周2～3次，10次为1疗程，疗程间隔1周。

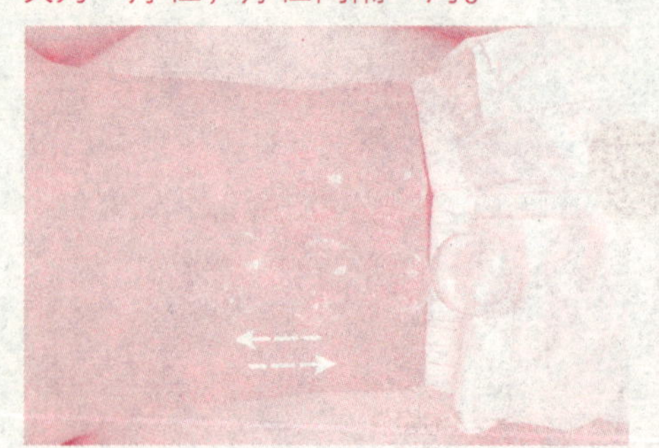

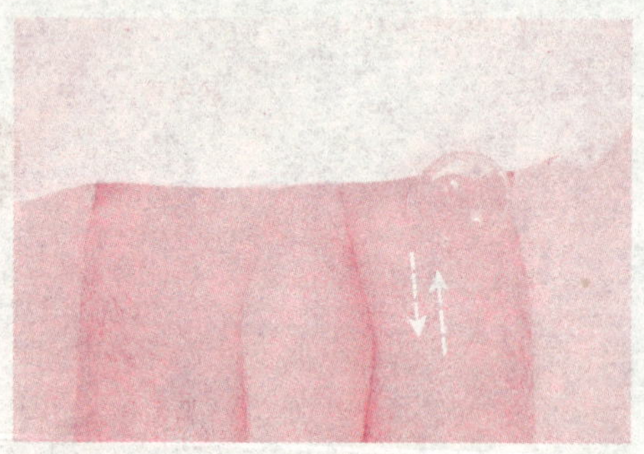

腰骶神经根炎

腰骶神经根炎与坐骨神经痛一样，都是由腰骶部沿臀部向下肢后侧放射，但不同之处在于其受损或疼痛范围远远超过坐骨神经痛，范围甚至可达跟腱处。一般认为，腰骶神经根炎与感染、代谢障碍、中毒等因素有关。此外，腰骶部活动及负荷过大、受潮湿风寒等也是本病发作的原因。

1. 主要症状

（1）左侧腰腿疼痛，腰部活动有障碍；且疼痛感放射到左腿，左腿麻木，左小腿肌肉萎缩，行走困难。

（2）椎旁骶棘肌患侧有紧张和压痛，且疼痛四处放散。

（3）坐下后将两腿伸直，腰部疼痛感加剧，并引起患侧腿痛。

2. 拔罐治疗

(1) 拔罐选穴:

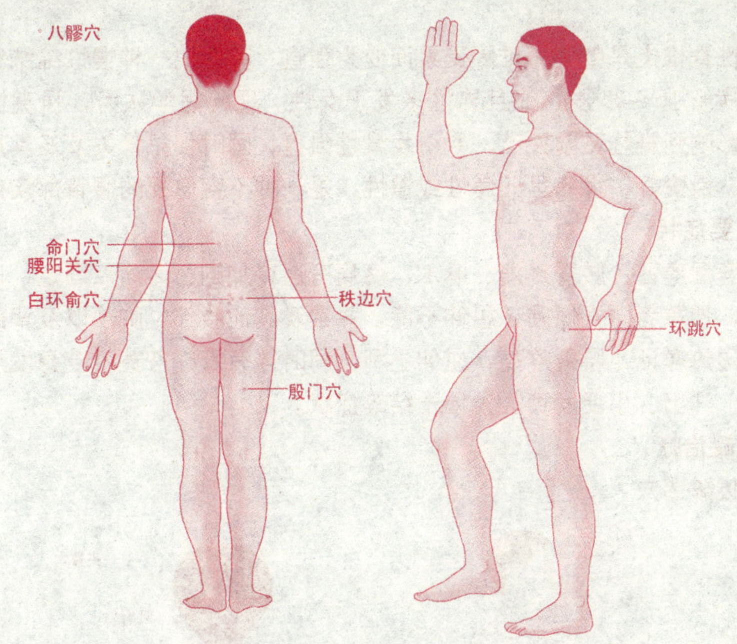

命门穴、秩边穴、白环俞穴、腰阳关穴、环跳穴、八髎穴、殷门穴。

(2) 拔罐方法:

方法一:采用刺络拔罐法,取命门穴、秩边穴、白环俞穴,或腰阳关穴、环跳穴,或八髎穴、殷门穴;拔罐时每次选取一组穴位,先在穴位上点刺,以见血为度,然后进行拔罐。每天或每隔 1 天治疗 1 次。

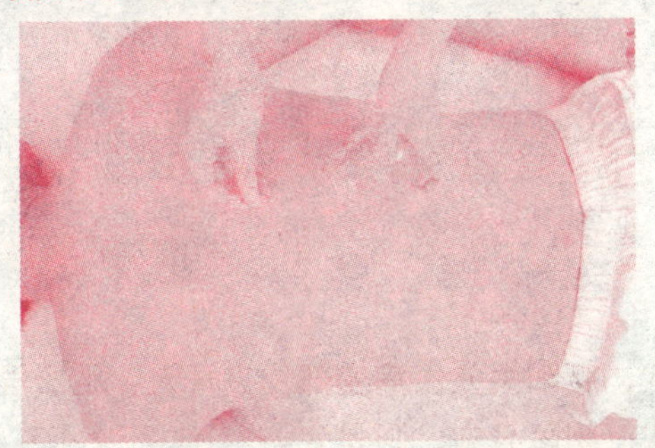

方法二:采用火罐法,取命门穴、腰阳关穴,然后再在秩边穴、殷门穴、环跳穴、八髎穴、白环俞穴上进行拔罐。每日治疗 1 次。

强直性脊柱炎

强直性脊椎炎是整个脊椎因受累而变为强直、畸形的一种慢性缔结组织疾病。多发病于15～35岁，而且男性多发于女性。现代医学认为，强直性脊柱炎主要会影响到脊柱及髋关节，并引发骨性强直，同时侵犯骨关节及其周围韧带、肌肉、滑囊等，发病呈亚急性或慢性，是一种不容忽视的腰背部疾病。

1. 主要症状

(1) 寒湿痹证：腰脊疼痛、麻木，疼痛有遇冷加剧、疼痛点固定、日轻夜重等特点，严重者腰脊僵硬，屈伸不能，并累及其他腰部、胸部以及背部。

(2) 湿热痹证：腰脊疼痛，屈伸不利，同时伴有舌红苔黄、全身发热、头晕、口渴、汗出、小便发黄、大便干结等症状。

2. 拔罐治疗

(1) 拔罐选穴：

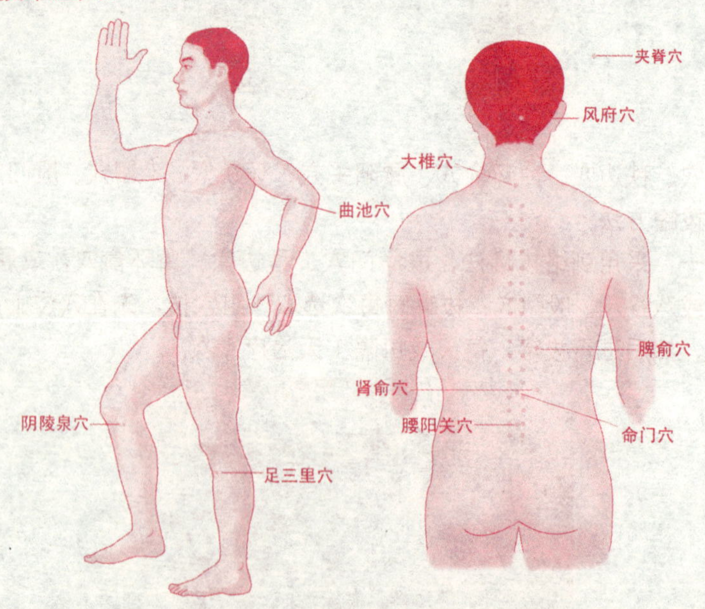

肾俞穴、命门穴、腰阳关穴、病变部位夹脊穴、足三里穴、风府穴、脾俞穴、大椎穴、曲池穴、阴陵泉穴、阿是穴。

(2) 拔罐方法：

方法一：采用火罐法，取肾俞穴、命门穴、腰阳关穴、病变部位夹脊穴；寒湿痹者加拔足三里穴、风府穴和脾俞穴；湿热痹者加拔大椎穴、曲池穴、阴陵泉穴。拔罐后留罐15分钟。每日1次。

方法二：采用刺络拔罐法，取阿是穴，以三棱针点刺加罐。每周 1 次。

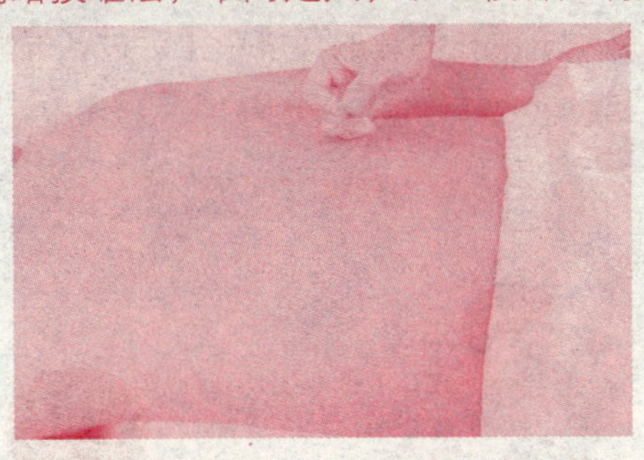

方法三：采用火罐或真空抽气罐法，取督脉的大椎穴至腰阳关穴，足太阳膀胱经、疼痛区域，在上述区域施行走罐，直到皮肤出现潮红，或皮下出现瘀斑为止。每周 1 次。

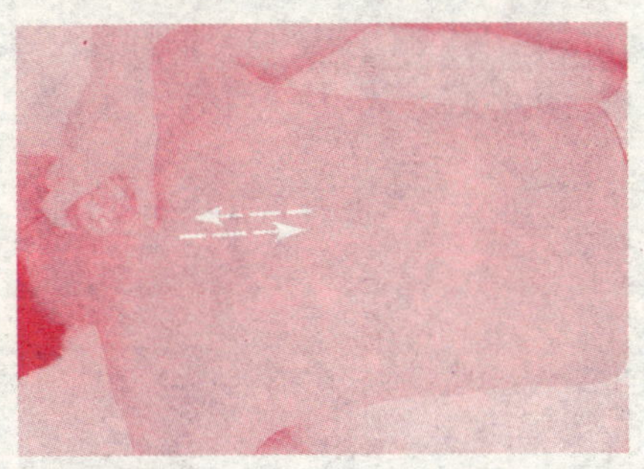

髋关节骨关节炎

髂关节骨关节炎又称退行性关节炎，在中医学中属于“痹证”的一种，它的高发人群多为 50 岁以上老年人，而且随着年龄的增长，发病率也逐渐增大。现代医学认为，本病分为原发性和继发性两种，其中最常见的还是继发性。如由于发育不良、畸形、创伤、感染及股骨头坏死后所致，在我国发育不良是主要原因。

1. 主要症状

（1）临床症状：髋关节有疼痛感，且向下肢放射，致使行走时成跛足；活动或遇寒时加重，休息或得暖后疼痛缓解；有时受凉、劳累或轻微外伤后，感到局部酸胀、不适、疼痛。髋关节疼痛多在早晨起床时出现，随病情发展白天也会出现疼痛，并且出现髋关节畸形、强直，对日常行为具有极大的影响。在病变晚期，出现静止痛，并能引发下腰部疼痛症状。

（2）筋骨劳伤：起病缓慢，髋关节疼痛，向高处走动时疼痛感加剧。休息可缓解疼痛。

（3）肝肾虚弱：髋关节活动或行走有疼痛感，甚至跛行，同时伴有头晕、耳鸣、腰膝酸软等症，有的男性患者还会出现阳痿的症状。

(4) 寒湿入侵：风寒史或在潮湿的环境中生活过，发病较急，髋关节疼痛且屈伸不利，关节畏寒。

2. 拔罐治疗

(1) 拔罐选穴：

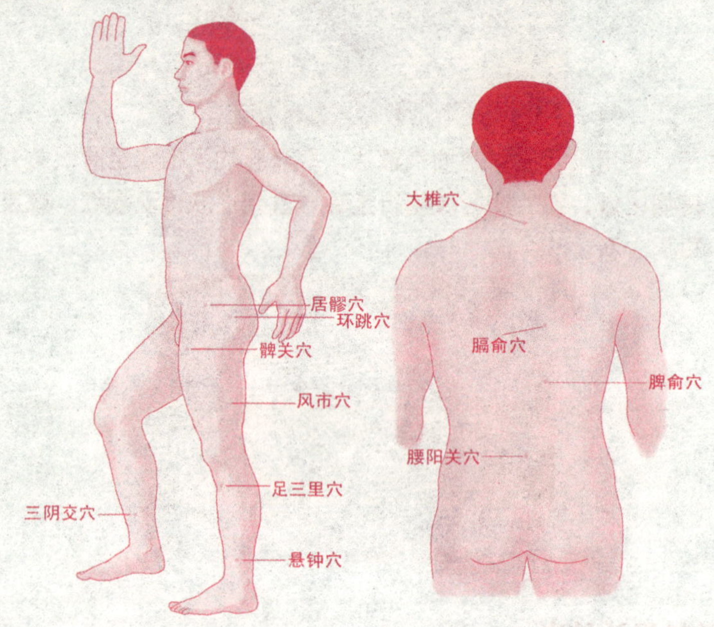

环跳穴、居髎穴、髀关穴、悬钟穴、足三里穴、膈俞穴、三阴交穴、风市穴、脾俞穴、大椎穴、腰阳关穴。

(2) 拔罐方法：

方法一：采用拔罐法，取环跳穴、居髎穴、髀关穴、悬钟穴、足三里穴；血瘀者加拔膈俞穴、三阴交穴；风寒者加拔风市穴；湿重患者加拔脾俞穴。拔罐后留罐 15 分钟。每日治疗 1 次。

方法二：采用走罐法，取督脉的大椎穴至腰阳关穴，并沿着足太阳膀胱经 1 线取痛点，施行走罐直到皮肤出现潮红或皮下瘀斑时为止。每 7 日治疗 1 次。

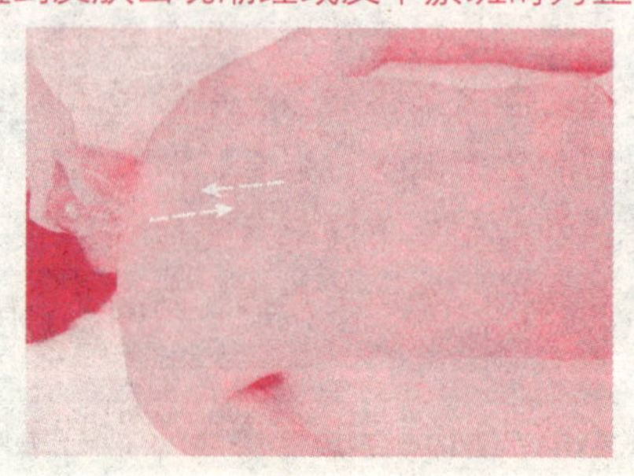

梨状肌综合征

不少人都认为，臀部的神经是最少的，因此不会出现疼痛。其实恰恰相反，在臀部深部有一条肌肉叫做梨状肌，它毗邻坐骨神经，当梨状肌出现充血、水肿、痉挛及肥厚时就会对坐骨神经发生压迫，从而引起臀部疼痛。

1. 主要症状

（1）梨状肌部位有放射性痛或压痛，疼痛自臀部开始，由大腿向小腿和足部放射。

（2）影响行走，患者有疼痛性跛行，小腿肌肉轻度萎缩，小腿以下皮肤感觉不正常，臀部可摸到索状或块状物。

2. 拔罐治疗

（1）拔罐选穴：

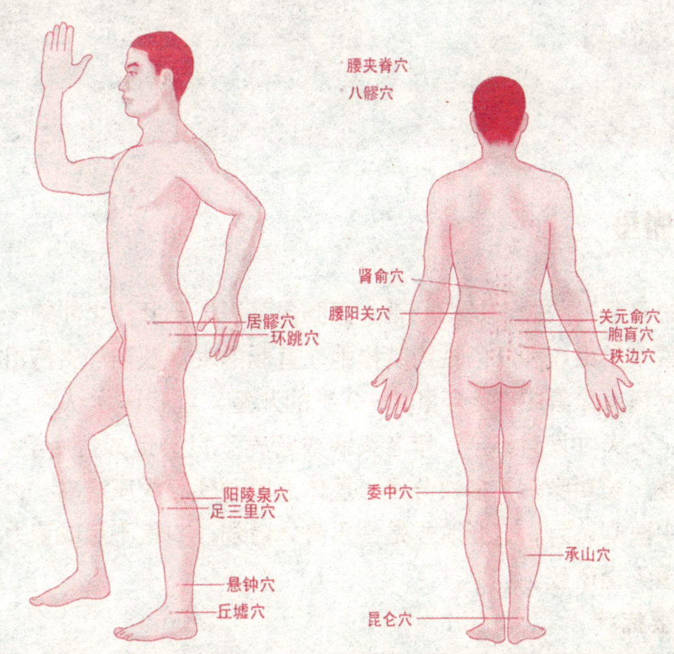

关元俞穴、腰阳关穴、肾俞穴、环跳穴、八髎穴、胞肓穴、委中穴、秩边穴、居髎穴、阳陵泉穴、丘墟穴、昆仑穴、足三里穴、腰夹脊穴、阿是穴、承山穴、悬钟穴。

(2) 拔罐方法：

方法一：采用药罐法，取关元俞穴、腰阳关穴、肾俞穴、环跳穴，还可以取八髎穴、胞肓穴、委中穴；药罐配方为元胡、透骨草、川芎各20克，赤芍15克，以水煎20～40分钟。以药罐法进行拔罐。隔日1次。

方法二：采用针刺后拔罐法，主穴取环跳穴、秩边穴、居髎穴，配穴取阳陵泉穴、丘墟穴、委中穴、昆仑穴、足三里穴。每次选2个主穴和2个配穴，针刺后拔罐20分钟。

方法三：采用火罐法，取腰夹脊穴、阿是穴、秩边穴、环跳穴、阳陵泉穴、承山穴、悬钟穴，吸拔穴位15分钟，也可在疼痛区域走罐至皮肤潮红。拔罐每日1次，走罐每周1次。

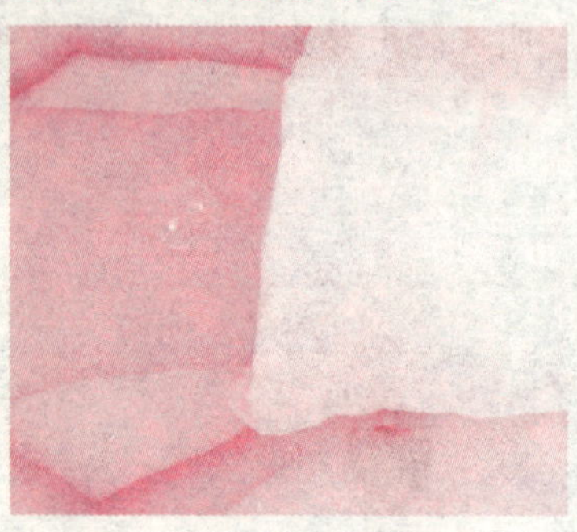

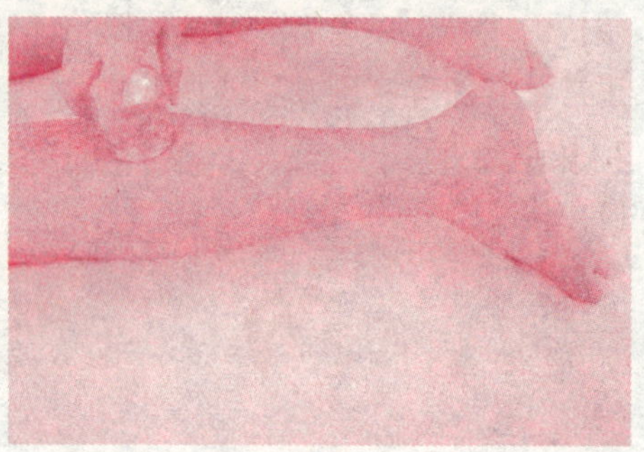

直肠脱垂

直肠脱垂又名脱肛，是指肛管、直肠向下脱出于肛门之外的一种症状，多因直肠黏膜下层组织和肛门括约肌松弛、直肠的发育缺陷和支持组织松弛无力造成的，发病人群集中在老年和1～3岁的儿童。现代医学认为，小儿身体未发育完全、先天性发育不全、年老久病或营养不良会造成盆底组织松弛无力，习惯性便秘、长期腹泻、多次分娩、重体力劳动使腹内压增高，也会使直肠发生脱垂。中医则认为，直肠脱垂是由于身体虚弱、中气不足或劳力耗气、大病久病、气虚失摄所致。

1. 主要症状

(1) 初期表现为脱肛仅发作于排便时，大便后即自行回纳；中期表现为不时发作，便后不能自行回纳，需借助外力方能回归肛内；后期的表现为排便、咳嗽、打喷嚏、站立、下蹲、步行、啼哭时均有可能自行脱肛。脱肛发生后，需借助外力，或卧床休息，方能回纳。

(2) 临床上一般分为三种类型：中气下陷、脾肾两虚、湿热下注。中气下陷为便后脱肛，伴疲乏无力、食欲不振；脾肾两虚为直肠滑脱不收、肛门下坠、腹胀便溏；湿热下注为直肠脱出、肛门灼热、面赤身热、口干口臭、小便短赤、舌红苔黄。

2. 拔罐治疗

(1) 拔罐选穴：

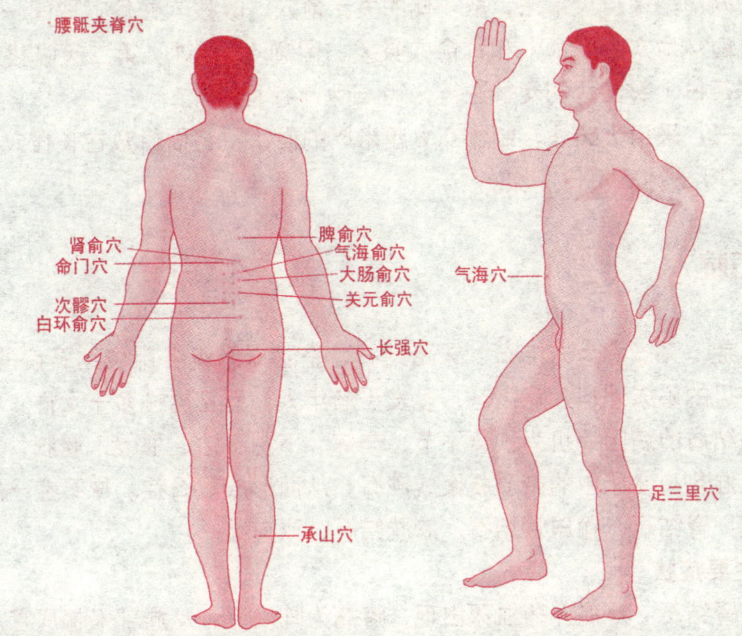

脾俞穴、足三里穴、气海穴、命门穴、大肠俞穴、承山穴、次髎穴、肾俞穴、腰骶夹脊穴、气海俞穴、白环俞穴、长强穴。

(2) 拔罐方法：

方法一：采用火罐法，取脾俞穴、足三里穴、气海穴、命门穴、大肠俞穴、承山穴，用罐具在上述穴位处进行吸拔，拔罐后留罐 5～10 分钟。每日治疗 1 次，30 天为 1 个疗程。

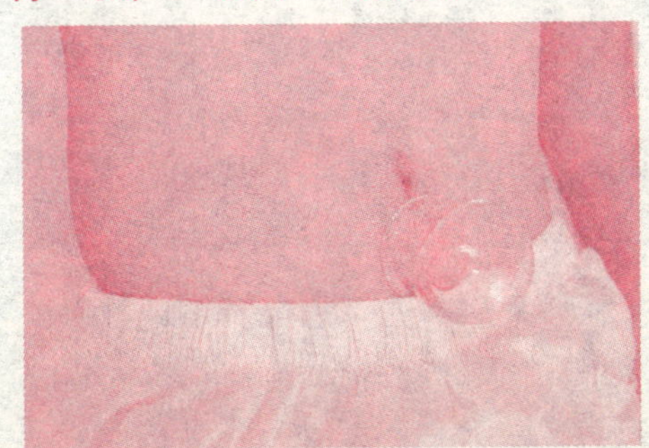

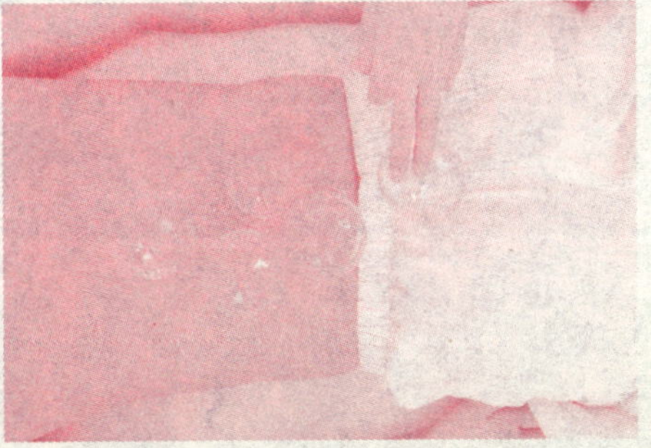

方法二：气虚下陷者采用火罐法，取次髎穴、足三里穴、脾俞穴、肾俞穴、气海穴、病理反应点，在上述诸穴以单纯罐法进行拔罐，并留罐15分钟。也可以在腰骶段脊柱两侧华夹脊穴和膀胱经内侧循行线上寻找病理反应点，先以三棱针挑刺，再以闪火法吸拔挑刺穴位，并留罐10～15分钟。每周1次。

脾肾两虚型采用火罐法，取一侧的关元俞穴，吸拔穴位后，取同一侧的气海俞穴、白环俞穴、脾俞穴和肾俞穴吸拔，留罐15分钟。第二天吸拔另一侧的穴位。每日1次，两侧交替进行，10日为1疗程。

方法三：采用火罐法，制作0.2厘米厚的面饼，将面饼敷在长强穴，用投火法吸拔15分钟。每日1次。

尿石症

尿石症，又被称为尿结石、尿路结石，是泌尿系统各部位结石病的统称，也是最常见的泌尿外科疾病之一，多发于老年人，而且男性多于女性。中医认为，尿路结石的病因病机为饮食不节、辛辣、下阴不洁之邪侵入膀胱，从而酿生湿热。湿热又使尿中的杂质凝聚成砂石，从而形成尿石症。尿石症一般分为四种类型：肾结石、输尿管结石、膀胱结石、尿道结石。

1. 主要症状

(1) 肾结石：疼痛伴随血尿出现，疼痛为阵发性，从腰部沿输尿管放射于膀胱。

(2) 输尿管结石：一侧腰痛，疼痛为绞痛，向阴部放射，并在绞痛发作后出现血尿。

(3) 膀胱结石：排尿困难、血尿、排尿疼痛。

(4) 尿道结石：排尿时尿道疼痛，排尿不畅甚至潴留，有时结石在用力排尿时可排出。

2. 拔罐治疗

(1) 拔罐选穴:

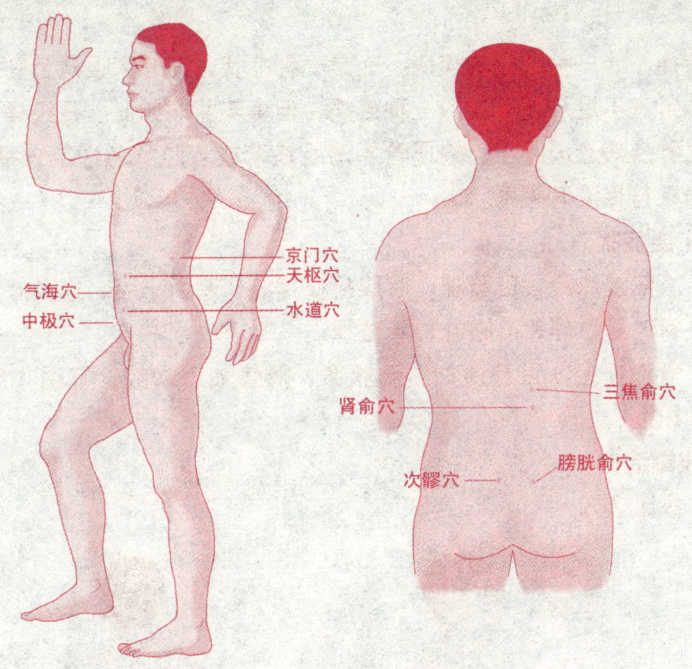

肾俞穴、三焦俞穴、京门穴、天枢穴、气海穴、次髎穴、膀胱俞穴、中极穴、水道穴。

(2) 拔罐方法:

方法一:采用火罐法,取肾俞穴、三焦俞穴、京门穴、天枢穴、气海穴,拔罐 10～15 分钟。每日 1 次。

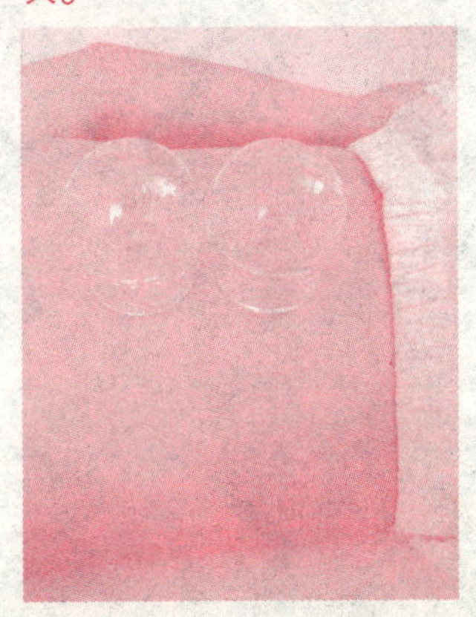

方法二:采用火罐法,取肾俞穴、次髎穴、膀胱俞穴、中极穴、水道穴,拔罐 10～15 分钟。每日 1 次。

肾绞痛

肾绞痛并非一种独立的疾病，而是一种症状，常有人误认为它是由于年老体弱者的肾气不足从而导致的一种疼痛，但事实并非如此。肾绞痛发作的原因是由于某种疾病造成肾盂、输尿管平滑肌痉挛或管腔的急性部分梗阻引起的，与身体强壮与否没有关系。

1. 主要症状

(1) 下焦湿热：舌苔黄腻，腰腹疼痛如绞，牵引小腹，连及外阴，小便赤涩，或夹有砂石，伴恶心呕吐，脉弦滑。

(2) 气滞血瘀：舌苔薄白、脉弦紧，腰痛如掣如绞，下引小腹，频频发作，甚则尿血。

2. 拔罐治疗

(1) 拔罐选穴：

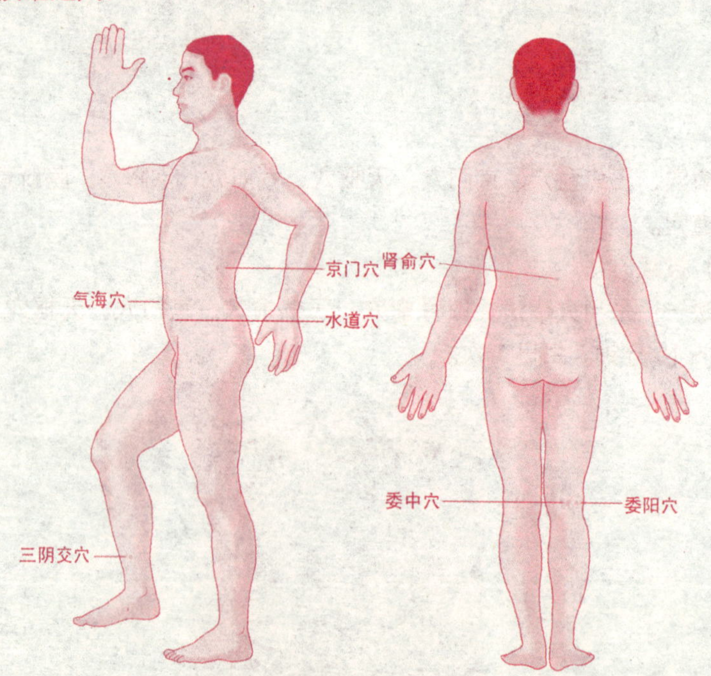

肾俞穴、京门穴、委阳穴、三阴交穴、委中穴、气海穴、水道穴。

(2) 拔罐方法：

方法一：采用刺络拔罐法，取肾俞穴、京门穴（患侧）、委阳穴（患侧）、三阴交穴，用三棱针点刺肾俞穴、委阳穴，再以闪火法在点刺穴位上拔罐 5 分钟。然后以同样的方法在京门穴拔罐 5～10 分钟，最后再在三阴交穴处进行拔罐。每日 1 次。

方法二：采用火罐法，用火罐在肾俞穴、委中穴（患侧）处拔罐 10 分钟，再转换体位，以同法在京门穴（患侧）处进行拔罐，再令病人仰卧，以同法在气海穴、水道穴（患侧）处拔罐。每日 1 次。

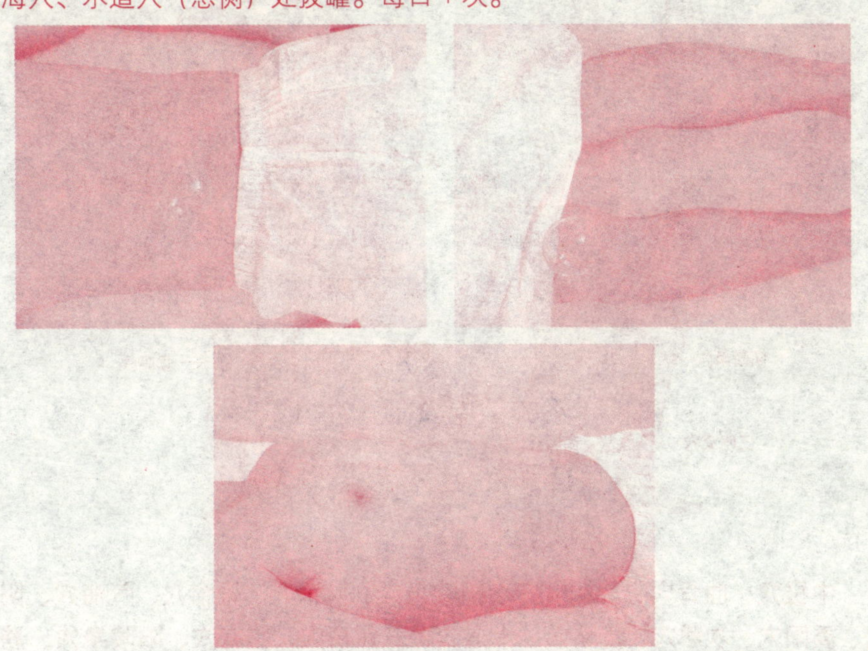

尿潴留

尿潴留是指膀胱内有过量尿液，但无法正常排出的一种症状。造成尿潴留的原因较多，本书所指的是由手术、生产等使身体虚实失衡、筋脉瘀滞，致使膀胱传送无力，从而导致小便潴留。尿潴留不仅会增加患者的痛苦，大量尿液积存于膀胱内还易引发泌尿系统感染，因此应当及时治疗。

1. 主要症状

(1) 虚证：尿液排出无力，淋漓不净或点滴不通，小腹膨隆，便溏肛坠。

(2) 实证：尿液阻塞不通，少腹胀急而痛。

2. 拔罐治疗

(1) 拔罐选穴:

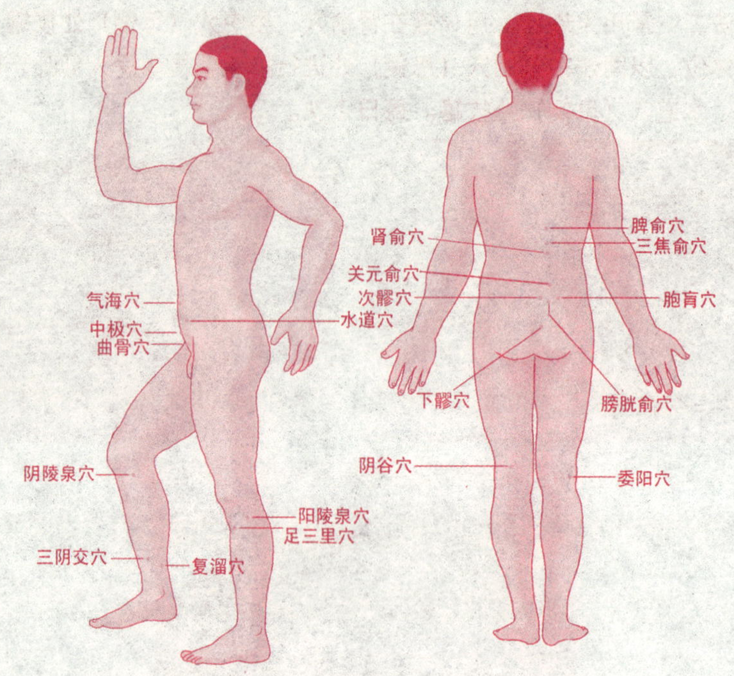

中极穴、曲骨穴、三阴交穴、阴陵泉穴、脾俞穴、肾俞穴、气海穴、阴谷穴、委阳穴、次髎穴、复溜穴、水道穴、三焦俞穴、胞肓穴、阳陵泉穴、膀胱俞穴、关元俞穴、下髎穴、足三里穴。

(2) 拔罐方法:

方法一：采用火罐法或真空抽气罐法，取中极穴、曲骨穴、三阴交穴、阴陵泉穴，吸拔后留罐 15 分钟。虚证加拔脾俞穴、肾俞穴、气海穴、阴谷穴和委阳穴；实证加拔膀胱俞穴、三焦俞穴。每日 1 次。

方法二：采用刺络拔法或温罐法，取中极穴、肾俞穴、膀胱俞穴、委阳穴、阴谷穴、三阴交穴、阴陵泉穴，将主穴位分成两组，交替使用。虚证加拔脾俞穴、次髎穴、复溜穴；实证加拔水道穴、三焦俞穴、胞肓穴、阳陵泉穴。留罐 5～10 分钟，温灸 5～10 分钟。每日 1 次。

方法三：采用针罐法和刺络拔罐法，取气海穴、水道穴、中极穴，平刺或斜刺后起针拔罐，关元俞穴、次髎穴、下髎穴、足三里穴、三阴交穴上针后拔罐，留罐 10～20 分钟。每日 1～2 次。

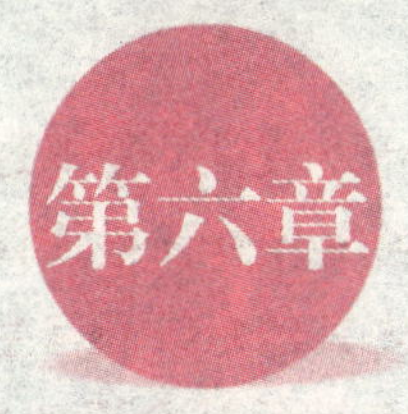

第六章

改善生殖部症状的拔罐疗法

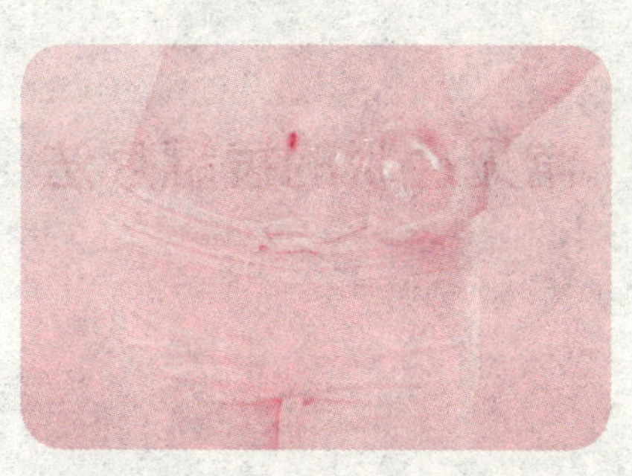

生殖系统的重要性逐渐受到人们的关注，并且随着对它的了解也不再讳莫如深，因为生殖系统的健康与否关系到人是否能担负起健康身体和生育后代的任务，平日不仅要充分了解它，还应保护它，维护生殖系统的健康“权利”。

生殖部症状的特点

（1）生殖系统疾病通常是一个慢性病变的过程，通常在病发初期因为症状不明显而经常被人忽略，或者经常发作而被误认为是一种正常反应。

（2）生殖系统相对于人体内其他系统而言生长速度较慢，在青春期以前基本处于沉睡状态，但一进入青春期后就会迅速发育，“成熟”之快令人咂舌。但也因为如此，人体由于一时无法“适应”，极易导致相关病症。

（3）与发育快相对应，生殖系统的衰老速度也非常快，特别是生殖器官在中年时期就已经出现明显的退化，再加上内分泌紊乱，极易导致生殖系统疾病。

常见症状的拔罐疗法

痛经

痛经是一种最常见的生理性病症，大多数人为原发性，而且症状比较轻微，通常不会影响到人体健康，但是一些症状比较明显的痛经却会给女性带来极大的痛苦，不仅对正常的生活、工作、学习影响极大，还有可能使夫妻关系也因此蒙上一层阴影。原发性痛经一般无法根治，但完全可以通过平日的调养得到缓解，除了中药调养外，拔罐也是一个不错的选择。

1. 主要症状

（1）气血瘀滞：经前或经期小腹、乳房胀痛，拒按，量少，色黑有块，块下疼痛减。

（2）寒湿凝滞：经期小腹冷痛，量少，色紫黯有块，得热痛减。

（3）气血亏虚：经期或经后小腹隐痛喜按，量少质稀，心悸气短。

（4）肝肾亏虚：经后小腹隐痛，颜色暗淡，量少质稀，头晕、耳鸣、腰骶酸痛、潮热。

2. 拔罐治疗

(1) 拔罐选穴:

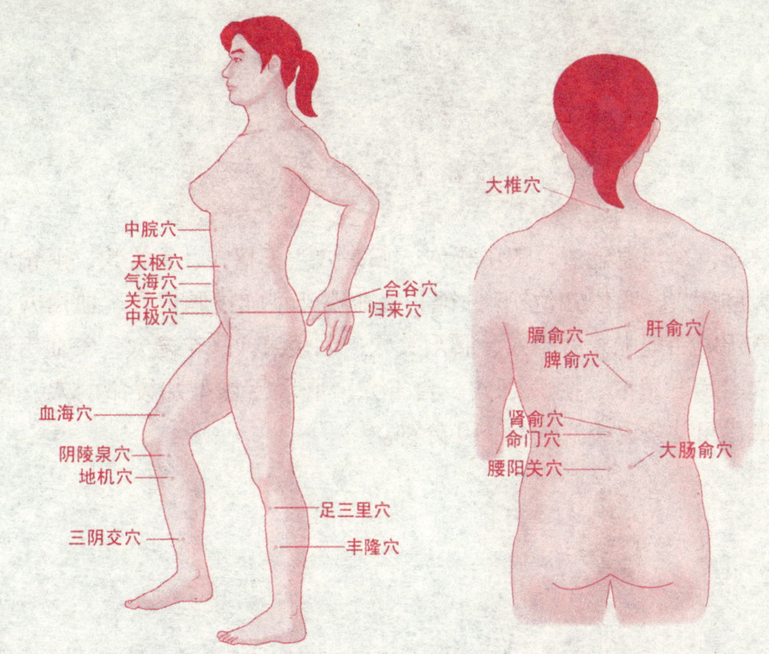

气海穴、中极穴、三阴交穴、关元穴、地机穴、足三里穴、脾俞穴、肝俞穴、肾俞穴、血海穴、归来穴、天枢穴、大椎穴、大肠俞穴、膈俞穴、命门穴、腰阳关穴、阴陵泉穴、丰隆穴、中脘穴、合谷穴。

(2) 拔罐方法:

方法一: 采用火罐法或真空抽气罐法，气血瘀滞型取气海穴、中极穴、三阴交穴；寒湿凝滞型取关元穴、中极穴、地机穴、三阴交穴；气血亏虚型取气海穴、足三里穴、三阴交穴、脾俞穴；肝肾亏虚型取肝俞穴、肾俞穴、三阴交穴。按照先仰卧后俯卧的顺序吸拔穴位，留罐 10～15 分钟。经前 1 个星期开始，经净为 1 疗程，连续拔罐 3～6 个疗程。

方法二: 采用针罐法，经前 2～3 天针刺三阴交穴、气海穴、关元穴、血海穴。先用针刺三阴交穴，用强刺激手法持续捻转 1～2 分钟，再以闪火法吸拔气海穴、关元穴和血海穴，留罐 10～15 分钟。经后再刺上述穴位。

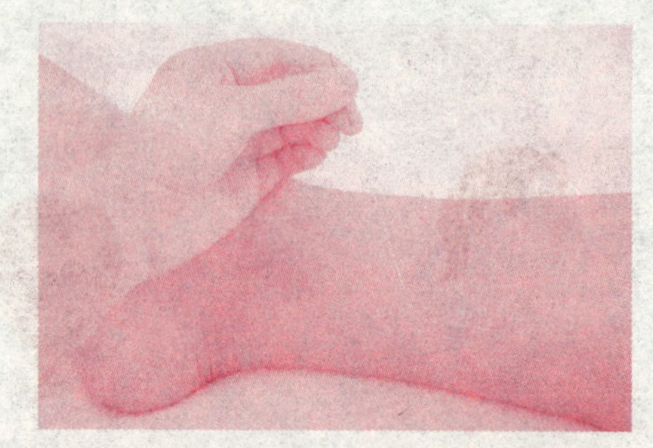

方法三：采用温罐法，取中极穴、归来穴、天枢穴、大椎穴、肝俞穴、肾俞穴、大肠俞穴，吸拔穴位 15 分钟。气血瘀滞型加拔膈俞穴、血海穴、三阴交穴；寒湿凝滞型加拔命门穴、腰阳关穴、阴陵泉穴、丰隆穴；气血亏虚型加拔中脘穴、足三里穴、阴陵泉穴、合谷穴；肝肾亏虚型加拔命门穴、腰阳关穴。拔罐后用艾条温灸穴位 5～10 分钟。

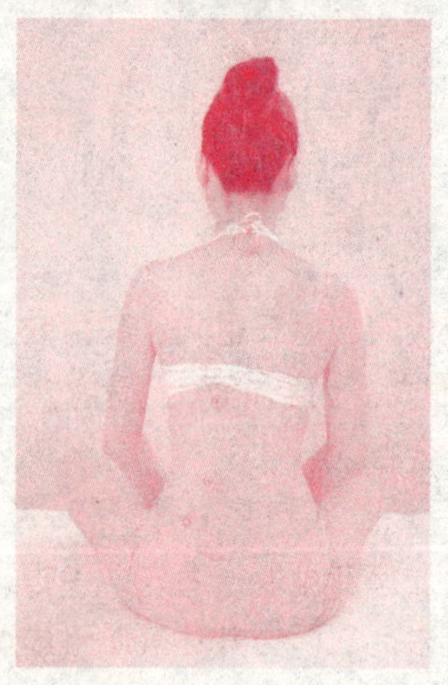

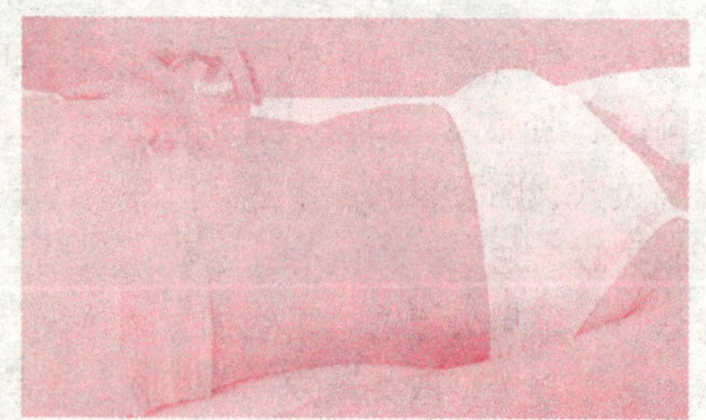

月经不调

月经不调包括很多方面，如月经周期、经量、经色以及经质的改变等，是一种妇科的常见疾病。引起月经不调的原因很多，如精神刺激、生活不规律、滥用药物、脏腑亏虚等。月经不调给女性健康带来极大的危害，倘若置之不理，极有可能诱发月经性关节炎、皮疹、牙痛、哮喘、子宫内膜异位、宫颈炎等疾病。

1. 主要症状

(1) 气血两虚型：经期提前或错后，量多或量少，经期延长，色淡质稀，面色苍白或萎黄，或少腹疼痛，或头晕眼花，或神疲肢乏。

（2）血寒型：经期延后，量少，色黯有块，畏寒，得热缓解。

（3）血热型：实热者经期提前，量多，色深红或紫，质稠有块；虚热型经期提前、延长，量多，色红质稠。

（4）气滞血瘀型：经期不定，量多或量少，色紫红有块，小腹疼痛拒按，胸部、少腹胀痛。

2. 拔罐治疗

（1）拔罐选穴：

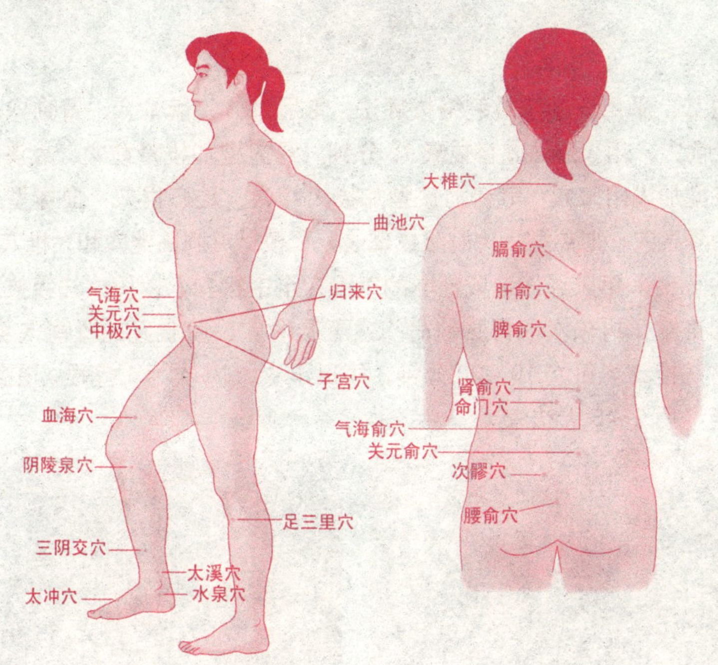

气海穴、三阴交穴、关元穴、脾俞穴、足三里穴、肝俞穴、血海穴、膈俞穴、子宫穴、气海俞穴、关元俞穴、曲池穴、大椎穴、肾俞穴、太溪穴、水泉穴、归来穴、太冲穴、阴陵泉穴、中极穴、命门穴、腰俞穴、次髎穴。

（2）拔罐方法：

方法一：采用火罐法或真空抽气罐法，取气海穴、三阴交穴、关元穴，先吸拔气海穴、三阴交穴，后吸拔关元穴，留罐 10～15 分钟。气虚型加拔脾俞穴、足三里穴；血虚型加拔肝俞穴、足三里穴；肾虚型加拔肾俞穴；血热型加拔血海穴、太冲穴；血寒型加拔命门穴、膈俞穴；气滞血瘀型加拔太冲穴、子宫穴和血海穴。

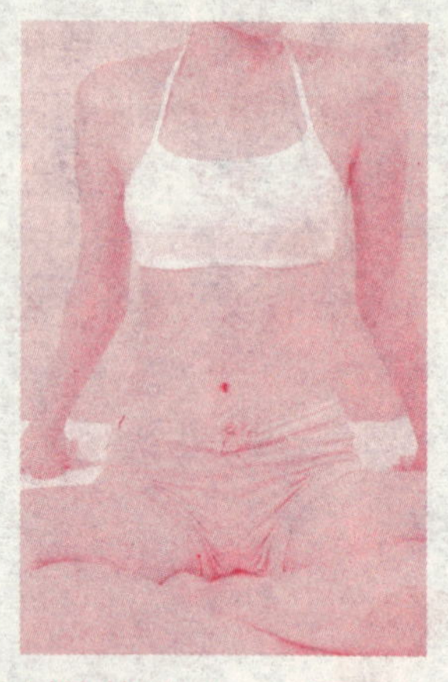

方法二：采用火罐法或刺络拔罐法，取肝俞穴、脾俞穴、肾俞穴、气海俞穴、关元俞穴，用火罐法交替拔罐 15 分钟。肾虚型加拔肾俞穴、太溪穴、水泉穴；血寒型加拔归来穴；气滞血瘀型加拔太冲穴、足三里穴；血虚型加拔足三里穴、阴陵泉穴；血热型采用刺络拔罐法，三棱针点刺曲池穴和大椎穴后加罐。

方法三：采用火罐法，取任脉的气海穴至中极穴，以闪火法吸拔后用火罐循经来回推罐，再依次取督脉的命门穴至腰俞穴、膀胱经的肾俞穴至次髎穴，用相同方法推罐。每次 10～20 分钟，每日 1 次，10 次为 1 疗程，在经前 2～3 天开始至经后 2～3 天结束。

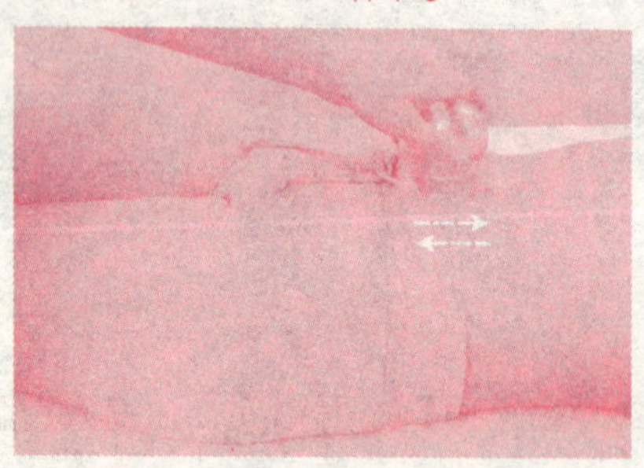

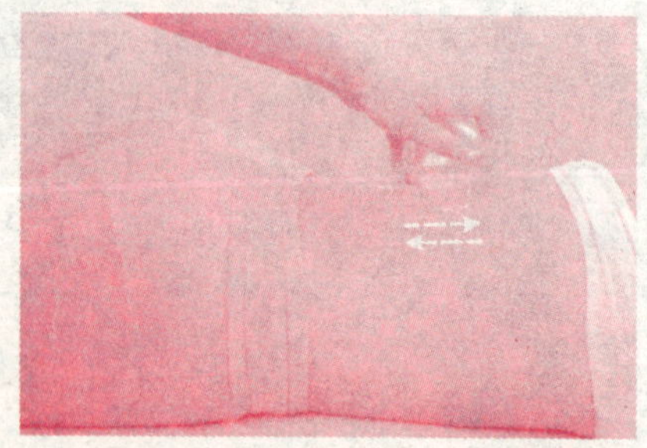

带下症

带下症是白带出现异常的一种症状，通常情况下女性会分泌出无异味、白色、量适中的黏性液体，但当体内出现脾失健运、脾阳气机不畅时，水谷精津无法及时排除体外，使湿邪内困于体内，并循肝经经脉下注，从而造成白带出现异常。

1. 主要症状

(1) 脾虚：白带色白或淡黄，质黏且不断，无异味。

(2) 肾虚：白带冷清，量多质稀，淋漓不断，无异味。

(3) 湿毒：量多，色黄甚至如脓，或呈赤带，异味重，阴部瘙痒。

2. 拔罐治疗

(1) 拔罐选穴：

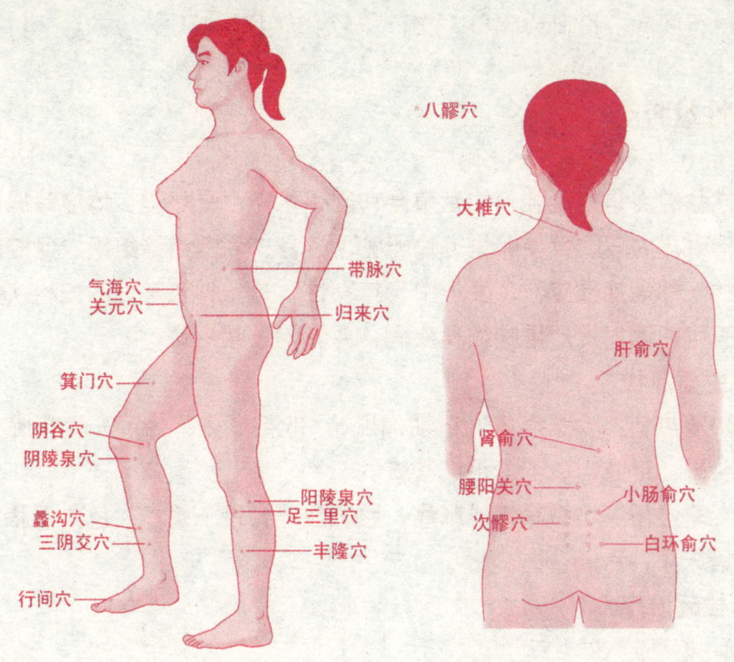

八髎穴、大椎穴、腰阳关穴、肝俞穴、小肠俞穴、阴陵泉穴、足三里穴、丰隆穴、阳陵泉穴、蠡沟穴、阴谷穴、箕门穴、肾俞穴、白环俞穴、次髎穴、带脉穴、归来穴、气海穴、三阴交穴、关元穴、行间穴。

(2) 拔罐方法：

方法一：采用火罐或真空抽气罐法，取八髎穴、督脉的大椎穴至腰阳关穴、膀胱经的肝俞穴至小肠俞穴，循经穴推罐 5～7 次。脾虚加拔阴陵泉穴、足三里穴、丰隆穴；肾虚型用艾条温灸穴位；湿毒型加拔阴陵泉穴、足三里穴、丰隆穴、阳陵泉穴、蠡沟穴、阴谷穴、箕门穴，并加大走罐力度和次数。隔日 1 次。

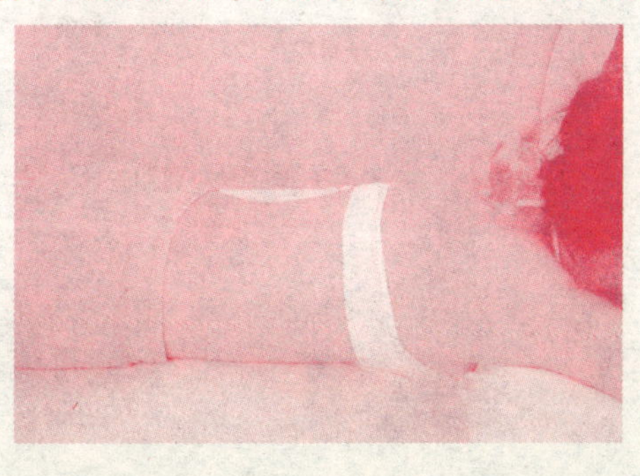

方法二：湿毒型用刺络拔罐法，脾虚、肾虚型采用针罐法或火罐法，取肾俞穴、白环俞穴、次髎穴、带脉穴、归来穴，拔罐后留罐 15～20 分钟。脾虚或肾虚加拔关元穴、足三里穴、气海穴、阳陵泉穴；湿毒型加拔阴陵泉穴、三阴交穴、行间穴。每日或隔日 1 次，10 次为 1 疗程。

慢性盆腔炎

慢性盆腔炎是指盆腔内的生殖器官因手术伤、受寒湿、体虚等原因，致使湿热寒毒乘虚内侵，致使卵巢、输卵管、子宫、周围结缔组织、盆腔腹膜等出现炎症的一种病症反应，多发于中青年女性，是一种较常见的妇科疾病，倘若忽视极有可能诱发更严重的妇科疾病，并影响正常生育。

1. 主要症状

（1）湿热型：少腹疼痛（经期加剧），带下量多、色黄、气味腥臭，腰骶酸胀、头晕、目眩、口苦、舌红苔腻。

（2）寒湿型：小腹冷痛或胀痛，腰骶酸痛，带下量多、色白清稀，四肢寒冷，便溏尿频，舌淡苔白。

2. 拔罐治疗

（1）拔罐选穴：

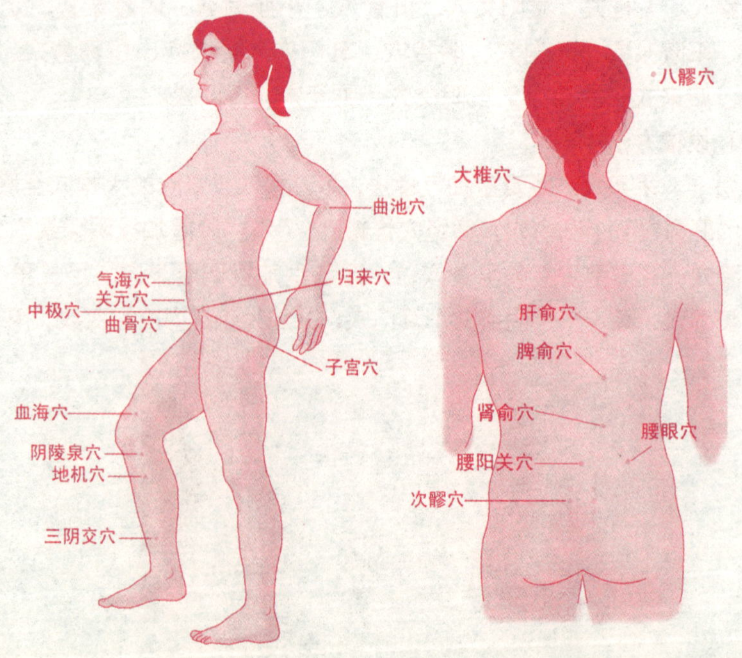

肾俞穴、腰眼穴、腰阳关穴、八髎穴、血海穴、地机穴、阴陵泉穴、大椎穴、曲池穴、关元穴、曲骨穴、气海穴、归来穴、三阴交穴、中极穴、子宫穴、肝俞穴、脾俞穴、次髎穴。

(2) 拔罐方法:

方法一：采用水罐法，取肾俞穴、腰眼穴、腰阳关穴、八髎穴，留罐10～20分钟。经多者加拔血海穴；痛经者加拔地机穴；带多者加拔阴陵泉穴；发热者刺络吸拔大椎穴或曲池穴，再取关元穴、曲骨穴、气海穴、归来穴、三阴交穴吸拔。每日或隔日1次，10次为1疗程。

方法二：采用火罐或抽气罐法，取气海穴、关元穴、中极穴、子宫穴、归来穴、血海穴、阴陵泉穴、三阴交穴，吸拔10～15分钟后，取肝俞穴、脾俞穴、肾俞穴、次髎穴。应用相同方法吸拔。也可以两组穴位交替使用。每周2～3次，10次为1疗程，疗程间隔1周。

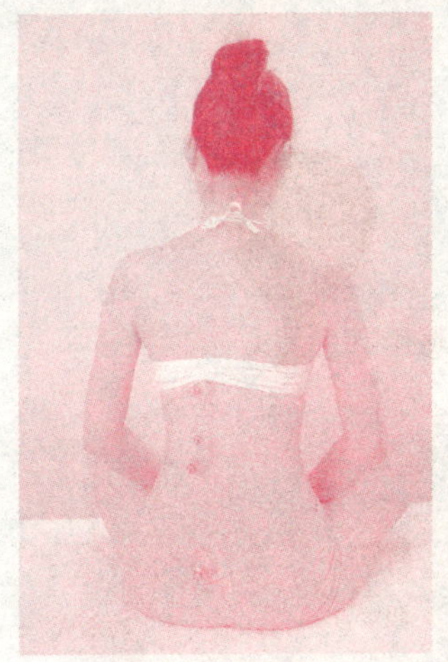

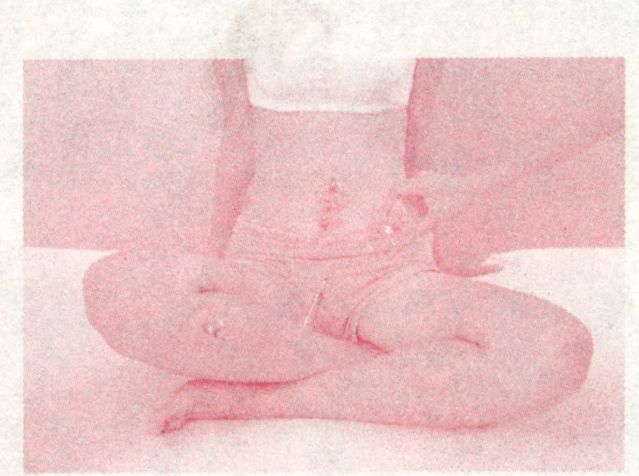

方法三：采用火罐法或真空抽气罐法，取腰骶部的督脉和膀胱经，用火罐或抽气罐在腰骶部循经上下推来走罐，直至皮肤潮红。每周2～3次，6～8次为1疗程，疗程间隔1周。

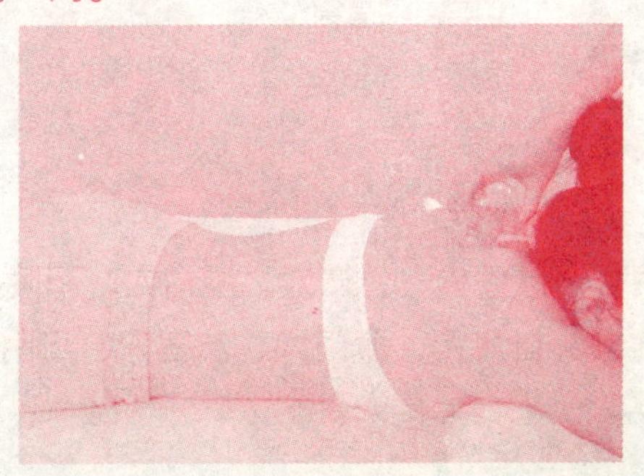

慢性宫颈炎

慢性宫颈炎是子宫颈受到伤害的一种表现，诱发原因既可以是急性宫颈炎转变，也有可能因为分娩、流产、手术损伤以及长期局部刺激引发的。轻微的慢性宫颈炎通常对身体影响不大，但如果炎症长期“侵蚀”子宫颈，就有可能引发宫颈息肉、宫颈腺体囊肿。

1. 主要症状

(1) 湿热下注：带下量多，色黄白或脓赤，腰酸、腹胀、阴痒，口干苦。

(2) 脾胃虚弱：带下量多，色白黄无味，腹胀，神疲。

(3) 寒瘀留滞：带下色赤成块，气味腥臭，小腹胀痛，口干不喜饮。

(4) 肾阳虚衰：带下清冷量多，淋漓，腰酸痛，小腹冷寒。

2. 拔罐治疗

(1) 拔罐选穴：

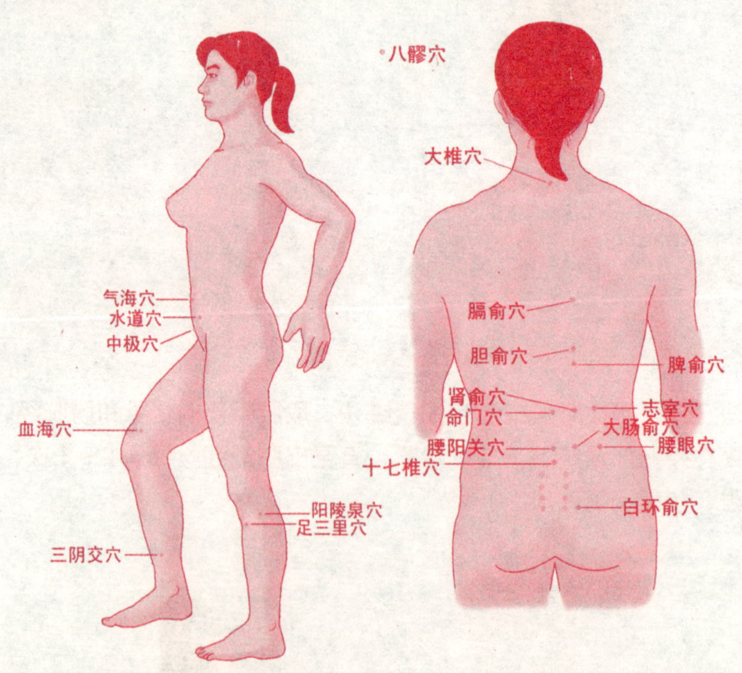

肾俞穴、腰阳关穴、腰眼穴、八髎穴、胆俞穴、阳陵泉穴、足三里穴、脾俞穴、气海穴、膈俞穴、血海穴、命门穴、志室穴、三阴交穴、中极穴、水道穴、大肠俞穴、白环俞穴、十七椎穴。

(2) 拔罐方法：

方法一：寒瘀留滞、脾胃虚弱、肾阳虚衰采用温罐法或针罐法。湿热下注采用针罐法，取肾俞穴、腰阳关穴、腰眼穴、八髎穴，针刺后吸拔，视症状温灸。湿热加拔胆俞穴、阳陵泉穴；脾胃虚弱加拔足三里穴、脾俞穴；寒瘀加拔气海穴、膈俞穴、血海穴；肾阳虚加拔命门穴、志室穴、三阴交穴。留罐10～15分钟。每1～3日1次，10次为1疗程，疗程间隔1周。

方法二：采用水罐法，取气海穴及其旁开3寸处、中极穴、水道穴、大肠俞穴、白环俞穴、足三里穴、三阴交穴，以闪火法或投火法吸拔，留罐10～20分钟。每日或隔日1次，10次为1疗程，疗程间隔1周。

方法三：采用刺络拔罐法，取十七椎穴、腰眼穴以及八髎穴周围络脉，先用三棱针点刺穴位后，拔罐10～15分钟，以出血1～2毫升为宜。每3日1次，5次为1疗程。

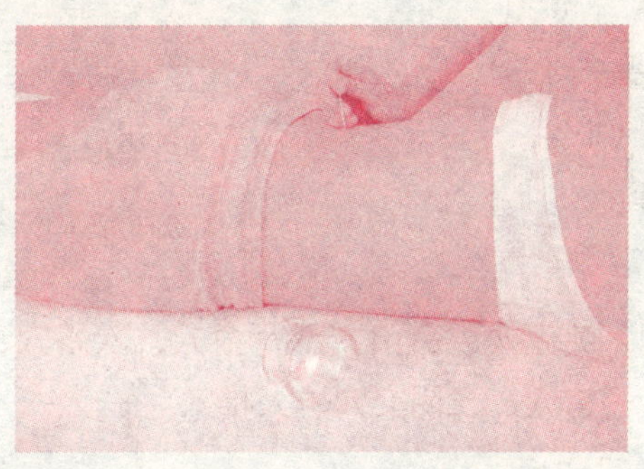

子宫脱垂

子宫脱垂实际上就是子宫的一种移位，通常会从正常位置下降到宫颈外口坐骨棘水平以下，有的甚至还会脱出阴道口。造成子宫严重移位的原因多与超重劳动、生育、长期蹲站劳作以及气虚肾虚导致体内激素减少、韧带松弛有关。

1. 主要症状

(1) 气虚：阴道的突出物随劳累加重，小腹下坠，四肢无力。

(2) 肾虚：小腹空坠，腰膝酸软，尿频，夜间加剧。

2. 拔罐治疗

(1) 拔罐选穴：

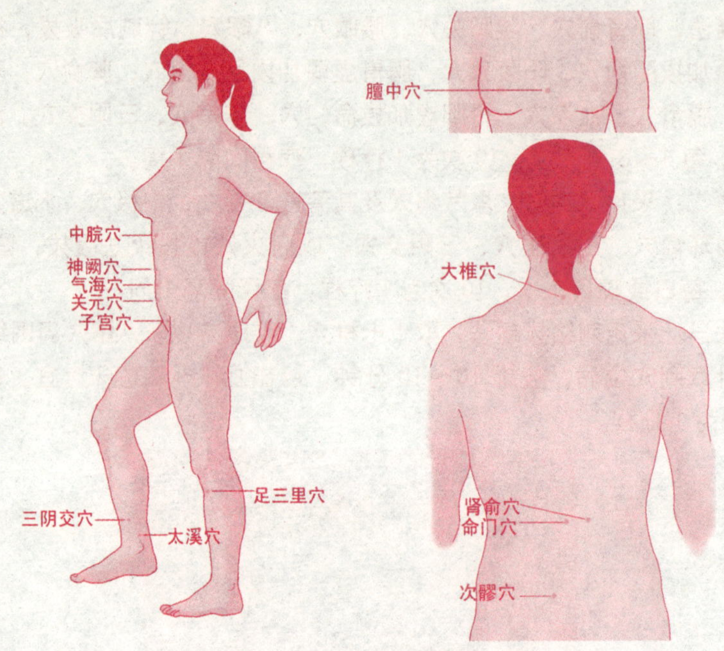

神阙穴、气海穴、关元穴、命门穴、肾俞穴、次髎穴、中脘穴、膻中穴、足三里穴、太溪穴、子宫穴、三阴交穴、大椎穴。

(2) 拔罐方法：

方法一：采用火罐或真空抽气罐法，选神阙穴、气海穴、关元穴、命门穴、肾俞穴和次髎穴，吸拔后留罐 15 分钟。气虚加拔中脘穴、膻中穴、足三里穴；肾虚加拔太溪穴。每日 1 次。

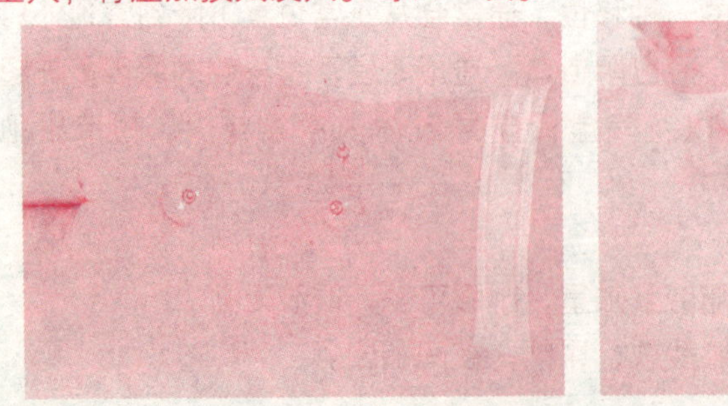

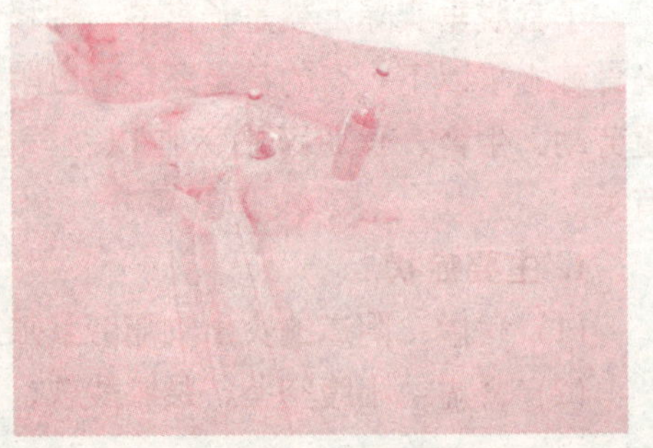

方法二：采用火罐法，取子宫穴、三阴交穴、大椎穴、气海穴、关元穴及其旁开 6 寸处，以闪罐的方法至皮肤潮红。每日 1 次。

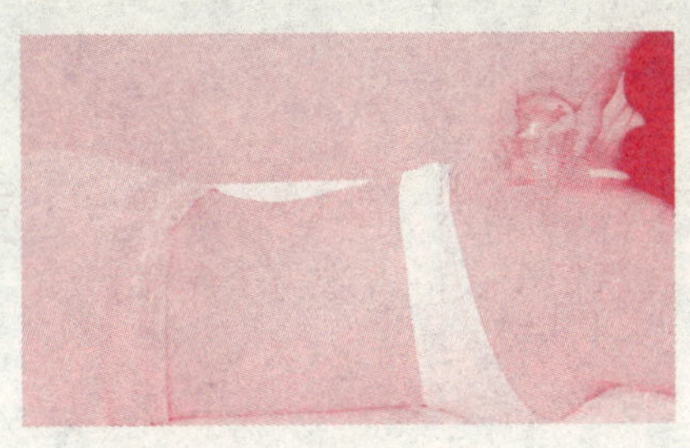

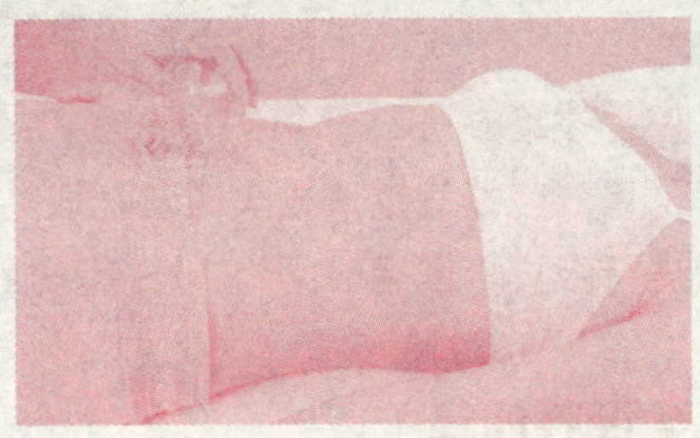

子宫肌瘤

子宫肌瘤是指子宫平滑肌增生形成的肿瘤，又称子宫平滑肌瘤，是女性生殖器最常见的肿瘤，多发生于中年妇女。子宫肌瘤虽然是一种良性肿瘤，但也有可能发生变性甚至癌变，发病原因不明，一般认为与遗传因素、雌激素、孕激素分泌失调有关。

1. 主要症状

月经异常，月经量增多，白带增多，腹部有包块。还可能出现贫血、不孕、尿频等症状。

2. 拔罐治疗

（1）拔罐选穴：

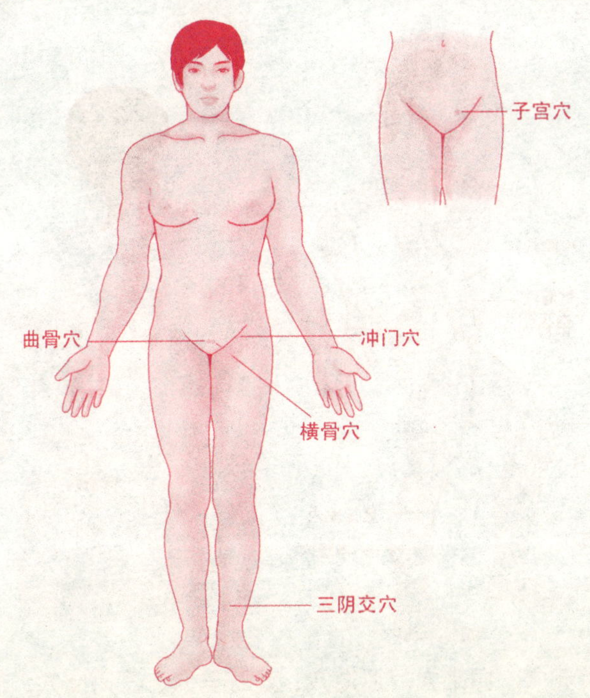

冲门穴、子宫穴、曲骨穴、横骨穴、三阴交穴。

(2) 拔罐方法：

采用真空抽气罐法或火罐法，取冲门穴、子宫穴、曲骨穴、横骨穴、三阴交穴进行吸拔，留罐时间为10～15分钟。每日1次，10次为1疗程。

生理性闭经

生理性闭经是指除了妊娠期、哺乳期、绝经期女性外，因生理性原因超过正常月经期但仍未见来潮，或已经正常行经但又连续中断3个月以上都属于闭经。造成闭经的生理性原因有脏腑亏损、情志有异、饮食受寒等，致使气滞、血瘀、痰湿凝集于体内，冲任阻滞不痛而致闭经。

1. 主要症状

(1) 肝肾不足：月经未至或来潮后闭经。

(2) 气血虚弱：经后期量少，渐至闭经。

(3) 气滞血瘀：月经停闭，伴有情绪波动较大、胸腹胀痛。

(4) 痰湿阻滞：月经停闭，形体肥胖，胸胁胀满，痰多呕恶。

2. 拔罐治疗

(1) 拔罐选穴：

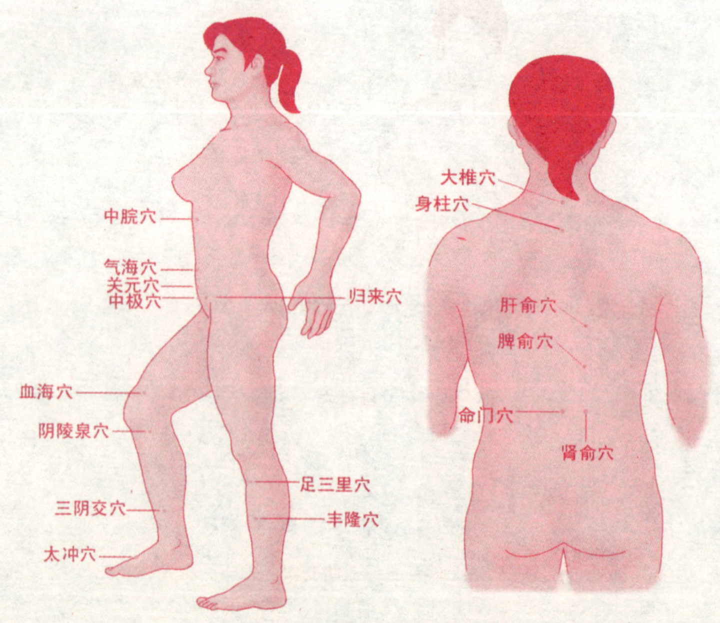

气海穴、关元穴、归来穴、血海穴、足三里穴、三阴交穴、肝俞穴、肾俞

穴、脾俞穴、中极穴、太冲穴、中脘穴、丰隆穴、阴陵泉穴、大椎穴、身柱穴、命门穴。

(2) 拔罐方法：

方法一：采用火罐法或真空抽气罐法，取气海穴、关元穴、归来穴、血海穴、足三里穴、三阴交穴并吸拔穴位，再取肝俞穴、脾俞穴和肾俞穴进行吸拔。留罐 10～15 分钟，每周 2～3 次，10 次为 1 疗程，疗程间隔 1 周。

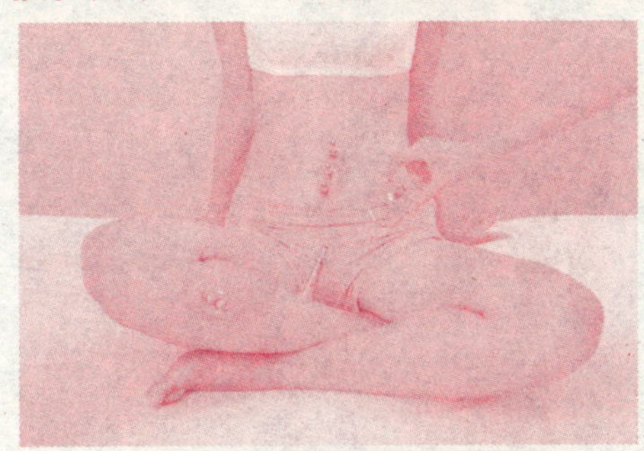

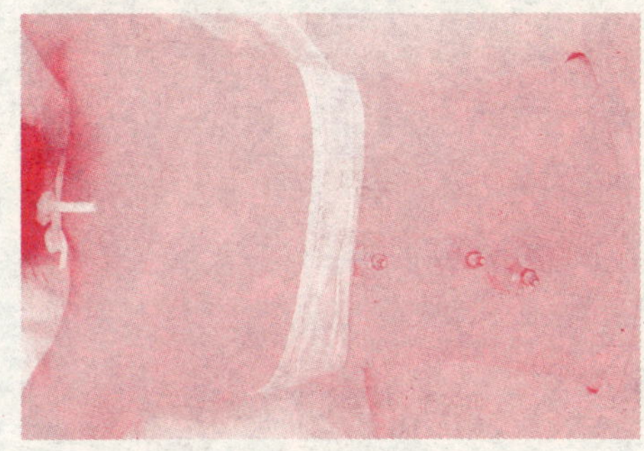

方法二：采用火罐法或真空抽气罐法，肝肾不足型取关元穴、归来穴、三阴交穴、肝俞穴、肾俞穴；气血虚弱型取气海穴、足三里穴、三阴交穴、脾俞穴；气滞血瘀型取中极穴、血海穴、三阴交穴、太冲穴；痰湿湿阻型取中脘穴、气海穴、丰隆穴、阴陵泉穴、三阴交穴。按照先仰卧后俯卧的顺序吸拔穴位，留罐 10～15 分钟。每周 2～3 次，10 次为 1 疗程。

方法三：采用刺络拔罐法，取大椎穴、肝俞穴、脾俞穴，或身柱穴、肾俞穴、气海穴、三阴交穴，或命门穴、关元穴。选取一组穴位，先用三棱针点刺，再以闪火法吸拔穴位，留罐 15 分钟。三组穴位交替使用，每日 1 次。

产后尿失禁

产后尿失禁是指妇女在分娩后出现不能约束小便而自遗的表现，通常是由于自然分娩或剖腹产过程中损伤膀胱及周围组织如膀胱括约肌等引起的。此症状长久不愈，会严重影响到妇女的日常生活以及其精神状态。

1. 主要症状

产后小便不能自约，时时漏出，有尿意后不能久憋，或不自觉地排尿。

2. 拔罐治疗

(1) 拔罐选穴：

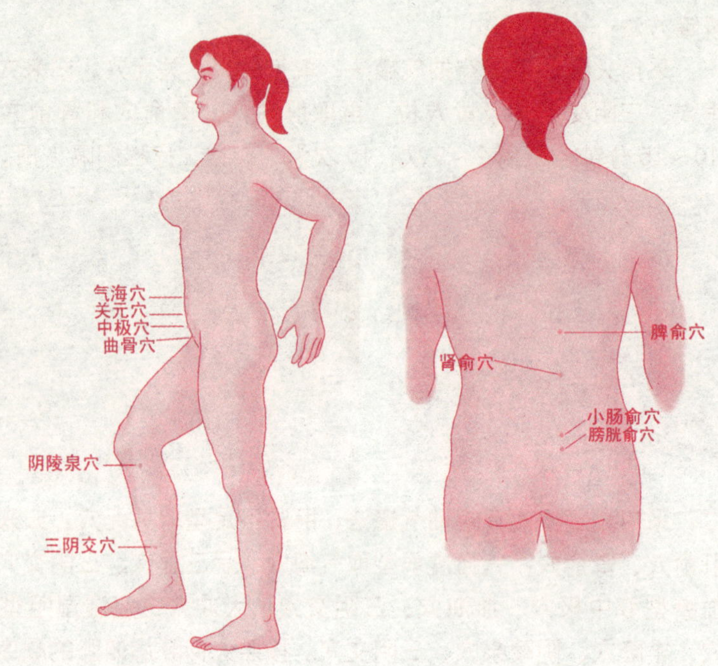

中极穴、曲骨穴、肾俞穴、小肠俞穴、脾俞穴、关元穴、气海穴、阴陵泉穴、三阴交穴、膀胱俞穴。

(2) 拔罐方法：

方法一：采用温罐法取中极穴、曲骨穴、肾俞穴、小肠俞穴、脾俞穴，用抽气罐或者火罐进行吸拔，留罐时间为 10～15 分钟。起罐后，用艾条温灸上述穴位 5～10 分钟。每日 1 次，病愈即止。

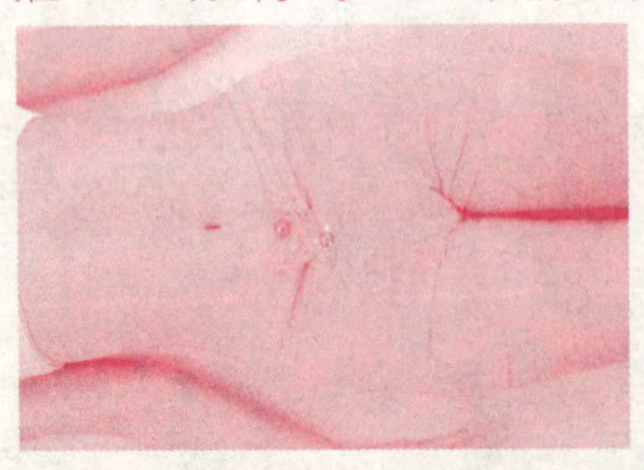

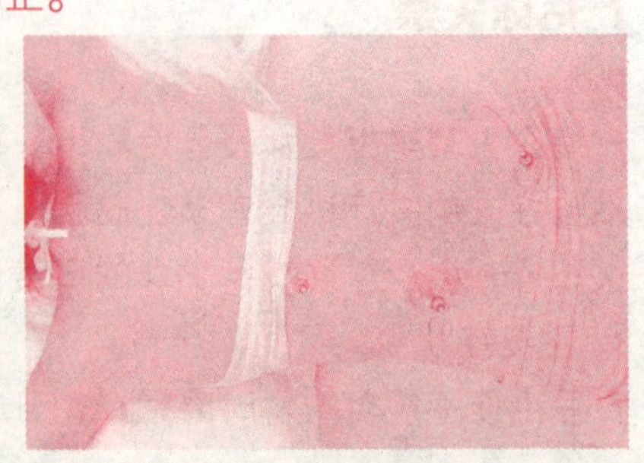

方法二：采用针罐法、温罐法，取关元穴、气海穴、阴陵泉穴、三阴交穴、膀胱俞穴、中极穴、脾俞穴、肾俞穴，用毫针进行针刺，通过捻转提插得气后，留针 20 分钟。起针后，用闪火法将火罐吸拔于上述穴位，扣在针上，留罐 10～15 分钟。起罐后，用艾条温灸上述穴位 5～10 分钟。每次选择 3～4

个穴位。隔日1次，病愈即止。

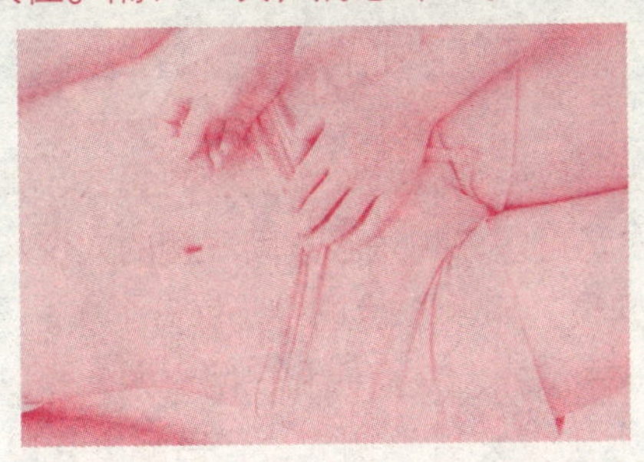

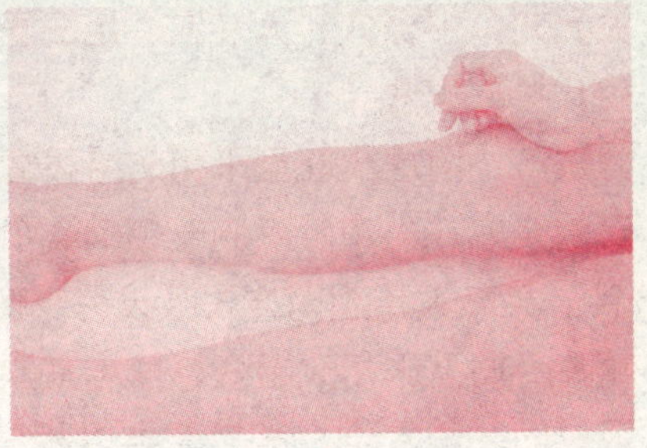

遗精

遗精是指没有进行性行为而精液自行泄出，因梦而遗者称为梦遗，清醒时精液滑出者称为滑精。遗精通常是进入青春期男性的正常生理现象，一般无须多虑，但倘若频繁发生就应当引起重视，否则极易造成因精液质量低而导致性功能障碍或不育。

1. 主要症状

(1) 阴虚火旺：多梦且梦则遗精，伴有心烦热、小便短赤、神疲体乏、健忘。

(2) 精关不固：梦遗频作，时有滑精，伴有腰膝酸软、体寒。

2. 拔罐治疗

(1) 拔罐选穴：

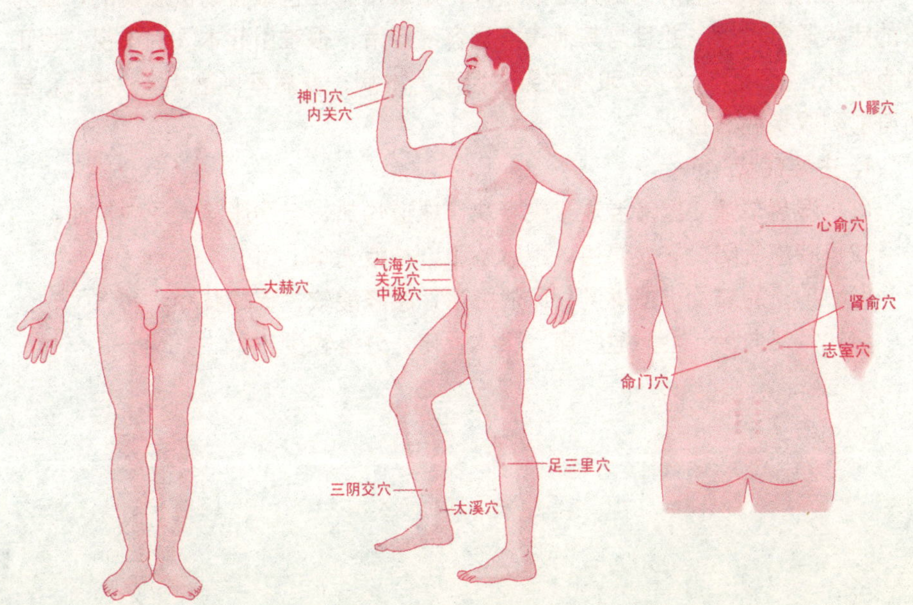

心俞穴、肾俞穴、内关穴、神门穴、三阴交穴、志室穴、命门穴、气海穴、关元穴、中极穴、大赫穴、足三里穴、太溪穴、八髎穴。

(2) 拔罐方法：

方法一：阴虚火旺型采用刺络拔罐法，取心俞穴、肾俞穴、内关穴、神门穴、三阴交穴，先用针点刺一侧的心俞穴，再以闪火法吸拔同一侧的穴位10～15分钟。第二天用相同方法吸拔另一侧穴位。两侧交替进行，每日1次。

精关不固型采用火罐法，取志室穴、命门穴、气海穴和三阴交穴，先以闪火法吸拔同一侧穴位，第二天再以相同方法吸拔另一侧穴位，留罐5～10分钟。两侧交替进行，每日1次。

方法二：采用火罐法或真空抽气罐法，吸拔气海穴、关元穴、中极穴，或肾俞穴、气海穴、关元穴、志室穴，留罐时间为10～15分钟。起罐后用艾条温灸上述穴位5～10分钟。两组穴位轮流交替选用，每日1次，10次为1疗程。

方法三：采用火罐法或真空抽气罐法，先取关元穴、大赫穴、内关穴、神门穴、足三里穴、三阴交穴、太溪穴吸拔，留罐10～15分钟。然后取肾俞穴、八髎穴进行吸拔，留罐10～15分钟。每天1次，10次为1疗程。

慢性前列腺炎

慢性前列腺炎是前列腺炎症的一种，是最常见但也最容易被忽视的，因为它的症状通常较少，并且与其他疾病极容易混淆，很难引起本人的重视。也正因为如此，在我国大约有50%的男性会患上本病，发病率可达4%～25%，居所有前列腺疾病之首。

1. 主要症状

(1) 湿热下注：尿液混浊或夹凝块，尿道灼热，会阴胀痛，尿中带血。

(2) 脾虚气陷：尿液混浊，小腹坠胀，神疲无华。

(3) 下元虚衰：小便淋漓，尿液白浊，腰膝酸软，畏寒肢冷。

(4) 气滞血瘀：会阴酸胀痛，腺体硬化，分泌物少。

2. 拔罐治疗

(1) 拔罐选穴:

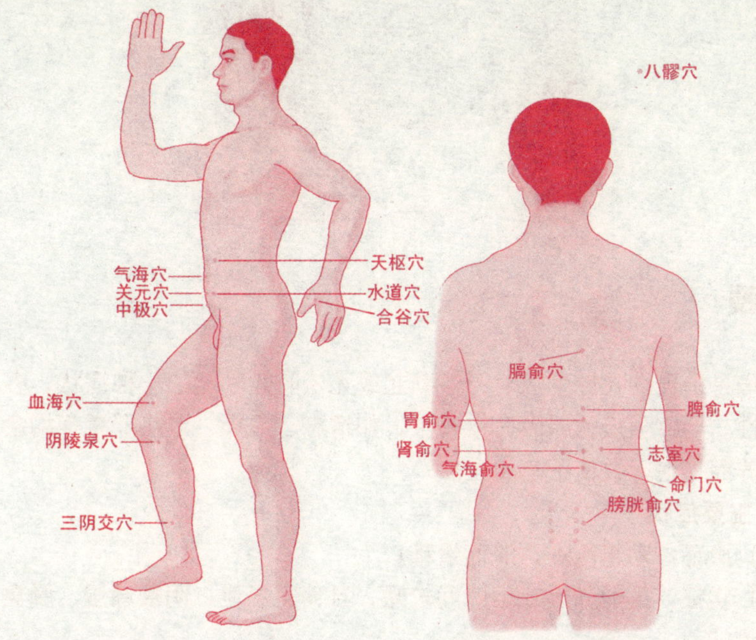

肾俞穴、膀胱俞穴、八髎穴、关元穴、中极穴、三阴交穴、天枢穴、水道穴、阴陵泉穴、气海穴、脾俞穴、胃俞穴、志室穴、命门穴、气海俞穴、膈俞穴、血海穴、合谷穴。

(2) 拔罐方法:

方法一:采用刺络拔罐法,取肾俞穴、膀胱俞穴、八髎穴、关元穴、中极穴、三阴交穴,用梅花针叩刺后留罐 10～20 分钟。湿热下注型加拔天枢穴、水道穴、阴陵泉穴;脾虚气陷型加拔气海穴、脾俞穴、胃俞穴;下元虚衰型加拔志室穴、命门穴、气海俞穴;气滞血瘀型加拔膈俞穴、血海穴、合谷穴。隔日 1 次,10 次为 1 疗程,疗程间隔 5～7 日。

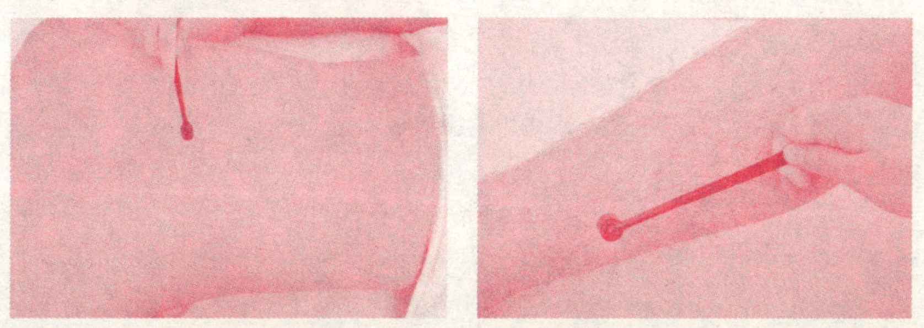

方法二:采用刺络拔罐法,取腰骶椎两侧、腹股沟部、水道穴,先用梅花针

叩刺后，闪罐至皮肤潮红、微出血。每日 1 次，10 次为 1 疗程，疗程间隔3～5 日。

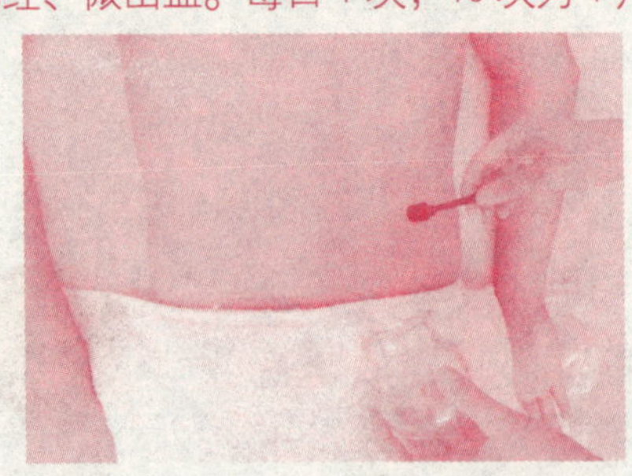

阳痿

阳痿是指男性在性生活时无法勃起或无法有效勃起的一种症状，多见于青壮年男性。导致阳痿的原因有很多种，如情志、虚损、湿热邪毒等均会导致宗筋因失养而松弛，致使不举发生。

1. 主要症状

(1) 虚证：勃起困难，时而滑精。

(2) 实证：虽能勃起，但时间较短，且伴有早泄、阴囊潮湿、臊臭、下肢酸重等症状。

2. 拔罐治疗

(1) 拔罐选穴：

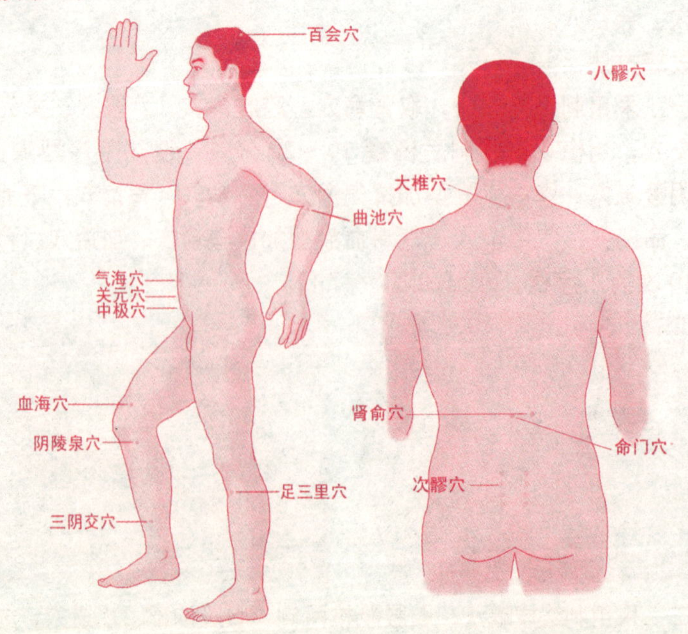

肾俞穴、关元穴、气海穴、阴陵泉穴、足三里穴、八髎穴、百会穴、中极穴、大椎穴、曲池穴、血海穴、三阴交穴、命门穴、次髎穴。

(2) 拔罐方法：

方法一：采用火罐法或真空抽气罐法，虚证取肾俞穴、关元穴、气海穴、阴陵泉穴、足三里穴、八髎穴、百会穴；实证取中极穴、阴陵泉穴、大椎穴、曲池穴、血海穴、三阴交穴。吸拔穴位后留罐 15 分钟。每日 1 次。

方法二：采用火罐法或真空抽气罐法，取中极穴、关元穴、三阴交穴，吸拔后再取肾俞穴、命门穴、次髎穴吸拔。留罐 10～15 分钟。也可采用针罐法，取中极穴、关元穴、三阴交穴、肾俞穴、命门穴、次髎穴，用针刺后再吸拔穴位，留罐 10～15 分钟。每日 1 次，10 次为 1 疗程。

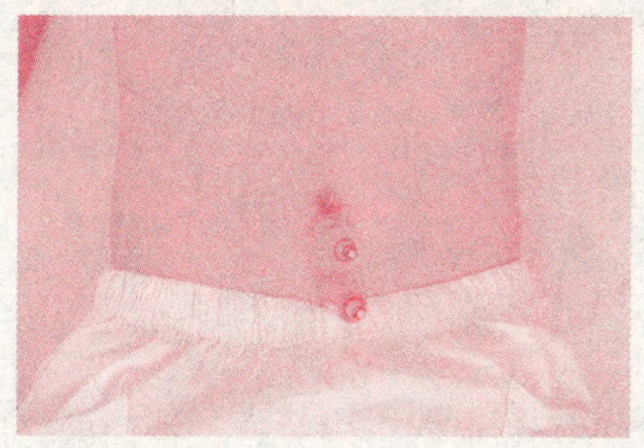

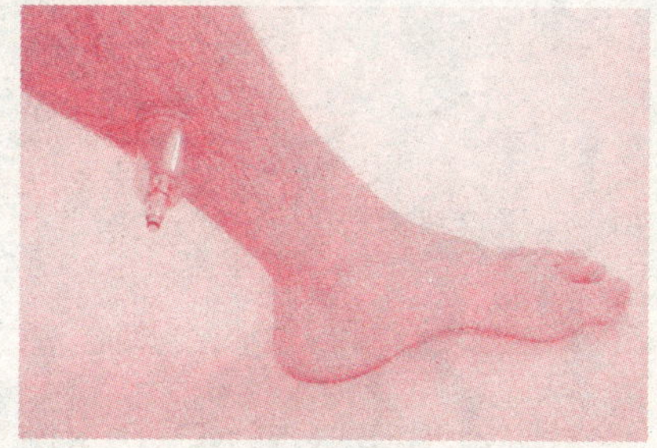

早泄

早泄是指在进行性生活时，尚未进入女性阴道或刚进入就发生射精的一种男性病，通常性生活时间不超过 2 分钟。早泄通常发生在青年人群，包括生理和心理原因两个方面，二者均会造成身体疏泄失常、肾虚失职，从而引发本病。

1. 主要症状

(1) 肾气不固：精泄过早，性欲减退。

(2) 阴虚火旺：不入即泄，性欲亢奋。

(3) 心脾两虚：稍入即泄，性欲减退。

(4) 肝经湿热：不入即泄或稍入即泄，性欲亢进。

2. 拔罐治疗

(1) 拔罐选穴:

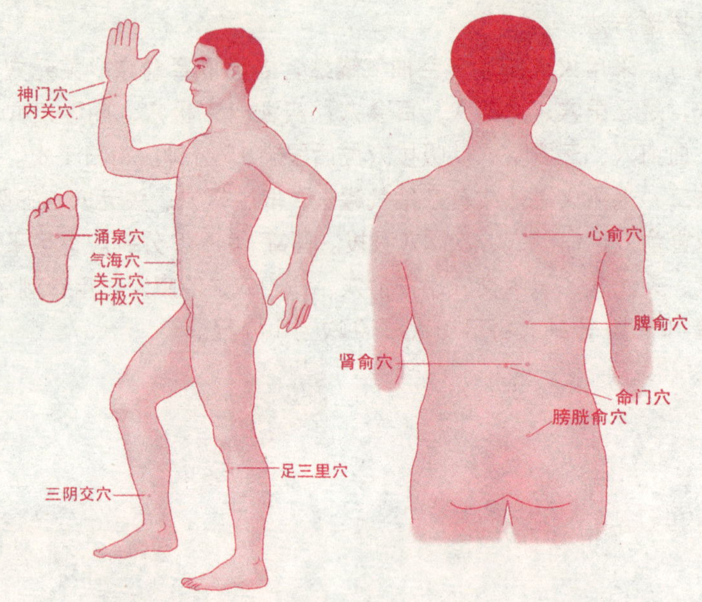

肾俞穴、关元穴、命门穴、三阴交穴、心俞穴、内关穴、神门穴、脾俞穴、中极穴、足三里穴、膀胱俞穴、涌泉穴、气海穴。

(2) 拔罐方法:

方法一：采用火罐法和刺络拔罐法，肾气不固型取肾俞穴、关元穴、命门穴、三阴交穴；阴虚火旺型取心俞穴、肾俞穴、内关穴、神门穴、三阴交穴；心脾两虚型取脾俞穴、中极穴、命门穴、足三里穴；肝经湿热型取肾俞穴、膀胱俞穴、中极穴、足三里穴、三阴交穴。前三型用火罐法，后一型用刺络拔罐法，先吸拔一侧穴位，第二天吸拔另一侧穴位，留罐 5～10 分钟。两组交替进行，每日 1 次。

方法二：采用火罐法或真空抽气罐法，取气海穴、关元穴、三阴交穴、涌泉穴，以闪火法吸拔穴位，留罐 10～15 分钟。也可采用针罐法，针刺后吸拔 10～15 分钟。每日 1 次，10 次为 1 疗程。

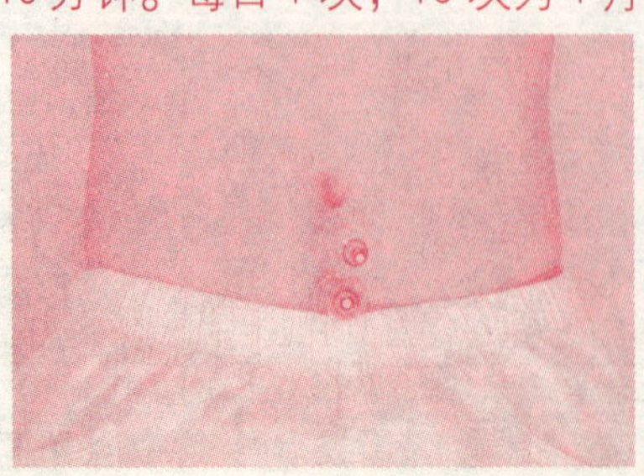

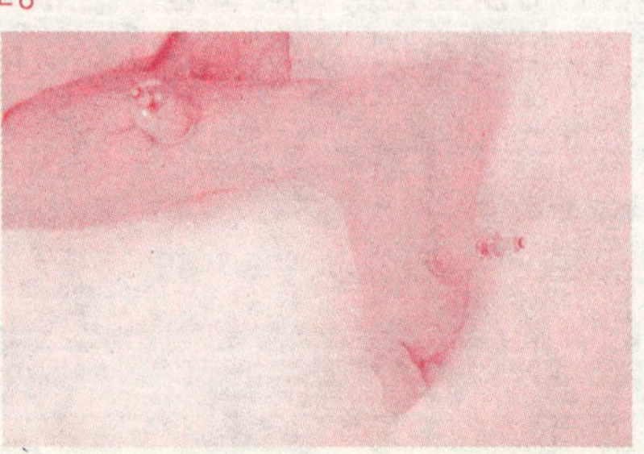

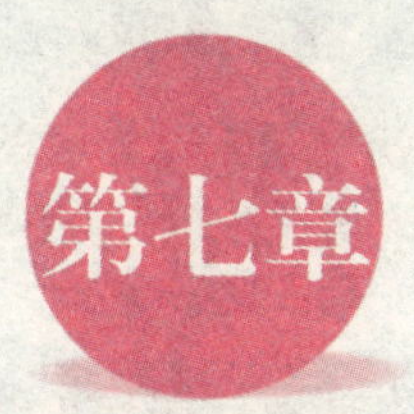

第七章

改善皮肤症状的拔罐疗法

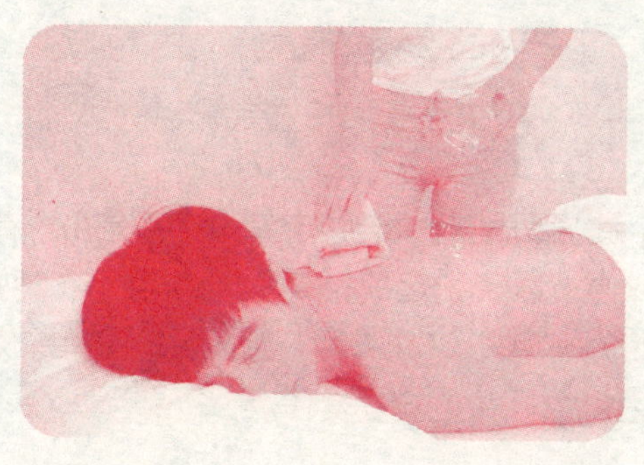

皮肤病症比较常见，更是一种多发病，面对皮肤病症不少人往往抱着“涂点外用药就可以”的念头，结果非但没有治愈，反而变本加厉，致使皮肤病症愈演愈烈，变成一种顽疾。想要轻松击退皮肤上的侵略者，不仅应从外界防御，更应对内进行调理，用内外兼治的方法以保持健康的平衡状态！

皮肤症状的特点

(1) 皮肤病症最大的特点就是顽固性，有的还具有复发性，并呈现出明显的季节性变化，原因是情绪的持续起伏以及外界环境的影响都会让相关病症“卷土重来”。

(2) 有些皮肤病症还具有发病急、起病重的特点。

常见症状的拔罐疗法

痤疮

痤疮又叫粉刺，是常见的一种皮肤疾病，病因是由于荷尔蒙旺盛刺激皮脂腺分泌，直至毛囊堵塞、发炎引起的，青春期为常发期。痤疮一般在青春期结束后会自行愈合，但也有例外，如饮食不当、精神压力等原因造成体内环境失衡，会造成痤疮延迟愈合，并且反复发作。

1. 主要症状

(1) 肺经风热：丘疹色红，多发颜面、胸背上部，时有痒痛感。

(2) 湿热蕴结：红肿疼痛，形成脓包，伴有口臭。

(3) 痰湿凝结：脓包、结节、囊肿、疤痕。

2. 拔罐治疗

(1) 拔罐选穴：

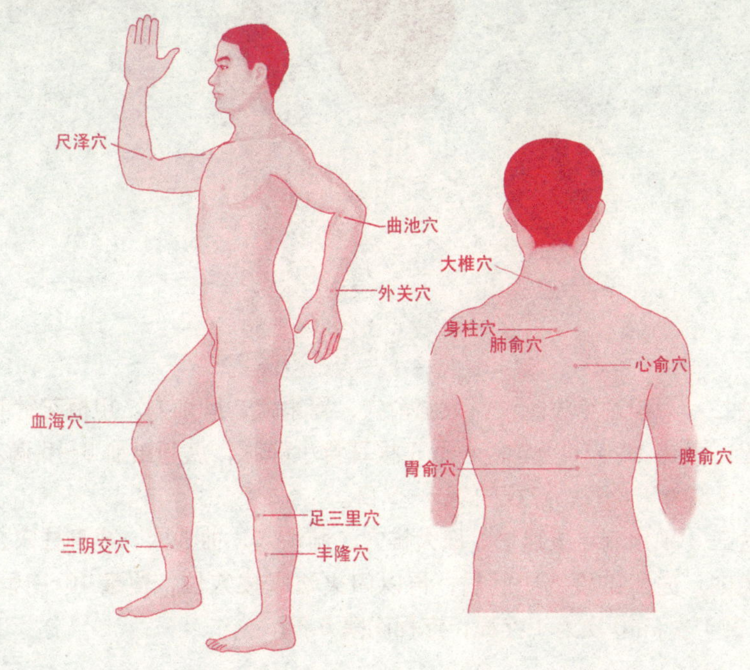

曲池穴、尺泽穴、大椎穴、足三里穴、血海穴、三阴交穴、肺俞穴、脾俞穴、丰隆穴、胃俞穴、身柱穴、心俞穴、外关穴。

(2) 拔罐方法：

方法一：采用真空抽气罐法，取曲池穴、尺泽穴、大椎穴、足三里穴、血海穴、三阴交穴，吸拔穴位 15 分钟。肺经风热型加拔肺俞穴；痰湿凝结型加拔脾俞穴、丰隆穴。

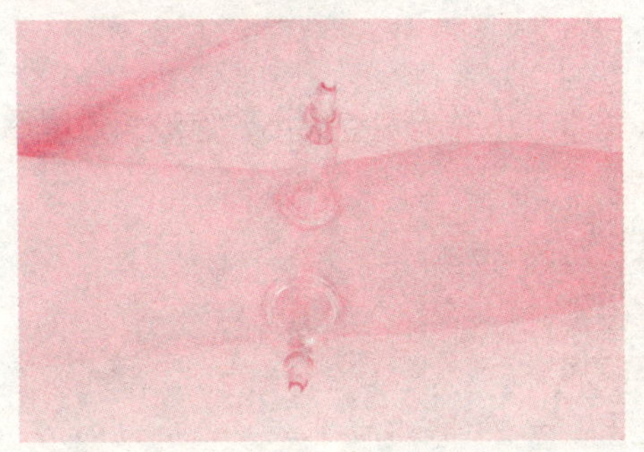

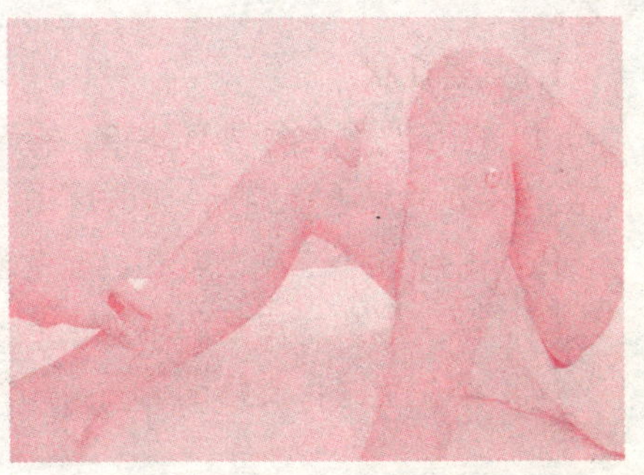

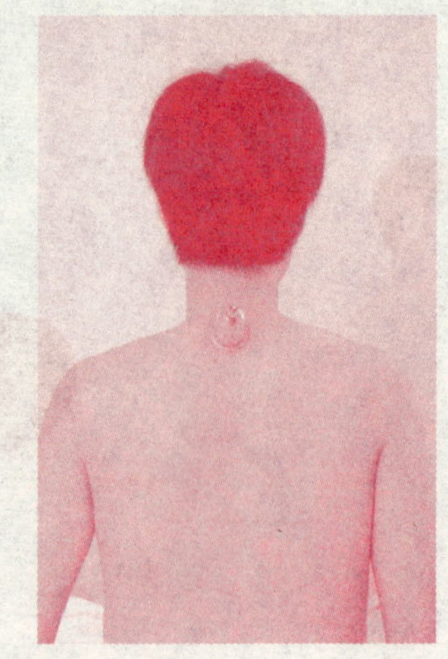

方法二：采用刺络拔罐法，取肺俞穴、胃俞穴、脾俞穴。用梅花针叩刺至微有血出，拔罐 10～15 分钟。再取 1 根耳背小静脉，点刺出血 3～5 滴。隔 3 日 1 次，3 次为 1 疗程，疗程间隔 3～5 日。

方法三：采用刺络拔罐法，取大椎穴、肺俞穴、曲池穴，或身柱穴、心俞穴、外关穴。先用三棱针叩刺后，再以闪火法吸拔穴位，留罐 10～15 分钟。隔 3～4 日 1 次，10 次为 1 疗程，疗程间隔 5 日。

带状疱疹

带状疱疹是春季最流行的病毒感染性皮肤病，它并非急性传染疾病，而是带状疱疹病毒长期潜伏在体内，一旦人体免疫力功能下降，就会使病毒乘虚而出，在胸部、面部以及腰部发出。带状疱疹虽然比较难愈，但一经治愈极少复发。

1. 主要症状

（1）临床型：水疱为簇集性，可从粟粒大小变为黄豆大小，疱液先透明后混浊，2～3 周后干燥结痂，愈后不留疤。

（2）肝经郁热：皮损鲜红，疱壁紧，灼热刺痛。

（3）脾经湿热：皮损色较淡，疱壁松弛。

（4）瘀血阻络：皮疹消退后，局部疼痛。

2. 拔罐治疗

(1) 拔罐选穴:

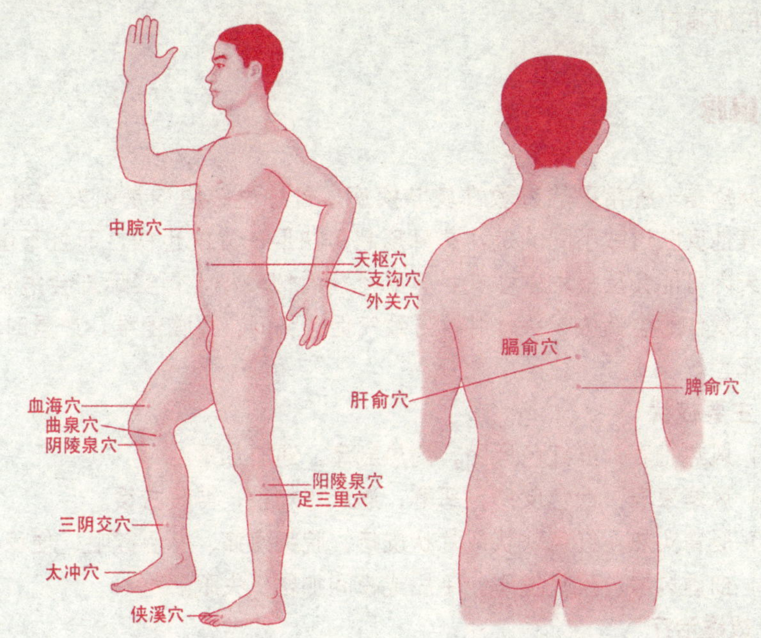

外关穴、太冲穴、侠溪穴、曲泉穴、血海穴、阴陵泉穴、三阴交穴、中脘穴、天枢穴、阿是穴、肝俞穴、阳陵泉穴、支沟穴、脾俞穴、膈俞穴、足三里穴。

(2) 拔罐方法:

方法一:采用刺络拔罐法,用梅花针由轻至重叩刺患处,以微出血为度。接着用火罐吸拔叩刺处,留罐 4~5 分钟,以吸出多量水性渗出物和少量血液为度。吸拔后清洗患处,再涂以龙胆紫。

肝经郁热型用刺络拔罐法点刺吸拔外关穴、太冲穴、侠溪穴、曲泉穴、血海穴;脾经湿热型吸拔阴陵泉穴、三阴交穴、血海穴、中脘穴、天枢穴;瘀血阻络型用温罐法吸拔阿是穴,并加灸。

方法二:采用刺络拔罐法,肝经郁热型取肝俞穴、阳陵泉穴、曲泉穴、支沟穴;脾经湿热型取脾俞穴、膈俞穴、阳陵泉穴、三阴交穴、足三里穴;瘀血阻络型取膈俞穴、肝俞穴、阳陵泉穴、三阴交穴、阿是穴。用三棱针点刺后,涂上凉血活血的药汁,拔同一侧的穴位。两侧穴位交替使用,每日 1 次,6 次为 1 疗程,疗程间隔 3~5 日。

方法三:采用药罐法,用板蓝根、紫菜、印花、黄芩各 15 克,当归、延胡索各 10 克,加水 500 毫升煮沸 20 分钟,将竹罐放入药液中煎煮。其间,用梅花针按照由外向内的方向轻叩病变部位及其周围，然后用三棱针在病变部位的夹脊穴点刺，最后捞出药罐抹干后吸拔于叩刺与点刺部位，留罐 15～20 分钟。每日或隔日 1 次。

荨麻疹

荨麻疹是一种常见的过敏性皮肤疾病，各种过敏原均是引发荨麻疹的因素。与其他皮肤过敏不同的是，荨麻疹起势快但消去的也快，而且不留痕迹，有时一天内可能会反复发生多次。荨麻疹病看似较小，但实际却会危及生命，如有的人发作时会造成喉头水肿，导致气促、胸闷、呼吸困难，严重时还会导致窒息死亡。

1. 主要症状

(1) 风热犯表：鲜红色风团，灼热剧痒，遇热加重。

(2) 风寒束表：白色皮疹，恶寒，遇风寒加重，得暖减缓。

(3) 肠胃实热：红色块状或片状皮疹，脘腹疼痛、恶心欲呕、便秘。

(4) 血虚风燥：反复发作，午后或夜间加剧，失眠。

2. 拔罐治疗

(1) 拔罐选穴：

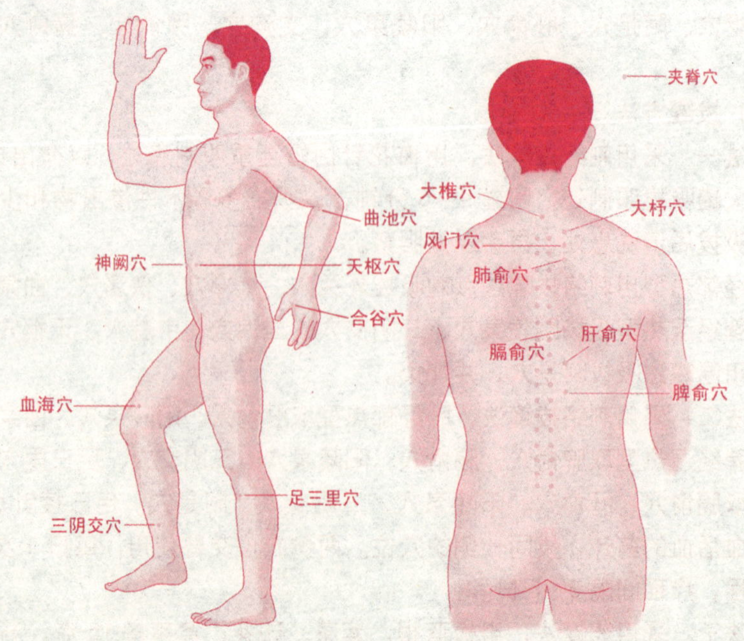

神阙穴、大椎穴、风门穴、曲池穴、血海穴、肺俞穴、合谷穴、天枢穴、

膈俞穴、脾俞穴、足三里穴、三阴交穴、胸椎夹脊穴、大杼穴、肝俞穴。

(2) 拔罐方法：

方法一：采用火罐法或真空抽气罐法，取神阙穴，风热犯表型加拔大椎穴、风门穴、曲池穴、血海穴；风寒束表型加拔风门穴、肺俞穴、曲池穴、血海穴；肠胃实热型加拔曲池穴、合谷穴、天枢穴、血海穴；血虚风燥型加拔膈俞穴、脾俞穴、血海穴、足三里穴、三阴交穴。按照先腹部后背部的顺序吸拔穴位，留罐10～15分钟。急性病者每日1次，3次为1疗程；慢性病者隔日1次，缓解期每周1～3次，6次为1疗程。

方法二：采用火罐法或真空抽气罐法，取第1～9胸椎的夹脊穴、膀胱经的大杼穴至肝俞穴，将罐具吸拔于背部，沿着夹脊穴和膀胱经的大杼穴至肝俞穴上下来回推拉走罐，直至皮肤潮红为止。急性病者每日或隔日1次，3次为1疗程；慢性病者隔日1次或每周2次，缓解期每周1次，6次为1疗程。

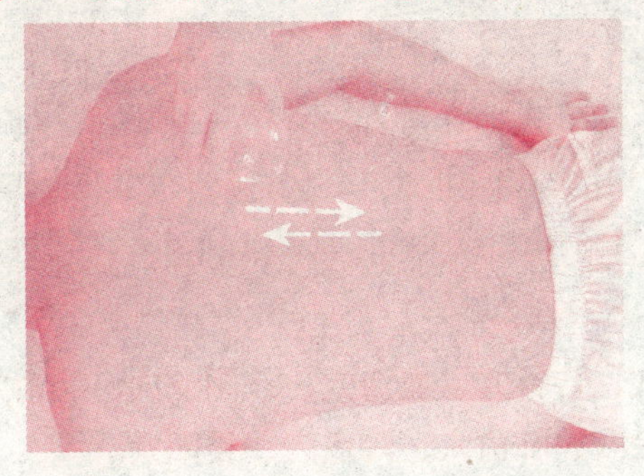

湿疹

湿疹是一种呈多种形态的皮疹，不仅发无定处，而且非常顽固，因此中医也称其为“湿毒疮”。所谓的“毒”是指热毒，当人食用某些食物、药物或接触日常用品时透过皮肤所表现出的变态性反应。这种变态性反应会反复发作，极易从急性演变为慢性病症。

1. 主要症状

(1) 湿热：发病急，初期皮损潮红灼热，并有肿胀、瘙痒感，继而出现成片粟疹或密集水疱，溃烂。

(2) 脾虚：发病较缓，皮损潮红，伴有瘙痒感，抓挠后有鳞屑。

(3) 血虚：病情反复，经久不愈，皮损色黯且粗糙肥厚，伴有瘙痒感；搔痕明显，有血痂和脱屑。

2. 拔罐治疗

(1) 拔罐选穴:

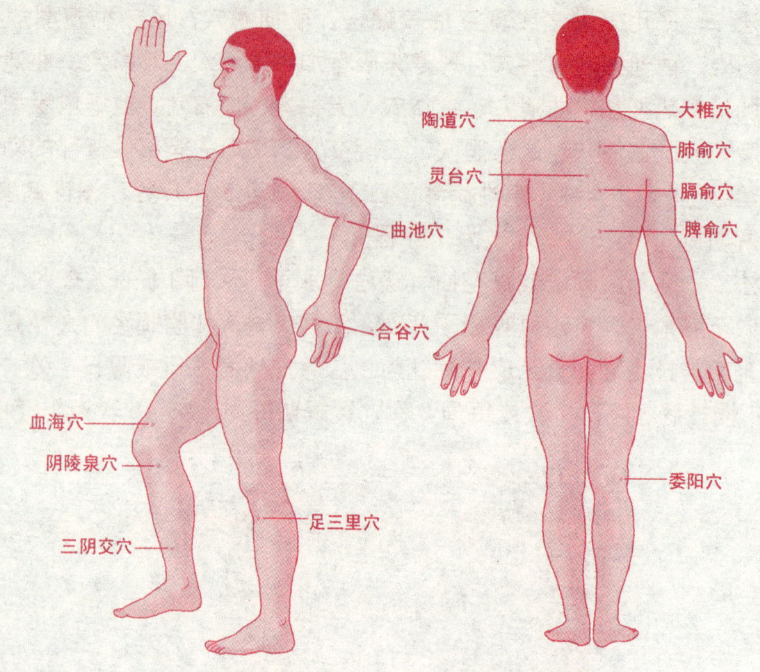

大椎穴、曲池穴、合谷穴、血海穴、三阴交穴、脾俞穴、阴陵泉穴、足三里穴、膈俞穴、灵台穴、肺俞穴、陶道穴、委阳穴。

(2) 拔罐方法:

方法一:采用刺络拔罐法,湿热型取大椎穴、曲池穴、合谷穴、血海穴、三阴交穴;脾虚型取脾俞穴、阴陵泉穴、足三里穴、三阴交穴;血虚型取膈俞穴、曲池穴、血海穴、足三里穴、三阴交穴。先用三棱针点刺穴位后,用罐具吸拔穴位,留罐 10~15 分钟。急性者每日 1 次,3 次为 1 疗程;慢性者隔日 1 次,6 次为 1 疗程,疗程间隔 5~7 日。

方法二:采用针罐法或刺络拔罐法,取病灶局部,用多罐法密排;湿热或脾虚加拔大椎穴或灵台穴。留罐 10~15 分钟。每日或隔日 1 次,5 次为 1 疗程。

方法三:采用刺络拔罐法,取大椎穴、肺俞穴、陶道穴、委阳穴,先用三棱针快速点刺穴位,然后拔罐 10~15 分钟。起罐后点刺血海穴、曲池穴、病变局部,吸拔 10~15 分钟。隔日 1 次,3 次为 1 疗程。

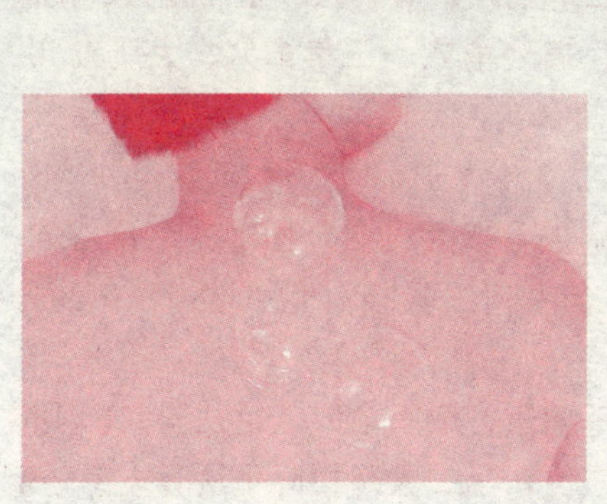

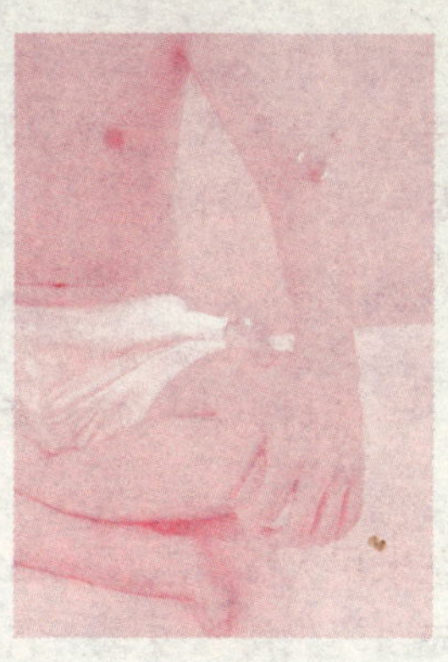

丹毒

丹毒是溶血性链球菌侵入破损皮肤或黏膜的网状淋巴管中引起的传染性疾病，通常继发于抵抗力下降后患有慢性鼻炎、脂溢性皮炎、鼻窦炎、龋齿、脚气之后。丹毒极易复发，首次发作后隔数日或数年后都有可能再次发作。

1. 主要症状

(1) 外感：病突发，皮肤潮红、肿胀、瘙痒，疹疱渐生，此起彼伏，溃破糜烂。

(2) 湿热：肌肤糜烂，疹疱蔓延，水状渗出液较多，瘙痒不已。

(3) 血虚：病情反复发作，且轻重不一，局部皮肤粗糙肥厚，瘙痒脱屑。

2. 拔罐治疗

(1) 拔罐选穴：

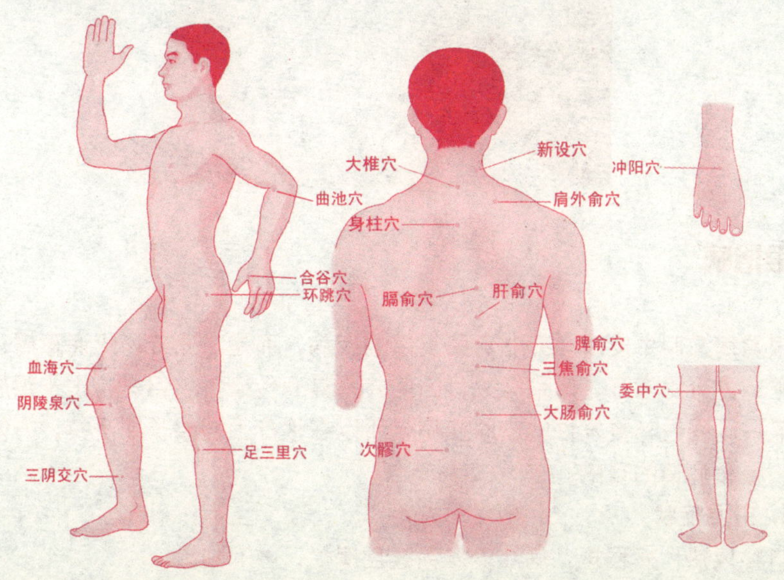

大椎穴、曲池穴、合谷穴、三阴交穴、脾俞穴、足三里穴、阴陵泉穴、膈俞穴、血海穴、身柱穴、新设穴、肩外俞穴、三焦俞穴、大肠俞穴、环跳穴、次髎穴、委中穴、冲阳穴。

(2) 拔罐方法：

方法一：外感型采用刺络拔罐法，取大椎穴、曲池穴、合谷穴、血海穴、三阴交穴，先点刺大椎穴后，再以闪火法吸拔其他穴位 10～15 分钟。隔日 1 次。

湿热型采用火罐法或真空抽气罐法，取脾俞穴、足三里穴、阴陵泉穴、三阴交穴，先以闪火法吸拔同一侧穴位，第二天用相同手法吸拔另一侧穴位，留罐 10～15 分钟。两侧交替进行，每日 1 次。

血虚型采用膈俞穴、血海穴、三阴交穴、足三里穴，手法同湿热型。

方法二：采用针罐法或刺络拔罐法，取曲池穴、委中穴、大椎穴、冲阳穴，刺入针或点刺后吸拔 10～15 分钟，委中穴放血 2～5 毫升后留罐 5 分钟。湿热加拔阴陵泉穴、大肠俞穴。隔日 1 次，5 次为 1 疗程，疗程间隔 3 日。

方法三：采用火罐法，头面部丹毒选大椎穴、身柱穴、新设穴、肩外俞穴、病变周围健康皮肤；下肢丹毒选三焦俞穴、大肠俞穴、环跳穴、次髎穴及病变周围健康皮肤。吸拔穴位 10～20 分钟，并用闪罐法拔健康皮肤至潮红。隔日 1 次，5 次为 1 疗程，疗程间隔 3～5 日。

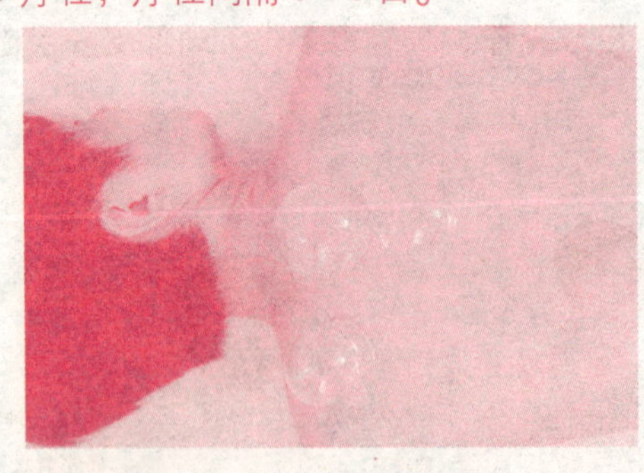

银屑病

银屑病又叫牛皮癣，并非真菌引起的疾病，而是与遗传、代谢障碍、免疫力低下、内分泌紊乱、感染有关，因此并不具有传染性。但是，由于银屑病是一种兼具顽固性与复发性的皮肤疾病，所以在治疗上需要长期坚持，方能达到改善、减缓病情的目的。

1. 主要症状

(1) 风热：病程短，病灶皮疹潮红且糜烂，并有血痂。

(2) 血虚：病程长，病灶干燥肥厚，并有脱屑。

2. 拔罐疗法

(1) 拔罐选穴：

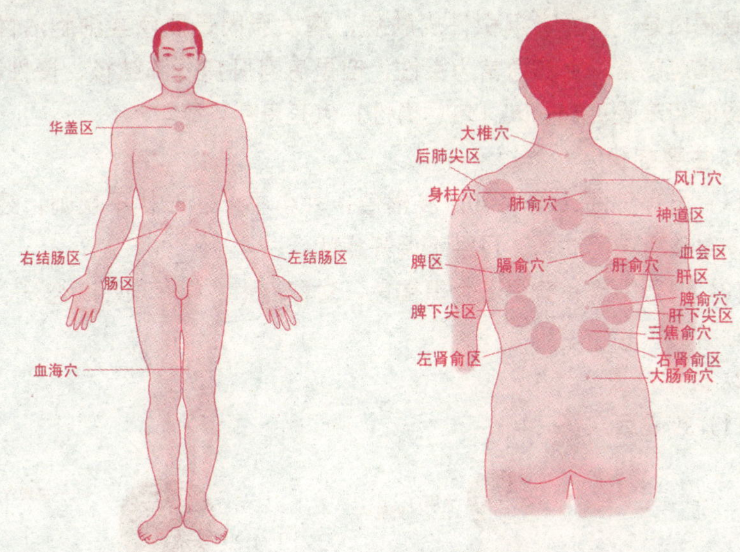

大椎穴、风门穴、肝俞穴、膈俞穴、肺俞穴、脾俞穴、身柱穴、血海穴、后肺尖区、脾区、肝区、左右肾俞区、华盖区、肠区、神道区、血会区、脾下尖区、肝下尖区、左右结肠区。

(2) 拔罐方法：

方法一：采用刺络拔罐法，取大椎穴、风门穴、肝俞穴、膈俞穴，或肺俞穴、脾俞穴、身柱穴、血海穴。取一组穴位，用三棱针点刺穴位，再以闪火法吸拔 15～20 分钟。两组穴位交替进行，每日或隔日 1 次。

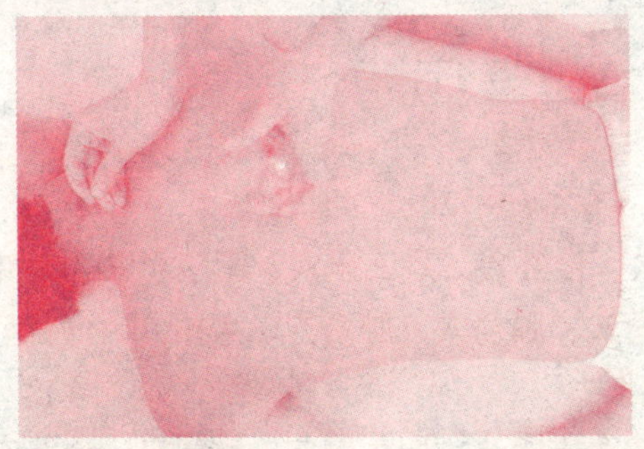

方法二：采用火罐法，取大椎穴、后肺尖区、脾区、肝区、左右肾俞区、华盖区、肠区，或神道区、血会区、脾下尖区、肝下尖区、左右结肠区，吸拔 30～40 分钟。每日 1 次。

黄褐斑

黄褐斑是一种色素沉积性皮肤病，病发原因是黑色素细胞活性增加导致的。黄褐斑的常发人群通常为女性，但是患有肝病、肺结核、慢性酒精中毒、癌症或服用苯妥英钠的人（包括男性）也有患病可能。

1. 主要症状

（1）肝郁气滞：黄褐斑为浅褐色，大小不一、形状不规则，经前斑色加深，同时伴有胸闷肋胀、月经不调等症状。

（2）肝肾阴虚：黄褐斑为黑褐色，对称而生，伴有烦热、盗汗、头晕、耳鸣等症状。

2. 拔罐疗法

（1）拔罐选穴：

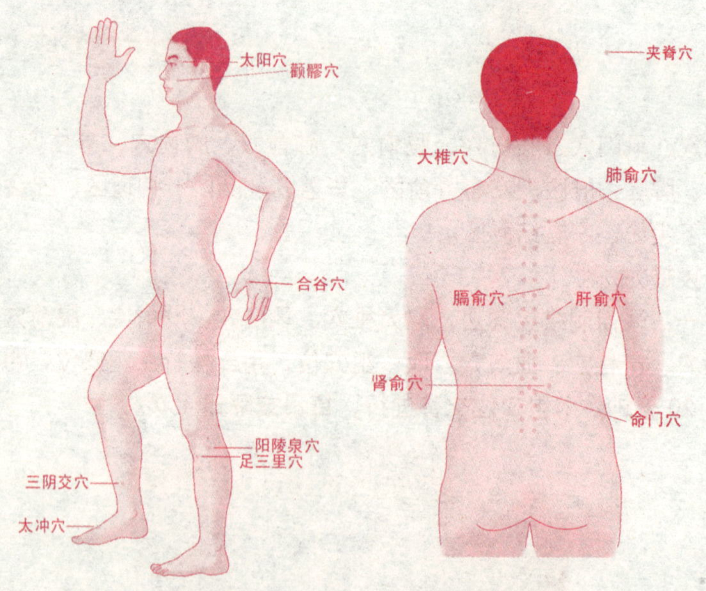

太阳穴、颧髎穴、合谷穴、足三里穴、阳陵泉穴、太冲穴、肝俞穴、三阴交穴、肾俞穴、夹脊穴、膈俞穴、肺俞穴、大椎穴、命门穴。

（2）拔罐方法：

方法一：采用按摩拔罐法，取太阳穴、颧髎穴、合谷穴、足三里穴、阳陵泉穴，先按摩穴位后再吸拔该处穴位，留罐 10～20 分钟。肝郁气滞型加拔太冲穴、肝俞穴；肝肾阴虚型加拔三阴交穴、肾俞穴。隔日 1 次，10 次为 1 疗程，疗程间隔 3～5 日。

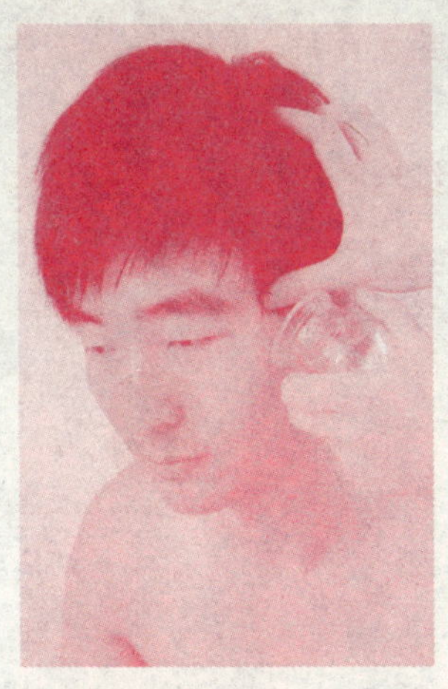
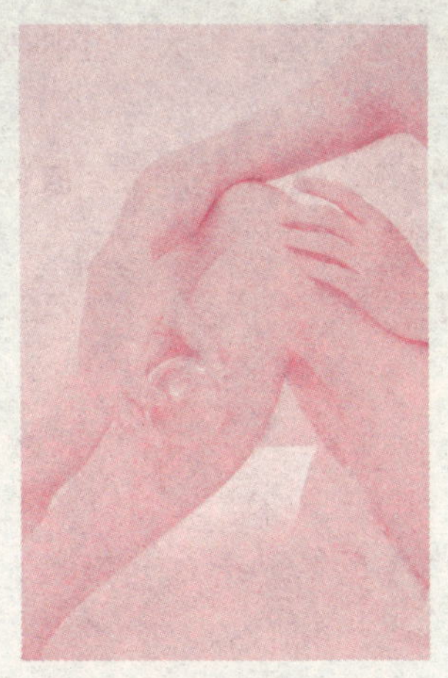

方法二：采用刺络拔罐法，取夹脊穴、膈俞穴、肺俞穴、大椎穴、命门穴，先用梅花针叩刺局部至皮肤潮红，在夹脊穴和大椎穴至命门穴走罐 1～2 次，再在膈俞穴、肺俞穴吸拔 15 分钟。每日或隔日 1 次，10 次为 1 疗程，疗程间隔 5～7 日。

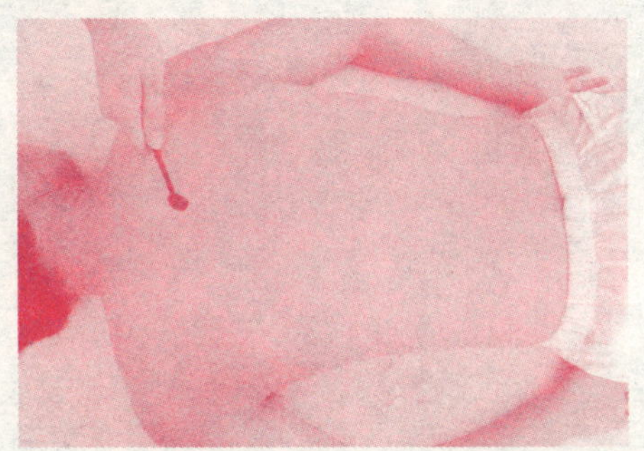

方法三：采用刺络拔罐法，取大椎穴、肺俞穴，用梅花针叩刺大椎穴与肺俞穴之间的区域至皮肤出血，然后拔罐 15 分钟。隔日 1 次，10 次为 1 疗程，疗程间隔 3～5 次。

痈疖

痈和疖均是指发生于肌肤体表的急性化脓性疾病，一般疖范围比较小，肿势比较局限，痈范围稍大，二者都具有灼热、疼痛、易脓、易溃、易敛等特点。痈和疖发生原因与平素过食肥甘厚味、油腻之品，或外感六淫毒邪有关。

1. 主要症状

(1) 热毒外袭：多发于唇、鼻、眉、额，初起为粟粒脓头，或痒或麻，后逐渐红肿，手部则是局部红肿、麻木发痒。

（2）火毒内盛：范围扩大，红肿发热、疼痛加剧，脓头破溃，伴有发热头痛、便秘。

（3）火毒入体：淋巴结肿大，肢体红丝粗肿明显，伴有恶寒、头痛。

2. 拔罐治疗

（1）拔罐选穴：

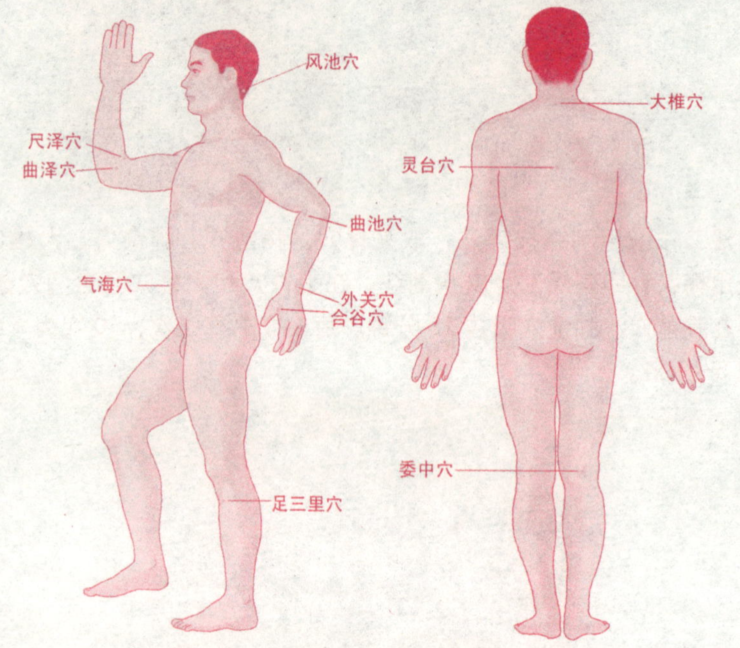

阿是穴、大椎穴、曲池穴、合谷穴、外关穴、灵台穴、足三里穴、风池穴、委中穴、曲泽穴、气海穴、尺泽穴。

（2）拔罐方法：

方法一：采用火罐法，用火罐在已破溃患处（阿是穴）进行吸拔，留罐10分钟。注意观察罐内情况，若脓水流尽，应立即起罐。然后清洁患处，并包扎好。若1次脓血未拔净者，可隔日再拔。对于未破溃处，施术者先在皮肤表面常规消毒，用三棱针挑开脓头，将火罐吸拔在上面，并注意观察罐内情况，待脓水流尽，即起罐。然后清洁患处，并包扎好。

方法二：采用针罐法，取大椎穴、曲池穴、合谷穴、外关穴。热毒外袭型加拔灵台穴；火毒内盛型加拔足三里穴、风池穴、委中穴；火毒入体型加拔曲泽穴、气海穴。针刺后吸拔10～20分钟。也可取大椎穴、灵台穴、委中穴、尺泽穴，用刺络拔罐法点刺放血2～5毫升后再拔罐。隔日1次，症状消失为止。

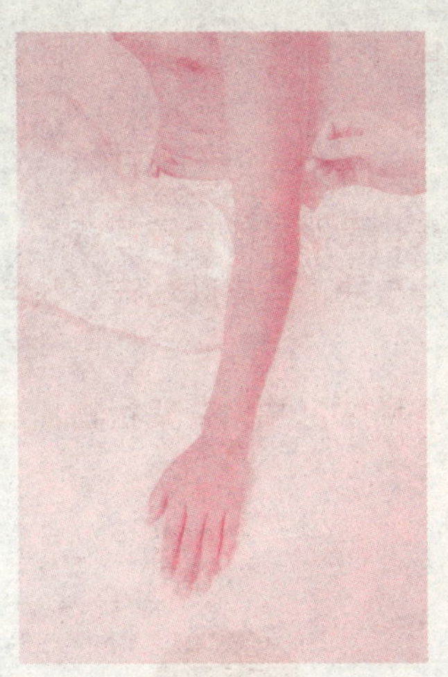
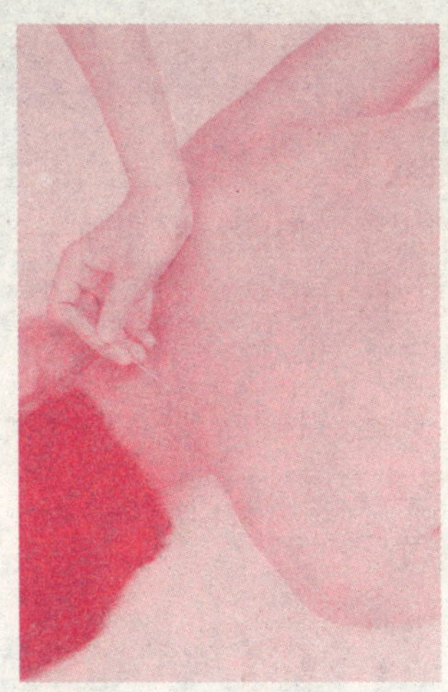

多发性毛囊炎

多发性毛囊炎是由于细菌侵犯毛囊而引起的一种急性炎症，一般反复发作，造成毛囊结构阻塞性改变。多见于免疫力低下者或糖尿病患者，好发于颈部、枕部及头部。

1. 主要症状

初起为针头大小红色丘疹，迅速发展成脓疱，继而破溃，排出脓血，干燥，结痂，不留疤痕。

2. 拔罐治疗

（1）拔罐选穴：

阿是穴。

（2）拔罐方法：

方法一：采用真空抽气罐法或火罐法，用抽气罐或者火罐在局部阿是穴进行吸拔，留罐时间为 10～15 分钟。隔日 1 次，5 次为 1 疗程。

方法二：采用火罐法，适用于长期反复发作的患者，先在皮肤上涂抹油性按摩介质，然后用闪火法将罐吸拔于背部和下肢足太阳膀胱经上部穴位，然后沿着经络循行线路来回走罐，直至皮肤潮红。隔日 1 次，5 次为 1 疗程。

瘰疬

瘰疬是一种皮外科病症，多由情志不畅引起。情志不畅会引起肝气郁结、内火旺盛，火气结于颈部等处，令颈部结核相互粘连。瘰疬多发于儿童及青壮年人群，它并非立即发作，而是等待人体虚弱时才缓慢起病，因此不易被及时发现。

1. 主要症状

(1) 气滞痰凝：瘰疬初期，肿块坚实，无明显的全身症状。

(2) 阴虚火旺：瘰疬中期，肿块变为核块，与皮肤粘连，肤色暗红，潮热盗汗。

(3) 气血两虚：瘰疬后期，疮口出清稀脓，并夹杂絮状物，消瘦神疲。

2. 拔罐疗法

(1) 拔罐选穴：

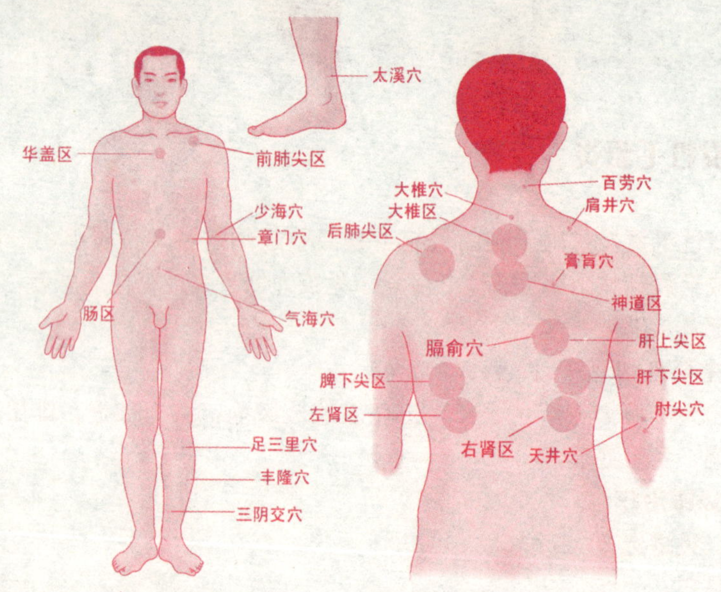

神道区、后肺尖区、肝上尖区、华盖区、前肺尖区、肠区、大椎区、肾区、脾下尖区、肝下尖区、天井穴、百劳穴、三阴交穴、肩井穴、章门穴、丰隆穴、肘尖穴、少海穴、太溪穴、足三里穴、膏肓穴、膈俞穴、气海穴。

(2) 拔罐方法：

方法一：采用火罐法，取神道区、后肺尖区、肝上尖区，或华盖区、前肺尖区、肠区、大椎区、肾区、脾下尖区、肝下尖区，交替或依次吸拔 30～40 分钟。每日 1 次。

方法二：采用火罐法，取天井穴、百劳穴、三阴交穴。气滞痰凝型加拔肩井穴、章门穴、丰隆穴、肘尖穴，阴虚火旺型加拔少海穴、太溪穴，气血两虚型加拔足三里穴、膏肓穴、膈俞穴、气海穴，留罐 15 分钟。每日 1 次。

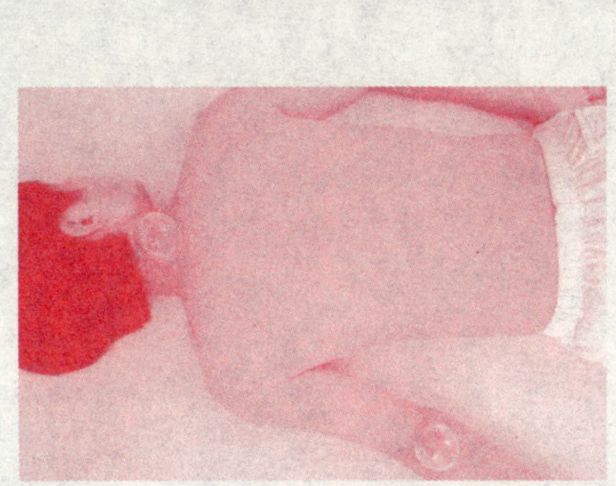

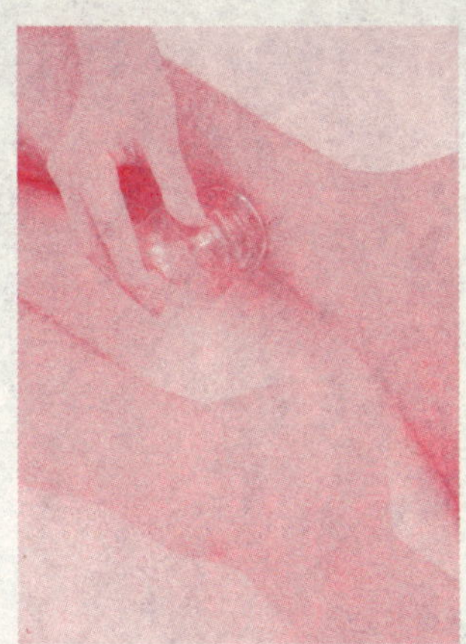

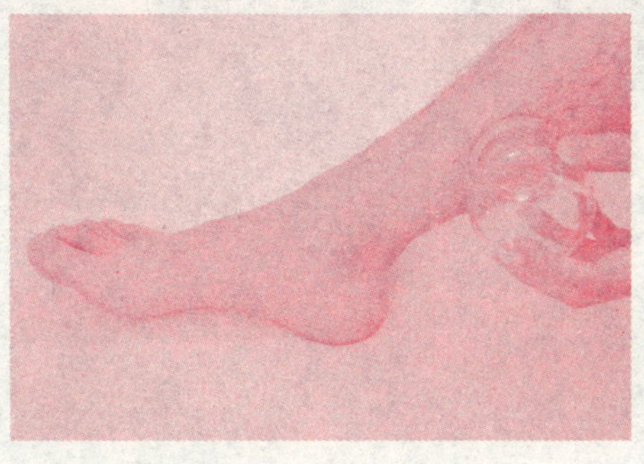

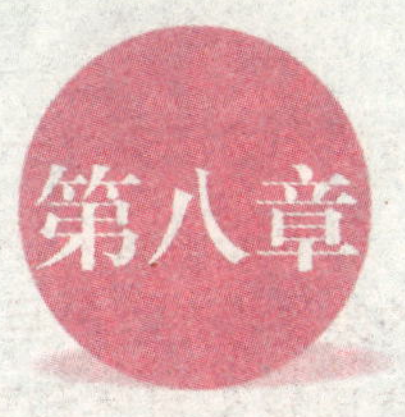

改善全身症状的拔罐疗法

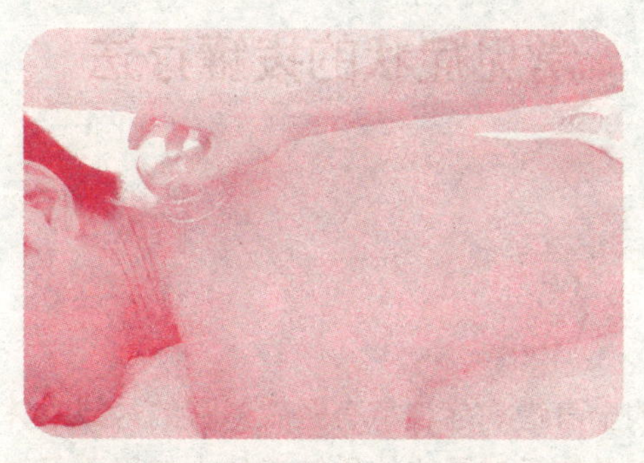

健康是一种财富，健康的身体是保证生活、工作、娱乐、学习的基础。然而，不良的生活习惯、外界侵害等因素极易影响我们的健康，一个小小的问题就有可能引发一个全身性病症。

全身性症状的特点

（1）血液是引发全身性病症的主要因素之一，因为人体的器官与组织的存活与运作都离不开氧气、营养，血液能够将人体摄入的营养和氧气输送到各个器官与组织中，并将它们制造的废物带走。一旦血管出现问题，使血液无法正常完成输送任务，就会使各器官因缺少氧气和营养出现供血不足，出现多种“并发症”，并且会引发局部性病症。

（2）全身性病症通常也会在局部有一定的表现，如口舌疼痛就是全身性病症的一种信号。

常见症状的拔罐疗法

感冒

感冒是最常见的全身性病症，患有轻微感冒的人或身体免疫力强的人通常能不药而愈，但对于患有重感冒或体质较差的人如果不及时治疗，就会使感冒越来越严重，甚至有可能并发其他疾病。

1. 主要症状

（1）风寒：恶寒重，发热轻，无汗，头痛，肢体酸楚，流清涕，痰色白而稀薄，喜热饮或不喜饮，舌苔白薄。

（2）风热：发热重，微恶风，汗流不畅，头胀痛，咳嗽，痰黏而黄，咽燥而肿痛，流黄涕，口渴，舌尖红，苔薄白而微黄。

（3）暑湿：发热，微恶风，汗少，肢体酸重或疼痛，头昏重胀痛，咳嗽，痰黏，流涕，口渴不欲饮，胸闷心烦，小便短赤，舌苔薄黄发腻。

2. 拔罐疗法

(1) 拔罐选穴:

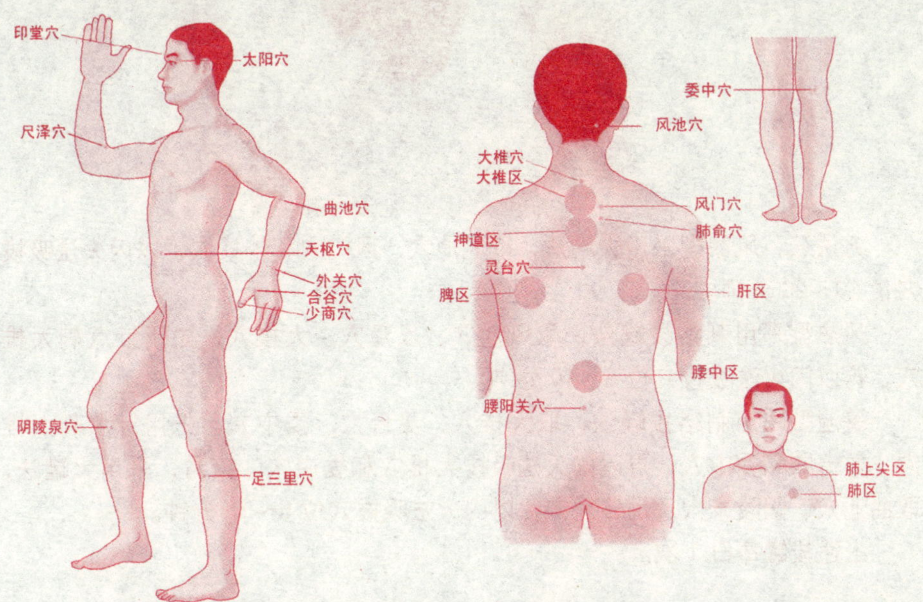

大椎区、腰中区、肺区、肺上尖区、神道区、肝区、脾区、大椎穴、风池穴、合谷穴、风门穴、肺俞穴、曲池穴、尺泽穴、足三里穴、阴陵泉穴、印堂穴、太阳穴、天枢穴、少商穴、腰阳关穴、外关穴、委中穴、灵台穴。

(2) 拔罐方法:

方法一:采用火罐法，轻微风寒型拔大椎区和腰中区;重者加拔肺区或肺上尖区;风热或暑湿型拔神道区和腰中区;伴有炎症者加拔肝区、脾区。留罐 40～50 分钟。每日 3～4 次或 1～2 次。

方法二:采用火罐法或真空抽气罐法，取大椎穴、风池穴、合谷穴，吸拔 15 分钟。风寒型加拔风门穴、肺俞穴;风热型加拔曲池穴、尺泽穴;暑湿型加拔足三里穴、阴陵泉穴;头痛加拔印堂穴、太阳穴;腹胀便溏加拔天枢穴;咽喉肿痛用刺络拔罐法加拔少商穴。此外，发热重拔大椎穴时用刺络拔罐法，背部酸痛者在督脉的大椎穴至腰阳关穴和膀胱经进行走罐。除了走罐外，每日 1 次。轻者走罐每周 1 次，重者隔日 1 次。

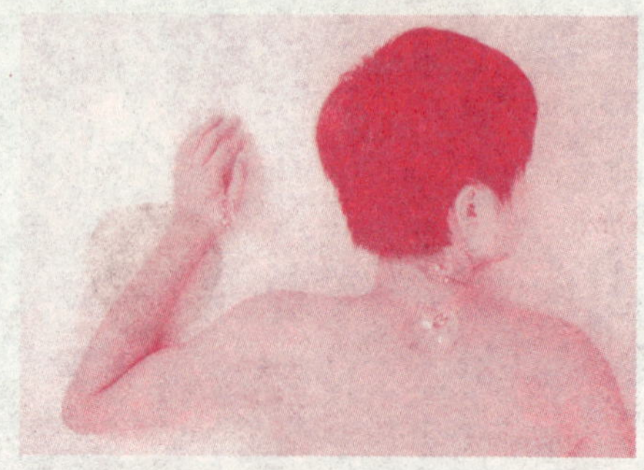

方法三：风寒型采用火罐法，取风池穴、风门穴和外关穴，以闪火法吸拔穴位 10～20 分钟。

风热型采用刺络拔罐法，取风池穴、尺泽穴、大椎穴，先用针点刺大椎穴，再以闪火法吸拔穴位 5～10 分钟。

暑湿型采用刺络拔罐法，取大椎穴、灵台穴、委中穴，先用针点刺大椎穴、灵台穴和委中穴，再以闪火法吸拔大椎穴和委中穴。接着，采用火罐法，取曲池穴、阴陵泉穴、足三里穴，以闪火法吸拔穴位 5～10 分钟。

上述拔罐每日 1 次。

发热

准确地说，发热并非一种疾病，而是由许多疾病引起的并发症，是由于调节性体温升高引起的，可分为高热和低热，本书主要对象是高热人群。

1. 主要症状

体温持续在 39℃以上，并伴有烦躁不安、结膜充血、腓肠肌压痛、无项强等症状。邪毒在表者伴有咳嗽、微恶风寒、舌苔薄黄等症；热邪入里者伴有恶热、面目赤红、口渴喜饮等症状。

2. 拔罐疗法

(1) 拔罐选穴:

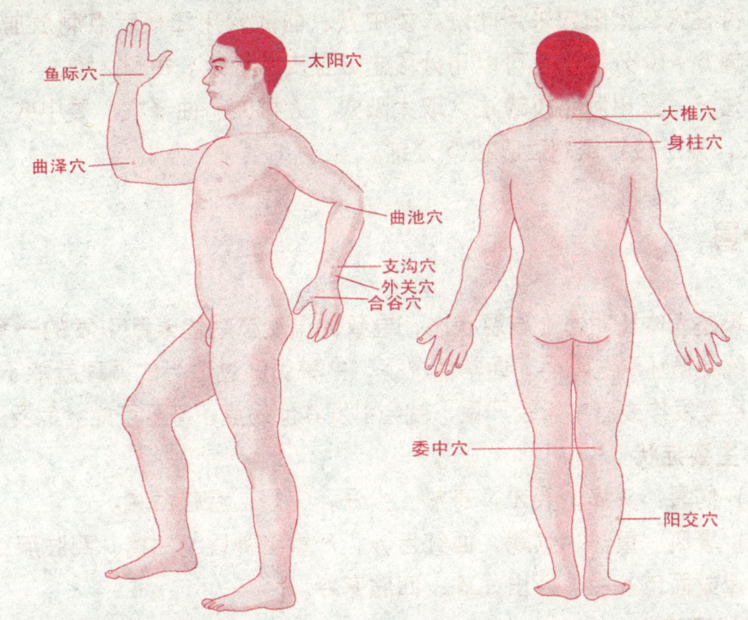

大椎穴、曲池穴、阳交穴、合谷穴、鱼际穴、外关穴、曲泽穴、委中穴、支沟穴、身柱穴、太阳穴。

(2) 拔罐方法:

方法一:采用刺络拔罐法,取大椎穴、曲池穴、阳交穴,用三棱针点刺后吸拔穴位 15～30 分钟。邪毒型加拔合谷穴、鱼际穴和外关穴;热邪型加拔曲泽穴、委中穴和支沟穴,委中穴放血 1～3 毫升。

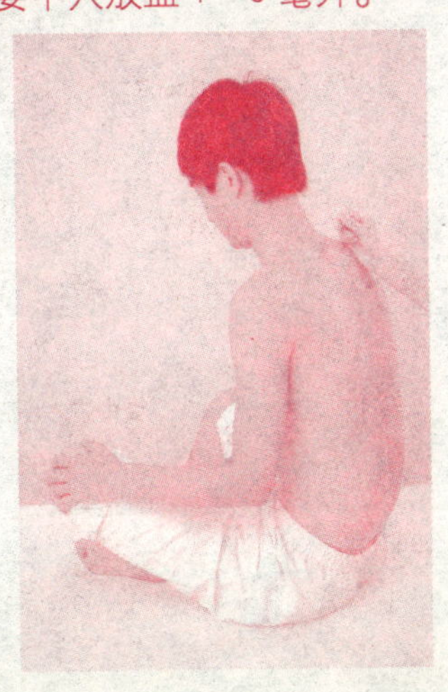

方法二：采用刺络拔罐法，取脊柱两侧、大椎穴、曲池穴、委中穴、身柱穴、太阳穴，先用梅花针叩打脊椎两侧至较多血液渗出后留罐5～10分钟；大椎穴、身柱穴、太阳穴采用此法。委中穴、曲池穴用三棱针点刺放血1～3毫升后留罐5～10分钟。也可以用分段走罐至皮肤红紫。每日2次。

方法三：采用刺络拔罐法，取太阳穴、大椎穴、曲泽穴、委中穴，每次取2～3穴，用三棱针点刺后吸拔5分钟。

中暑

中暑是人体长期处于高温状态，导致体温调节功能紊乱引发的一系列中枢神经系统及循环系统障碍。通常情况下，中暑后经过适当的调理就能不药而愈，但如果反复发作或者中暑较严重，就会引发其他病症，甚至可能会危及生命。

1. 主要症状

（1）伤暑：头痛，头晕，身热，少汗，气短，舌苔白腻。

（2）暑风：重热，烦躁，面红目赤，严重者神昏、抽搐、四肢厥冷、舌红苔黄少津或面色苍白、汗出如珠、四肢寒冷。

2. 拔罐疗法

（1）拔罐选穴：

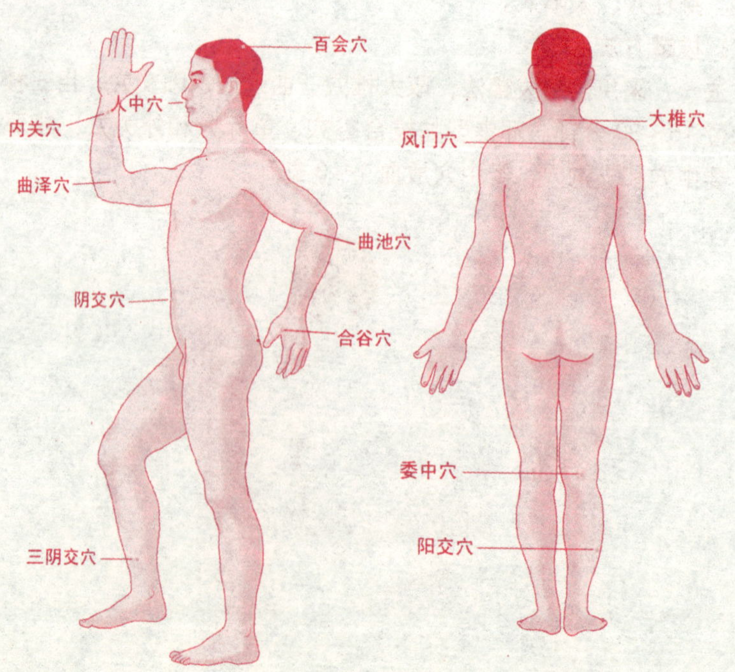

大椎穴、委中穴、人中穴、百会穴、内关穴、曲池穴、合谷穴、曲泽穴、风门穴、阴交穴、三阴交穴、阳交穴。

(2) 拔罐方法:

方法一:采用刺络拔罐法,取大椎穴、委中穴、阴交穴、人中穴、百会穴,先用三棱针点刺出血后拔罐3～5分钟,再用梅花针重叩脊柱两侧后走罐至皮肤潮红微出血。伤暑加拔内关穴、曲池穴、合谷穴;暑风加拔曲泽穴、风门穴、阴交穴、三阴交穴。

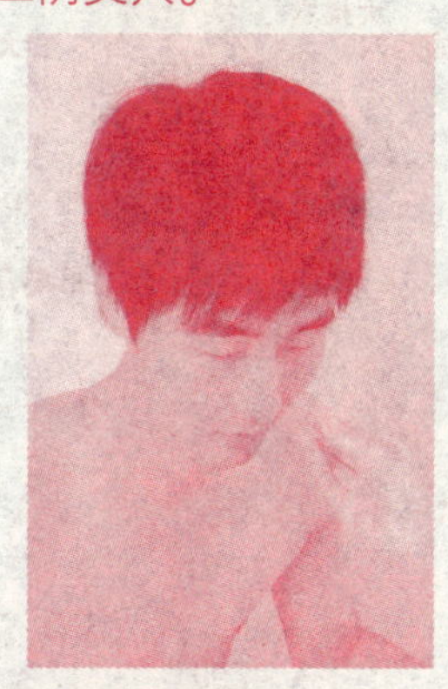
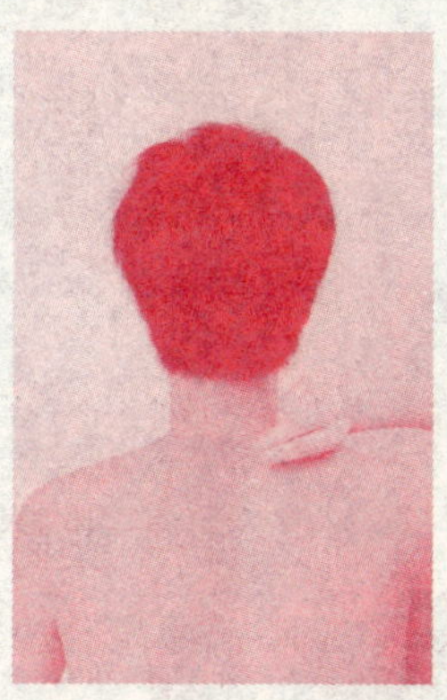

方法二:刮痧刺络拔罐法,取脊背两侧、颈部、肋间隙、肩、臂、肘窝、腘窝,先刮痧后用梅花针叩刺后视情况吸拔穴位。

失眠

睡眠对人体非常重要,但是由于健康、精神压力等原因,使现代人失眠的问题越来越严重。轻微失眠会影响到人的精神,但时间一久就会影响到身体其他器官,如长期失眠会让身体患病率提高,并加速身体的老化等。

1. 主要症状

(1) 肝气瘀滞:伴有胸腹胀满、叹息频作、性情易怒。

(2) 营血不足:伴有多梦、醒后不易入睡、惊悸、心慌。

(3) 肾阴亏虚:伴有烦躁、口干咽燥、颧红面赤。

2. 拔罐疗法

(1) 拔罐选穴：

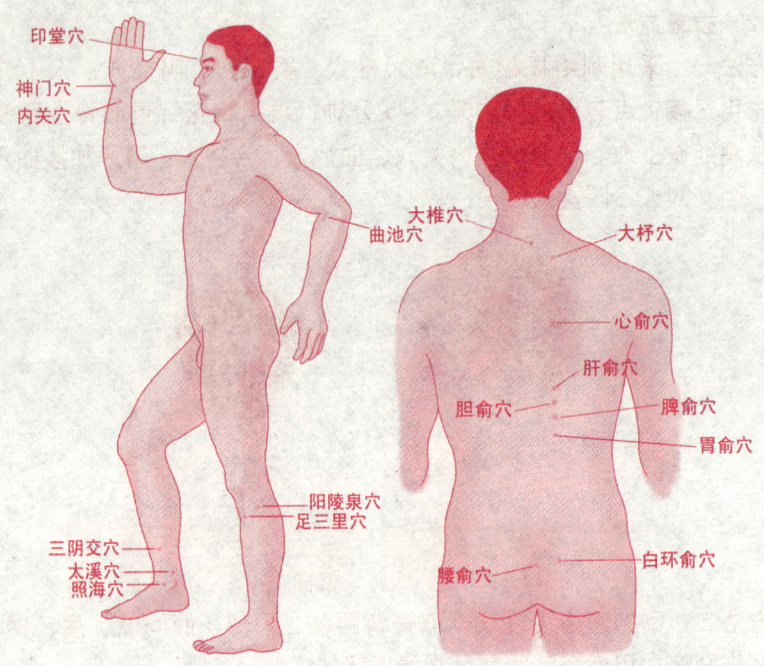

足三里穴、三阴交穴、内关穴、印堂穴、肝俞穴、胆俞穴、阳陵泉穴、大椎穴、心俞穴、脾俞穴、曲池穴、太溪穴、照海穴、腰俞穴、大杼穴、白环俞穴、神门穴、胃俞穴。

(2) 拔罐方法：

方法一：采用火罐法或真空抽气罐法，取足三里穴、三阴交穴、内关穴、印堂穴，吸拔后留罐 15 分钟。肝郁气滞型加拔肝俞穴、胆俞穴、阳陵泉穴；营血不足型加拔大椎穴、心俞穴、脾俞穴、曲池穴；肾阴亏虚型加拔足三里穴、太溪穴、照海穴、曲池穴、大椎穴。每日 1 次。

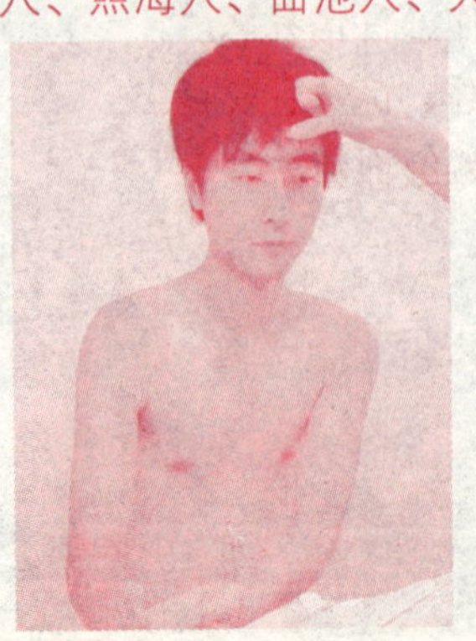

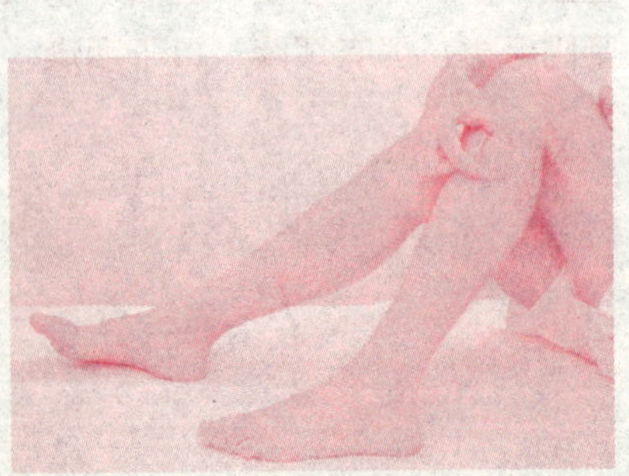

方法二：采用火罐法或真空抽气罐法，取督脉的大椎穴至腰俞穴、膀胱经的大杼穴至白环俞穴，用罐具吸拔穴位后循经走罐至皮肤潮红或紫红色瘀血。每周 2～3 次，6～8 次为 1 疗程，疗程间隔 1 周。

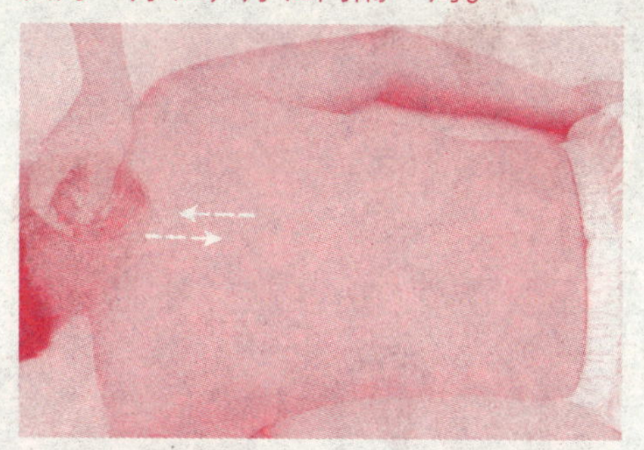

方法三：采用火罐法，取神门穴、三阴交穴、心俞穴、脾俞穴、胃俞穴、肝俞穴，以闪火法吸拔背部，然后来回在背部走罐，重点刺激背部穴位。至皮肤潮红时，再用火罐吸拔心俞穴、神门穴、三阴交穴，留罐 10 分钟。也可以采用针罐法，先用针刺入神门穴、三阴交穴，再以闪火法吸拔心俞穴、脾俞穴、胃俞穴、肝俞穴，留罐 20 分钟。每日 1 次，10 次为 1 疗程。

空调不适症

在炎热的夏天，空调能让人们摆脱燥热酷暑，享受沁人心脾的凉意。但是，如果无节制地使用空调，就会在享受清凉的同时付出沉重的健康代价，这可真是得不偿失。之所以会发生空调症，是因为长期处于空调环境中，人体的毛孔紧闭，妨碍毛孔的排汗功能、排毒功能，从而使人体新陈代谢的质量下降，出现各种不适。

1. 主要症状

(1) 轻者觉面部潮红、呼吸道干燥、头晕、胸痛、肌肉酸痛、没有精神和困倦乏力等。

(2) 重者畏寒、打喷嚏、咳嗽、关节疼痛，甚至还会引发神经衰弱等症状。

2. 拔罐治疗

(1) 拔罐选穴：

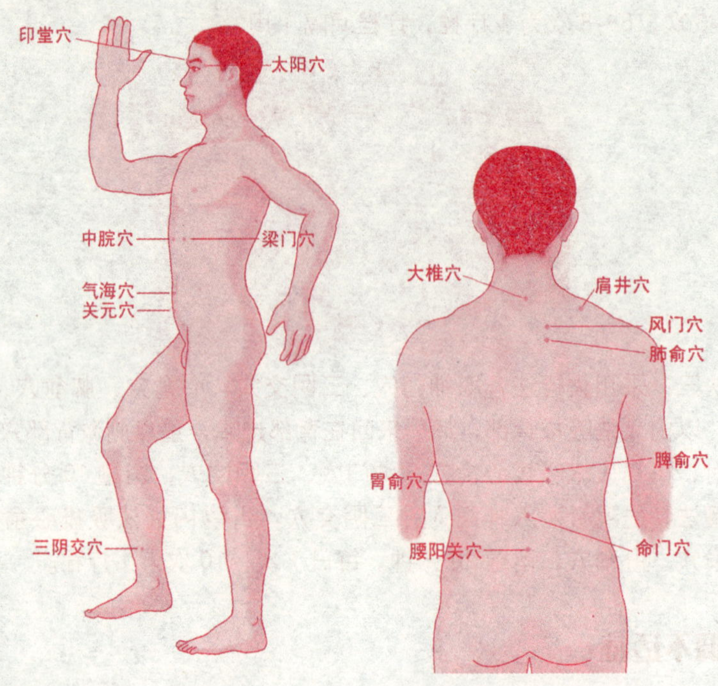

中脘穴、梁门穴、关元穴、气海穴、肩井穴、大椎穴、肺俞穴、风门穴、脾俞穴、胃俞穴、腰阳关穴、命门穴、太阳穴、印堂穴、三阴交穴。

(2) 拔罐方法：

方法一：采用真空抽气罐法或火罐法取中脘穴、梁门穴、关元穴、气海穴，用抽气罐或火罐进行吸拔，留罐时间为 10～15 分钟。再取肩井穴、大椎穴、肺俞穴、风门穴、脾俞穴、胃俞穴、腰阳关穴、命门穴进行吸拔，留罐时间为 10～15 分钟。拔罐后可按摩太阳穴、印堂穴、三阴交穴，起到辅助治疗的作用。每日 1 次，10 次为 1 疗程。

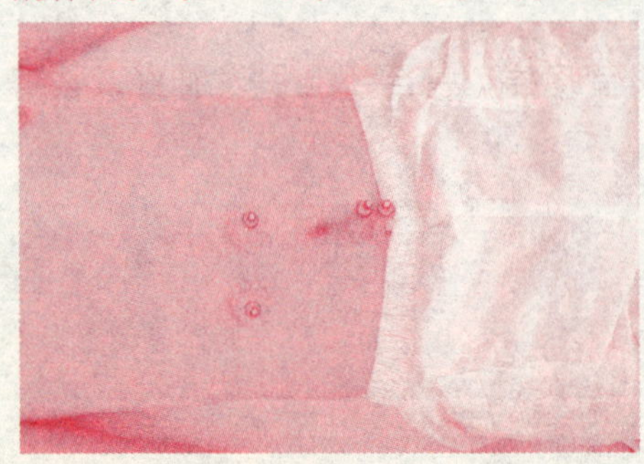

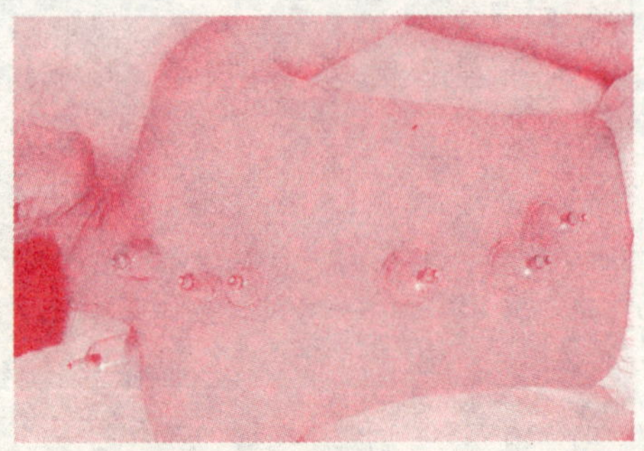

方法二：采用火罐法，先在腰背部皮肤上涂抹油性按摩介质，然后用闪火法将罐吸拔于背部，然后沿着脊柱正中及两侧膀胱经循行路线来回走罐，直至皮肤潮红。再用闪火法将罐吸拔于腰阳关穴、命门穴，留罐 10～15 分钟。每日 1 次，10 次为 1 疗程。

方法三：采用针罐法，取肩井穴、大椎穴、肺俞穴、风门穴、脾俞穴、胃俞穴、腰阳关穴、命门穴，用毫针进行斜刺，通过提插捻转手法得气后，留针 20 分钟后起针。再用闪火法在上述穴位进行吸拔，留罐 10～15 分钟。每日 1 次，10 次为 1 疗程。

类风湿性关节炎

类风湿性关节炎是一种全身性疾病，通常发生在肌肉、肌腱、韧带以及关节等处。最初只是老年人常见症状，但近年来，由于生活习惯、工作节奏的变化，类风湿性关节炎逐渐呈现年轻化趋势。

根据中医理论，类风湿关节炎主要是由于三个原因造成的：其一，受寒着凉，寒冷导致肌肉和血管收缩，引起关节疼痛；其二，痰瘀痹阻，造成气血不畅，致使关节肌腱肿胀甚至畸形；其三，感受热邪，郁久化热引起骨关节炎症。

1. 主要症状

(1) 风寒湿痹：膝关节疼痛，遇寒冷潮湿症状加重，得热疼痛缓解；白天症状较轻，入夜后症状加重。痛处不红不热，有的患者有肿胀现象。

(2) 风湿热痹：膝关节疼痛拘急，皮肤发炎肿胀，白天较轻、夜晚较重，并伴有发热口渴、心烦、舌红苔黄等症状。

(3) 痰瘀痹阻：日久不愈，膝关节肿大变形，屈伸不利；入夜或晨起活动时疼痛加重；肌肉瘦削僵硬，关节周围筋肉挛缩；面色晦暗，舌暗红有瘀斑。

2. 拔罐治疗

(1) 拔罐选穴：

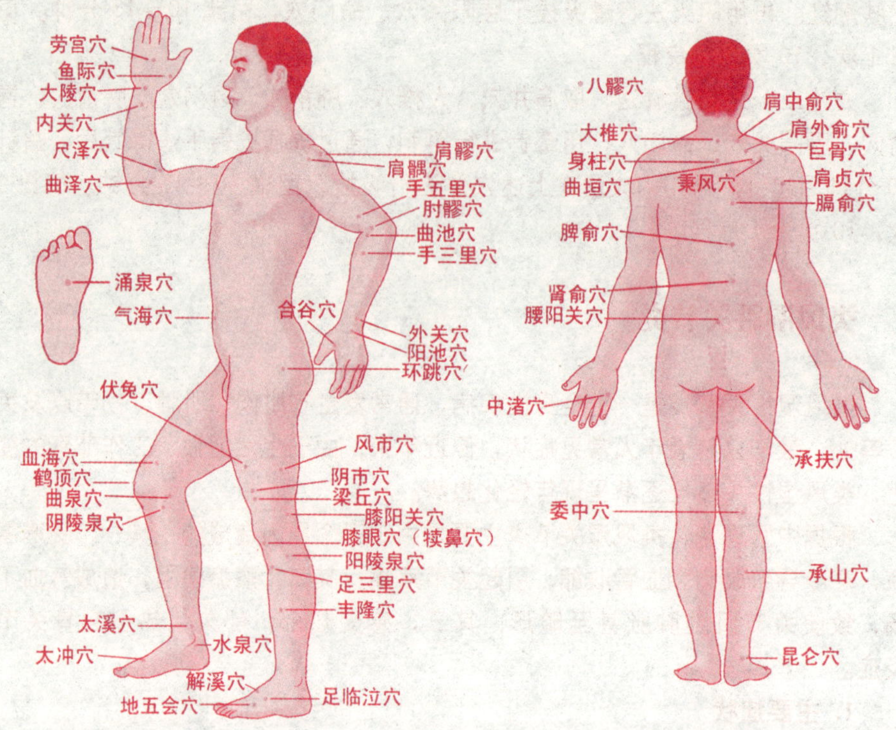

梁丘穴、膝眼穴、阴陵泉穴、委中穴、承山穴、阿是穴、足三里穴、肾俞穴、阳陵泉穴、曲池穴、大椎穴、血海穴、膈俞穴、丰隆穴、鹤顶穴、伏兔穴、气海穴、肩髃穴、外关穴、环跳穴、昆仑穴、身柱穴、腰阳关穴、脾俞穴、肩贞穴、肩髎穴、巨骨穴、秉风穴、曲垣穴、肩中俞穴、肩外俞穴、尺泽穴、曲泽穴、肘髎穴、手五里穴、手三里穴、阳池穴、合谷穴、大陵穴、内关穴、劳宫穴、鱼际穴、中渚穴、八髎穴、承扶穴、风市穴、膝阳关穴、曲泉穴、阴市穴、太溪穴、涌泉穴、足临泣穴、地五会穴、解溪穴、水泉穴、太冲穴。

(2) 拔罐方法：

方法一：采用火罐法或真空抽气罐法，取梁丘穴、内外膝眼穴、阴陵泉穴、委中穴、承山穴、阿是穴，用罐具吸拔穴位，留 10～15 分钟。风寒湿痹型加拔足三里穴、肾俞穴、阳陵泉穴；风湿热痹型加拔曲池穴、大椎穴；痰瘀痹阻型加拔血海穴、膈俞穴、丰隆穴。每日拔罐 1 次。

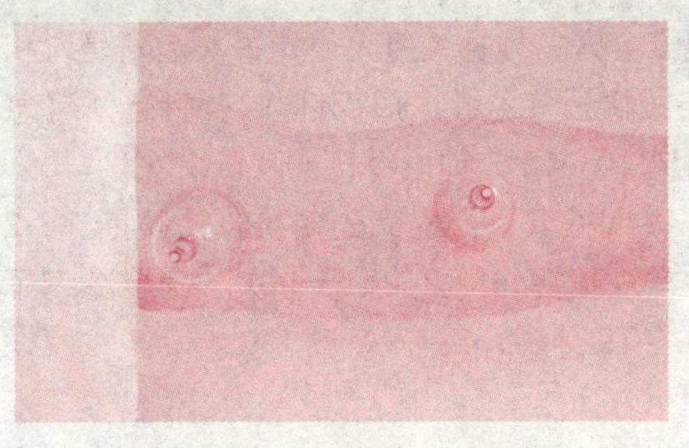
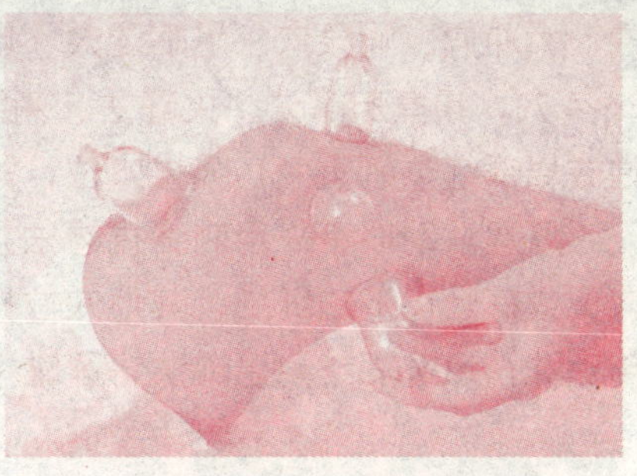

方法二：采用血罐法，取阿是穴，以三棱针点刺后拔罐。每周治疗 1 次。

方法三：采用针罐法，取鹤顶穴、内膝眼穴、膝眼穴、梁丘穴、血海穴、伏兔穴、委中穴、承山穴，用针刺上述诸穴位，然后在各穴位处进行拔罐，留罐 15 分钟。

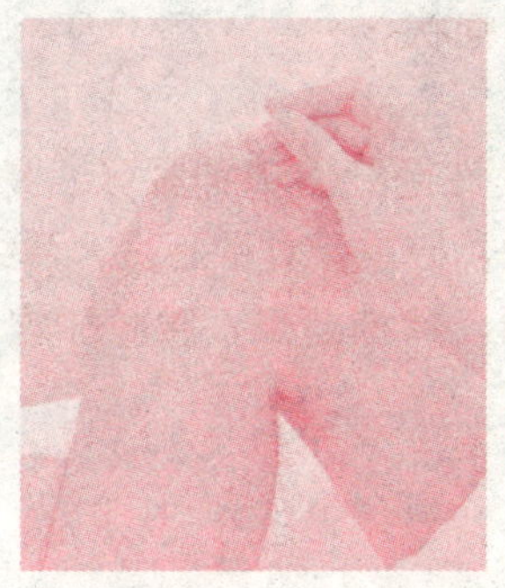

方法四：采用火罐法，风湿痹寒型：上肢选大椎穴、气海穴、肩髃穴、曲池穴、外关穴；下肢选取环跳穴、阳陵泉穴、昆仑穴、身柱穴、腰阳关穴。用罐具以闪火法分别吸拔上下肢穴位，留罐 10～15 分钟。每日 1 次。

采用刺络拔罐法，痰瘀痹阻型：上肢选膈俞穴、脾俞穴、血海穴、肩髃穴、曲池穴、外关穴；下肢选膈俞穴、脾俞穴、血海穴、环跳穴、阳陵泉穴、昆仑穴。分别用针点刺穴位 3～5 下，然后用罐具以闪火法吸拔上述穴位，以出血 1～2 滴为度。每日 1 次。

方法五：根据具体情况采用不同方法，以阿是穴为主穴，肩关节痛选肩髃穴、肩贞穴、肩髎穴、巨骨穴、秉风穴、曲垣穴、肩中俞、肩外俞穴、曲池穴；肘关节痛选尺泽穴、曲泽穴、曲池穴、肘髎穴、手五里穴、手三里穴、肩髃穴、外关穴；腕关节痛取阳池穴、外关穴、合谷穴、大陵穴、内关穴；掌指关节痛选合谷穴、劳宫穴、鱼际穴、中渚穴；髋关节痛取八髎穴、环跳穴、承扶穴、委中穴、风市穴；膝关节痛取内外膝眼、鹤顶穴、血海穴、阳陵泉穴、膝阳关穴、曲泉穴、足三里穴、委中穴、阴市穴、昆仑穴；踝关节痛选承山穴、太溪穴、昆仑穴、解溪穴、水泉穴、太冲穴；跖趾关节痛选太溪穴、昆仑穴、太冲穴、涌泉穴、足临泣穴、地五会穴；根据关节大小，每次选阿是穴和2～4穴，用煮药罐法、火罐法、刺络拔罐法（急性或局部红热）、针罐法（急性或局部红热者重刺）吸拔穴位，留罐10～15分钟。每日或隔日1次。

风湿活动期者采用刺络拔罐法加拔大椎穴，慢性病先用挑罐法挑断1～2穴位或病灶皮下的纤维，其他穴位按常规拔罐，隔2～3日1次。病灶冷者可用涂抹祛风药酒或用温罐法，留罐10～15分钟，每1～2日1次。

更年期综合征

更年期综合征通常发生在44～45岁，也就是中年向老年过渡的阶段，在这一阶段，由于女性身体代谢机能退化，特别是卵巢功能的退化，从而引发植物神经功能紊乱，引发相关症状。

1. 主要症状

（1）肾阴虚：面部阵发性潮红，精神紧张、易怒，手足心热，头晕，耳鸣，失眠，汗多，大便干燥，心悸，食欲不振，舌红苔少。

（2）肾阳虚：面色晦暗，精神萎靡，腰膝酸软，畏寒，食欲不振，便溏，舌淡苔薄。

2. 拔罐疗法

（1）拔罐选穴：

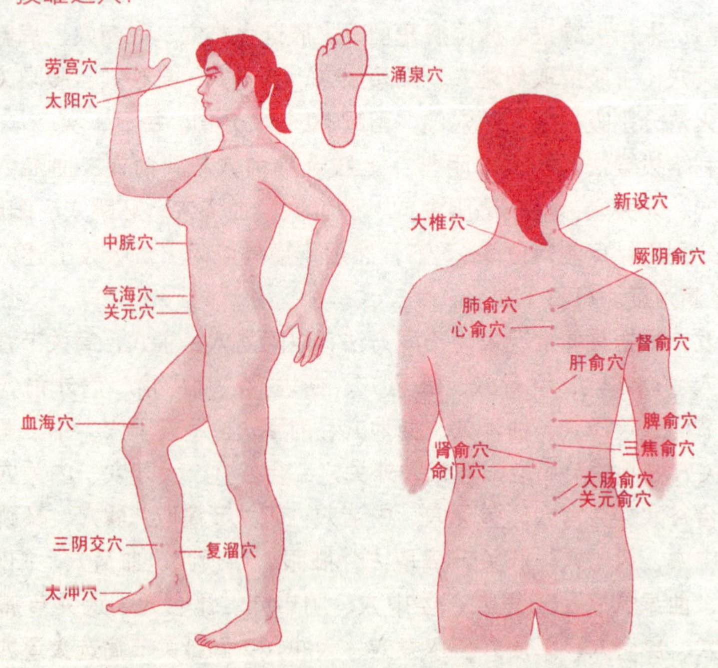

肺俞穴、心俞穴、厥阴俞穴、肝俞穴、脾俞穴、肾俞穴、大肠俞穴、关元俞穴、命门穴、关元穴、气海穴、中脘穴、三阴交穴、血海穴、太冲穴、复溜穴、三焦俞穴、督俞穴、大椎穴、新设穴、涌泉穴、劳宫穴、太阳穴。

(2) 拔罐方法:

方法一：采用火罐法或真空抽气罐法，取肺俞穴、心俞穴、厥阴俞穴、肝俞穴、脾俞穴、肾俞穴、大肠俞穴、关元俞穴、命门穴、关元穴、气海穴、中脘穴、三阴交穴、血海穴，吸拔后留罐 15 分钟。肾阴虚加太冲穴、复溜穴。

方法二：采用火罐法，取肝俞穴、肾俞穴、厥阴俞穴、心俞穴、三焦俞穴，闪罐以皮肤潮红为度。肾阳虚加命门穴、督俞穴、大椎穴。

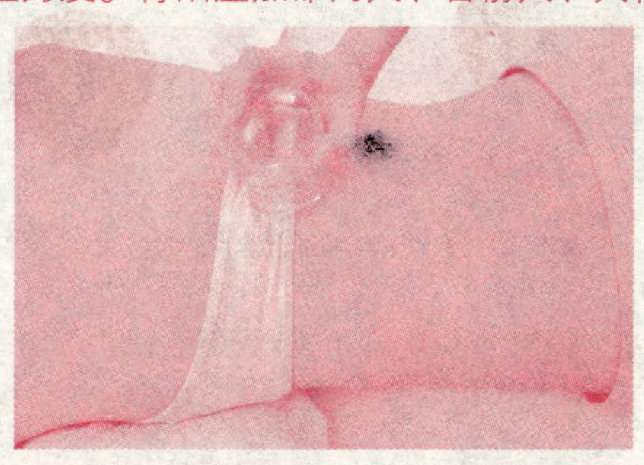

方法三：采用刺络拔罐法，取新设穴、胸至骶段脊柱两旁膀胱经内侧循行线，用毫针轻叩至皮肤发红后，吸拔 15～20 分钟。头面潮红、心烦、严重失眠、多寒者加拔涌泉穴、劳宫穴；头痛、头晕严重者加拔太阳穴。

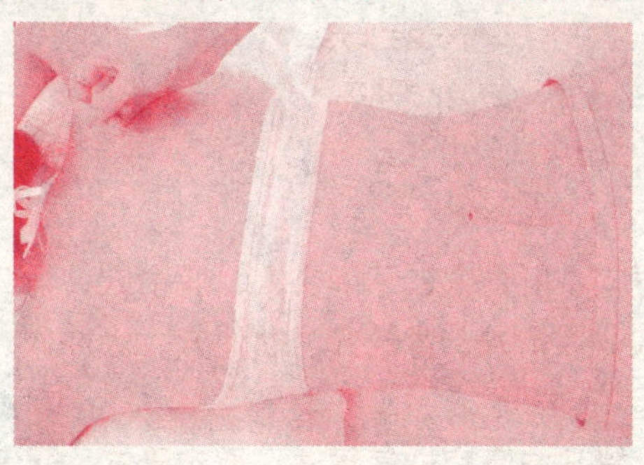

高血压

高血压并非像人们想的那样是一种老年病，它在青年当中也成为一种“流行病”，究其原因，与性格、饮食、体重、精神等因素有很大关系。例如，情绪变化会使血管发生收缩，引起血压升高。此外，饮食过咸、长期精神紧张等也都会引起血液变化，长此以往也会引起高血压。

1. 主要症状

（1）肝火上炎：眩晕，头胀，面赤，烦急，口苦，大便干燥，尿床，舌红苔黄。

（2）阴虚阳亢：头痛，眩晕耳鸣，心悸，腰膝酸软，烦热，口干。

（3）肾精不足：眩晕，耳鸣，精神萎靡，失眠，健忘，阴虚者烦热，阳虚者畏寒。

2. 拔罐疗法

（1）拔罐选穴：

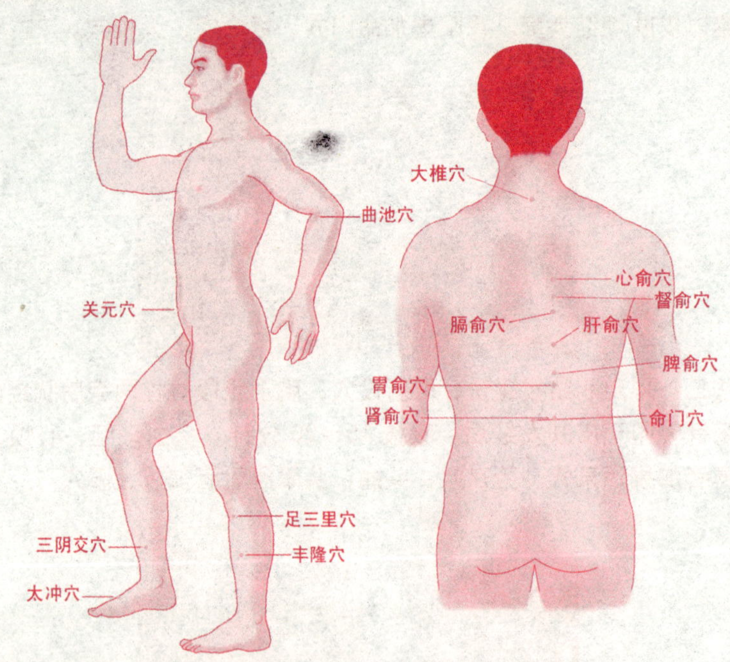

丰隆穴、足三里穴、肝俞穴、三阴交穴、膈俞穴、命门穴、关元穴、大椎穴、心俞穴、脾俞穴、胃俞穴、肾俞穴、曲池穴、太冲穴、督俞穴。

（2）拔罐方法：

方法一：采用火罐法或真空抽气罐法，取丰隆穴、足三里穴，吸拔后留罐15～20分钟。肝火上炎型加拔肝俞穴，阴虚阳亢型加拔三阴交穴、膈俞穴，肾精不足加拔命门穴、关元穴。也可使用针罐法。每日或隔日1次，10次为1疗程，疗程间隔3～5日。

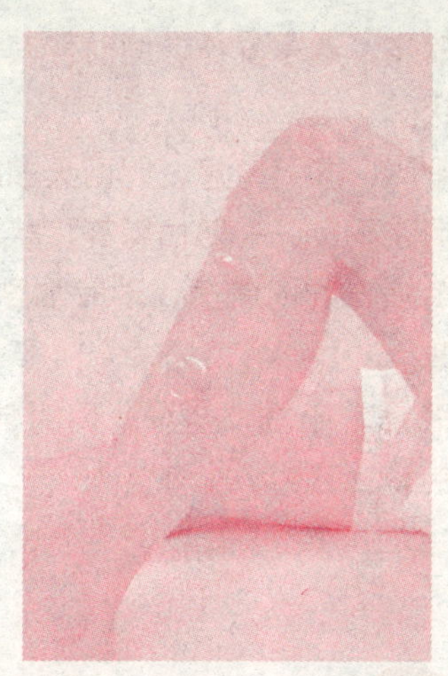

方法二：采用火罐或真空抽气罐法，取大椎穴、心俞穴、肝俞穴、脾俞穴、胃俞穴、肾俞穴，拔罐 10～15 分钟后取曲池穴、足三里穴、三阴交穴、太冲穴，用相同方法拔罐。每日 1 次，10 次为 1 疗程。

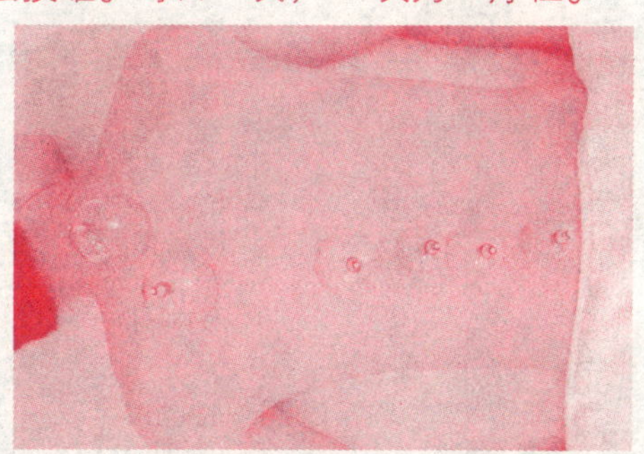

方法三：采用针罐法，取曲池穴、足三里穴、三阴交穴、太冲穴，针刺后吸拔火罐，留罐 10～15 分钟。

冠心病

冠心病是中老年心血管疾病中最常见的一种，发病人群具有“男性多于女性”，“脑力劳动者多于体力劳动者”的特点，原因是这一人群的精神、神经、血液以及内分泌等都处于“动荡不安”的状态，如血液黏稠或动脉发生严重粥样硬化、痉挛，就会在冠状动脉中形成血栓，造成管腔闭塞，引发冠心病。

1. 主要症状

（1）心脉瘀阻：心胸刺痛且固定不移，夜间疼痛加剧，并伴有胸闷、心悸、舌色紫黯、面色晦暗等症状。

(2) 寒凝心脉：心胸绱痛，遇寒发作，同时伴有畏寒、胸闷、心悸、喘息致卧不宁，舌淡苔薄等症状。

(3) 痰浊内阻：形体肥胖，胸闷窒息，阴雨天加剧或发作，同时伴有体倦乏力、痰多口黏、便溏、消化不良、苔薄白腻等症状。

(4) 心气不足：心胸隐痛，胸闷气短，动时加剧，同时伴有心悸、汗出、倦怠、面色苍白、舌淡苔薄。

(5) 心肾阴虚：心胸隐痛，心悸，盗汗，同时伴有心烦、失眠、腰膝酸软、乏力、耳鸣、头晕、气短、舌红、少津。

2. 拔罐疗法

(1) 拔罐选穴：

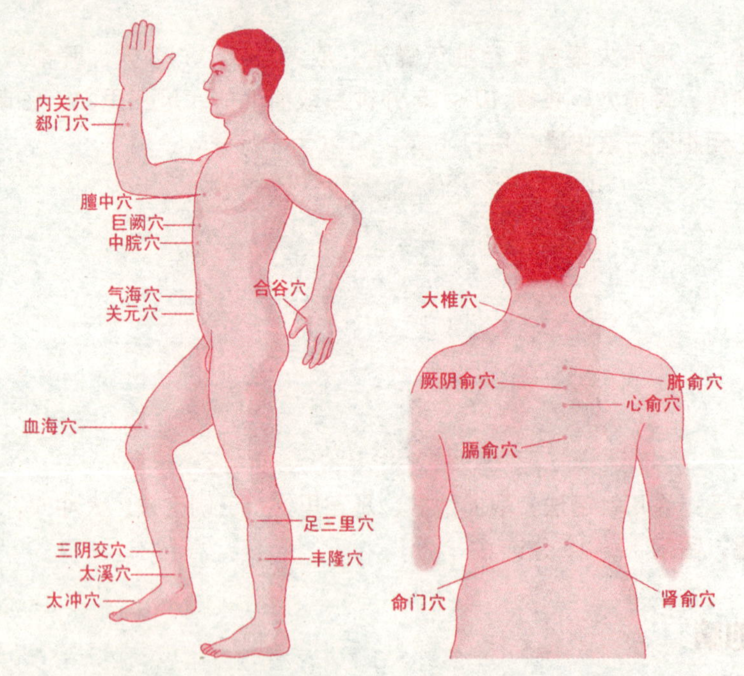

膻中穴、巨阙穴、内关穴、郄门穴、厥阴俞穴、心俞穴、膈俞穴、血海穴、丰隆穴、中脘穴、命门穴、肾俞穴、气海穴、足三里穴、三阴交穴、太溪穴、合谷穴、太冲穴、关元穴、大椎穴、肺俞穴。

(2) 拔罐方法：

方法一：采用真空抽气罐法，取膻中穴、巨阙穴、内关穴、郄门穴，用抽气罐吸拔穴位 10～15 分钟，再取厥阴俞穴、心俞穴、膈俞穴以同法吸拔穴位。心脉瘀阻型加拔血海穴；痰浊内阻型加拔丰隆穴、中脘穴；寒凝心脉型加拔命门穴、肾俞穴；心气不足型加拔气海穴、足三里穴；心肾阴虚型加拔三阴交穴、太溪穴。每周 2～3 次，10 次为 1 疗程，疗程间隔 1 周。

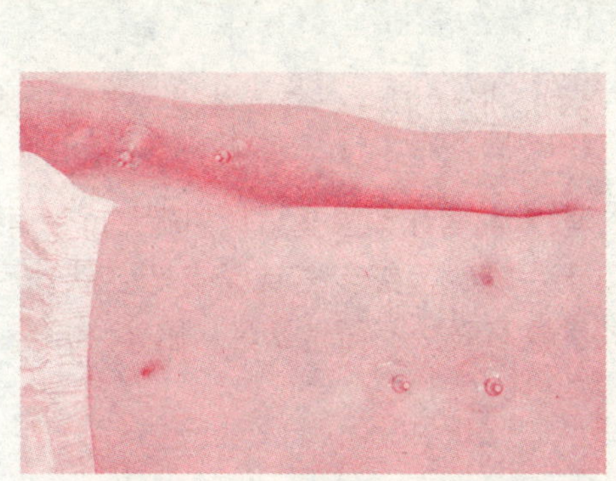

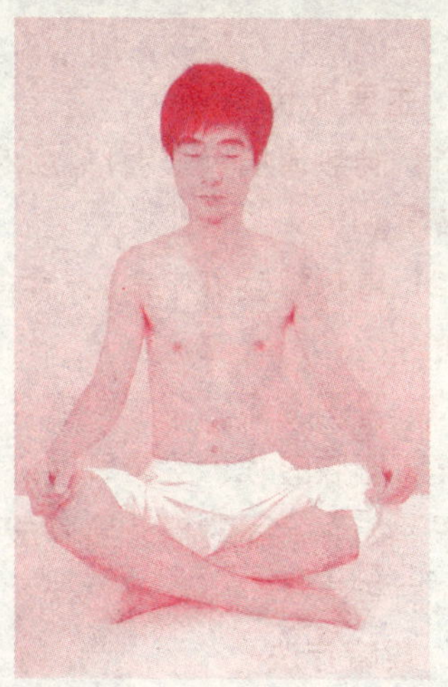

方法二：采用火罐法或真空抽气罐法，取心俞穴、厥阴俞穴、足三里穴、膻中穴，吸拔后留罐 15 分钟。心脉瘀阻型加拔膈俞穴、气海穴、合谷穴、太冲穴；寒凝心脉型加拔关元穴、大椎穴；痰浊内阻型加拔丰隆穴或肺俞穴；心气不足型加拔气海穴、足三里穴；心肾阴虚型加拔三阴交穴、太溪穴。每日 1 次。

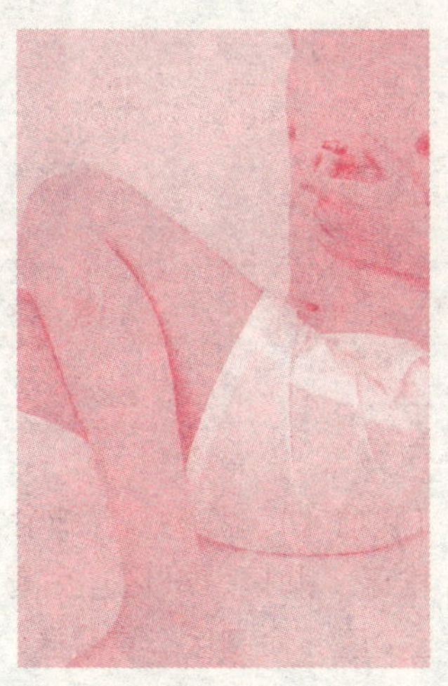

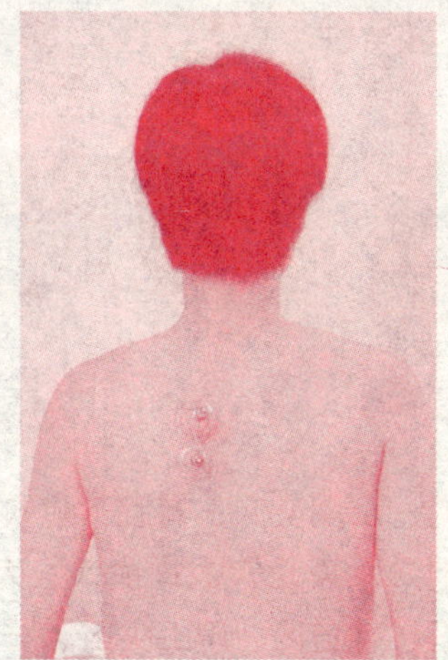

糖尿病

糖尿病是一种容易引起全身多器官并发症的疾病，它是由于血液内血糖代谢发生紊乱造成的，而中医则认为糖尿病与过食甘肥、长期精神刺激、劳欲过度、先天因素等有密切关系。通常情况下，糖尿病无法彻底根治，但完全可以通过拔罐等可长期进行的无副作用的疗法加以控制，将对身体的不利降至最低。

1. 主要症状

(1) 肺热津伤（上消）：烦渴喜饮，口干舌燥，尿频量多，舌边、舌尖红，舌苔薄黄。

(2) 胃热炽盛（中消）：食多易饥，形体消瘦，口渴欲饮，大便干燥，舌红苔黄。

(3) 肾阴亏虚、阴阳两虚（下消）：前者尿频量多，尿如脂膏或带有甜味，同时伴有腰膝酸软、头晕耳鸣、口干舌燥、舌红少苔或无苔等症状；后者尿频，尿浑如膏，同时伴有腰膝酸软、畏寒肢冷、面色黧黑、阳痿、月经不调、舌淡苔白等症状。

2. 拔罐疗法

(1) 拔罐选穴：

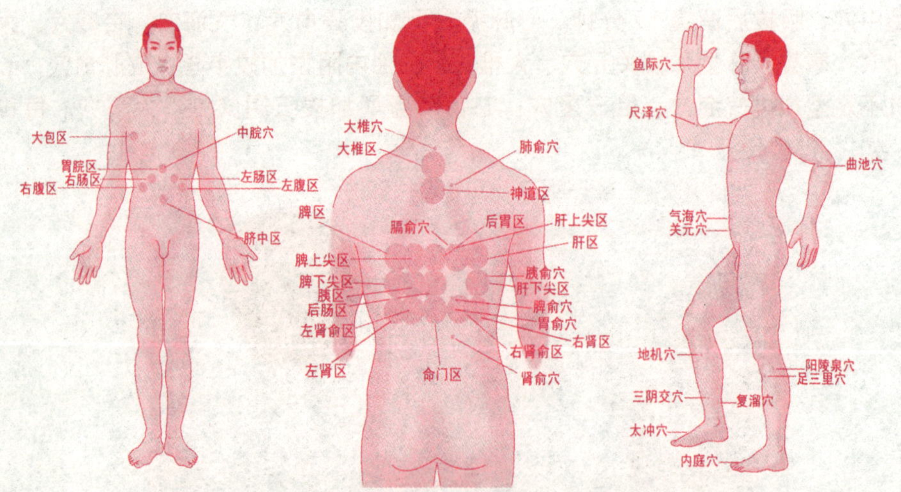

足三里穴、三阴交穴、胃脘下俞穴（胰俞穴）、脾俞穴、肺俞穴、大椎穴、胃俞穴、曲池穴、关元穴、肾俞穴、大椎区、脾区、肝区、后胃区、左右肾区、左右肠区、神道区、脾上尖区、肝上尖区、命门区、胃脘区、脐中区、胰区、脾下尖区、肝下尖区、左右腹区、大包区、肾俞区、后肠区、阳陵泉穴、膈俞穴、鱼际穴、复溜穴、内庭穴、太冲穴、尺泽穴、地机穴、气海穴、中脘穴。

(2) 拔罐方法：

方法一：采用火罐法或真空抽气罐法，取足三里穴、三阴交穴，吸拔10～15分钟，再取胃脘下俞穴、脾俞穴，以同法吸拔。上消加拔肺俞穴、大椎穴；

中消加拔胃俞穴、曲池穴；下消加拔关元穴、肾俞穴。每周 2～3 次，10 次为 1 疗程。

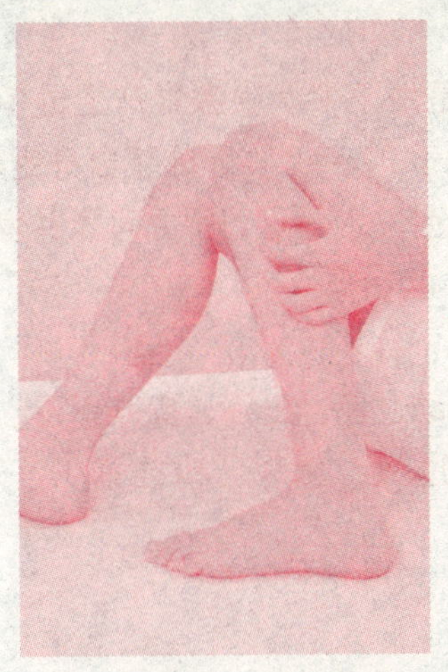

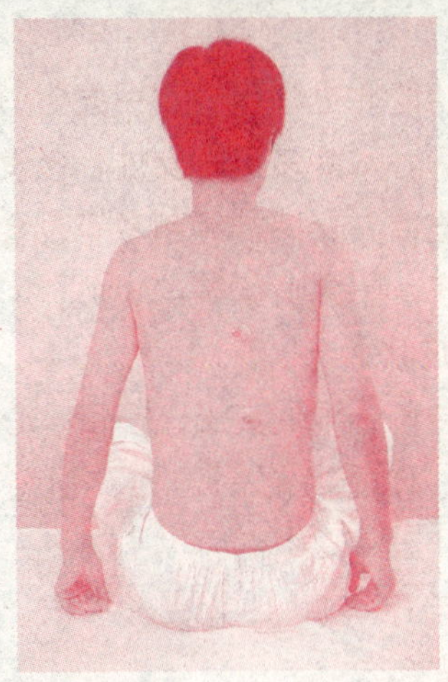

方法二：采用火罐法，取大椎区、脾区、肝区、后胃区、左右肾区、左右肠区，或神道区、脾上尖区、肝上尖区、命门区、胃脘区、脐中区，或胰区、脾下尖区、肝下尖区、左右腹区，或大包区、肾俞区、后肠区，四组罐口区域交替或轮流拔罐。每日 1 次，每次 30～40 分钟。

方法三：采用火罐法或真空抽气罐法，取曲池穴、阳陵泉穴、三阴交穴、大椎穴、脾俞穴、膈俞穴、足三里穴，吸拔 15 分钟。上消加拔鱼际穴、复溜穴；中消加拔中脘穴、内庭穴；下消加拔关元穴、太冲穴。其中肾阴亏虚型再加拔膈俞穴、胃俞穴、足三里穴；阴阳两虚型再加拔尺泽穴、地机穴、三阴交穴、中脘穴、气海穴。每日 1 次。也可用闪罐法吸拔上述穴位，以皮肤潮红为宜。

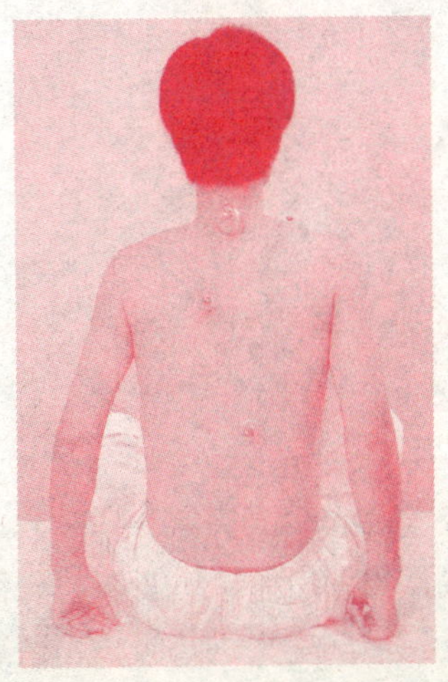

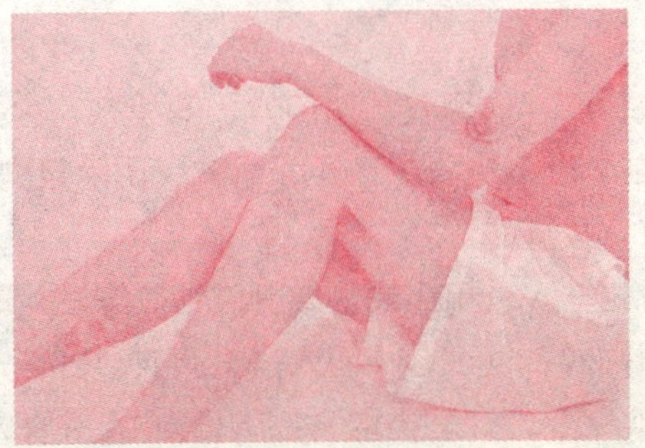

甲状腺功能亢进症

甲状腺功能亢进症简称“甲亢”，是由于甲状腺激素产生过多所造成的一种内分泌疾病。本病多见于女性，多发于20～40岁，除了自身免疫因素以外，精神因素、遗传、交感神经刺激等也会引发本病症。甲亢可能并发甲状腺功能亢进性心脏病、甲亢危象等。

1. 主要症状

甲状腺肿大、眼球突出、心慌、心动过速、出汗、皮肤潮湿、怕热、食量增多、消瘦、体重减轻、乏力、神经过敏、急躁、精神紧张、注意力不集中等。

2. 拔罐治疗

(1) 拔罐选穴：

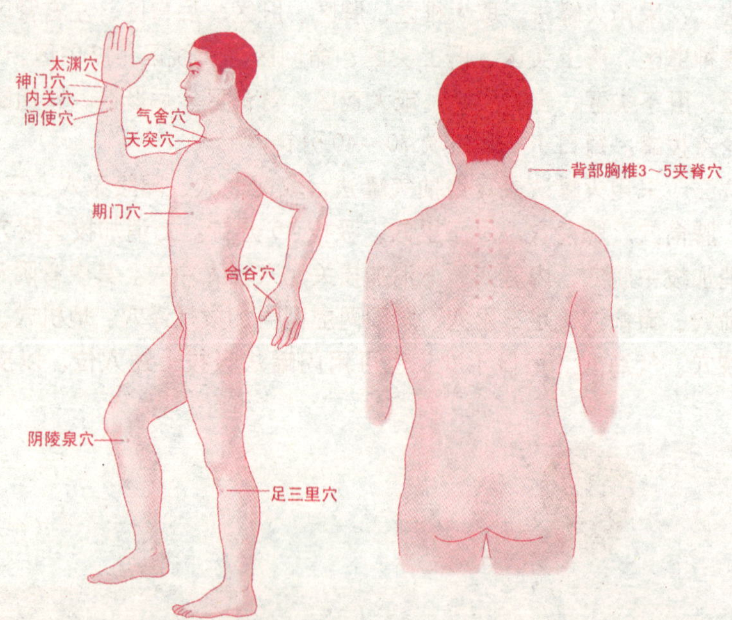

气舍穴、天突穴、期门穴、间使穴、内关穴、神门穴、太渊穴、合谷穴、背部胸椎3～5夹脊穴、足三里穴、阴陵泉穴。

(2) 拔罐方法：

方法一：采用火罐法或真空抽气罐法，取气舍穴、天突穴、期门穴、间使穴、内关穴，也可选神门穴、太渊穴、合谷穴，用抽气罐或进行吸拔，留罐时间为10～15分钟。再取背部胸椎3～5夹脊穴、足三里穴进行吸拔，留罐时间为 10～15 分钟。每次选用 4～5 个穴位，所有穴位轮流选用。每天 1 次，10 次为 1 疗程。

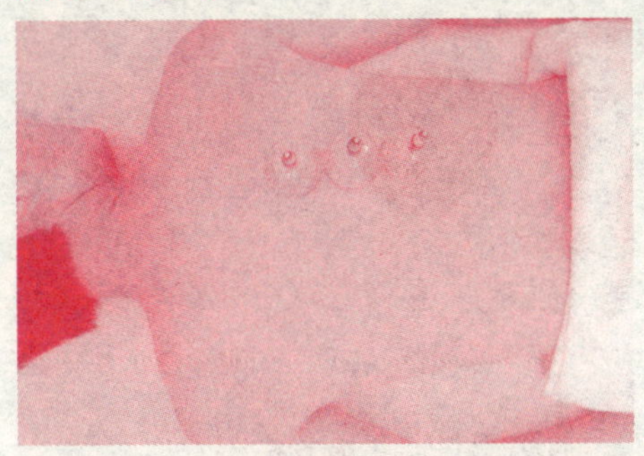

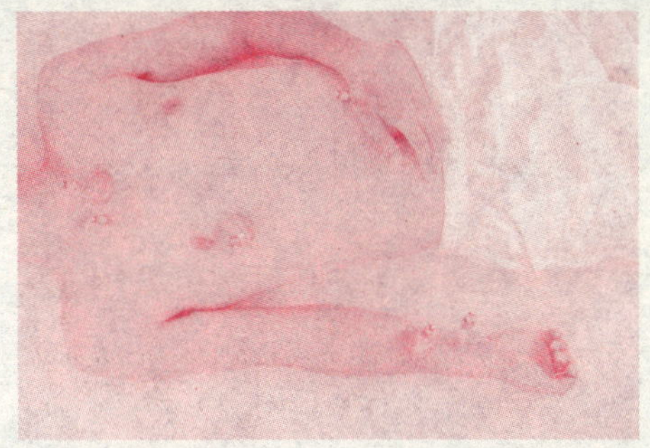

方法二：采用刺络拔罐法，取阴陵泉穴，用三棱针进行点刺，至被刺部位皮肤的针眼渗出血后，用火罐吸拔于穴位上，留罐 10～15 分钟，至罐内出血数滴至数毫升。隔日 1 次，10 次为 1 疗程。

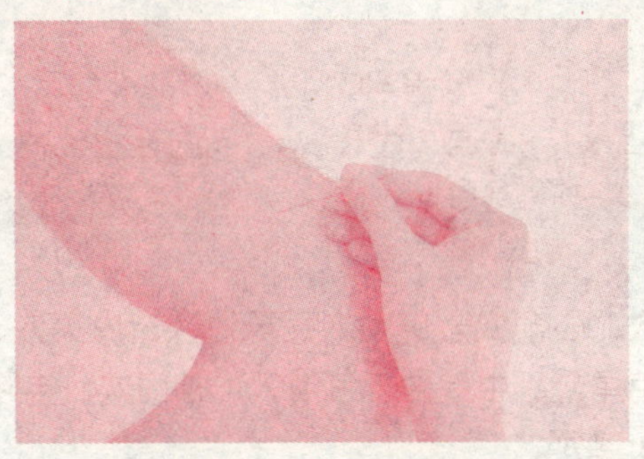

癫痫

癫痫又叫“羊癫疯”，是由于大脑神经元异常放电引起的突发性脑功能失常引起的疾病，具有突然性、短暂性、反复性发作的特点。癫痫的发作原因多与先天因素有关或有家族遗传史，也可能由外伤、铅中毒、酒精及药物中毒、脑血管病、脑肿瘤等脑部疾患引起。

1. 主要症状

发作时表现为意识丧失，突然昏倒，全身强直，四肢抽搐，两眼上翻，口吐白沫，牙关紧闭，或伴有怪叫声。醒后神志如常，但伴有心烦失眠或神疲嗜睡等不适症状。

2. 拔罐治疗

(1) 拔罐选穴:

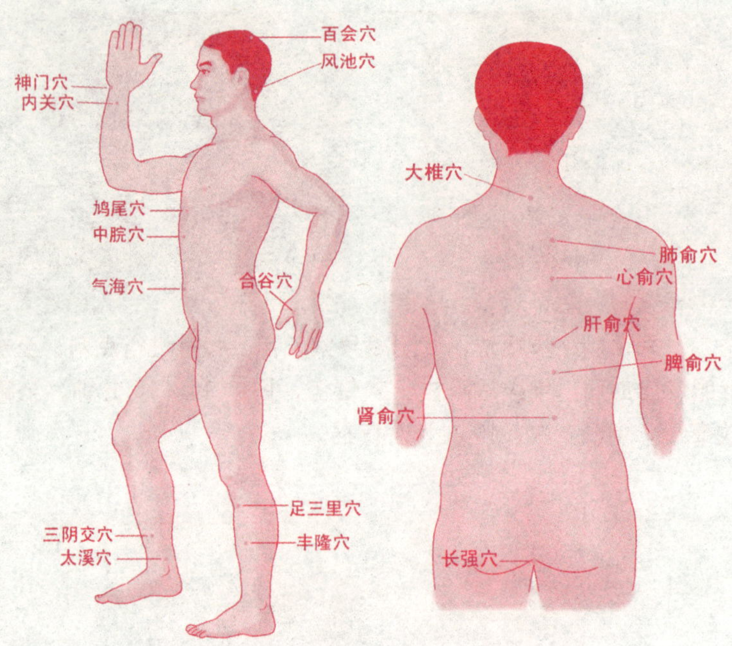

肝俞穴、肾俞穴、心俞穴、脾俞穴、风池穴、内关穴、百会穴、合谷穴、长强穴、肺俞穴、鸠尾穴、中脘穴、气海穴、神门穴、丰隆穴、三阴交穴、大椎穴、足三里穴、太溪穴。

(2) 拔罐方法:

方法一:采用真空抽气罐法或火罐法，取肝俞穴、肾俞穴、心俞穴、脾俞穴、风池穴、内关穴进行吸拔，留罐时间为 10～15 分钟。重症者加灸百会穴，并点刺合谷穴、长强穴放血。隔日 1 次，10 次为 1 疗程。

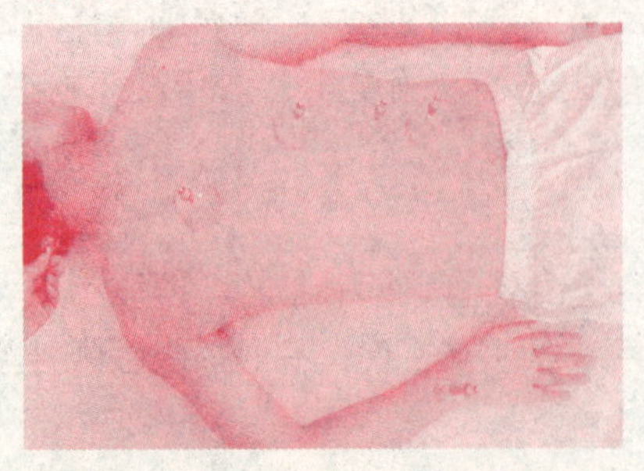

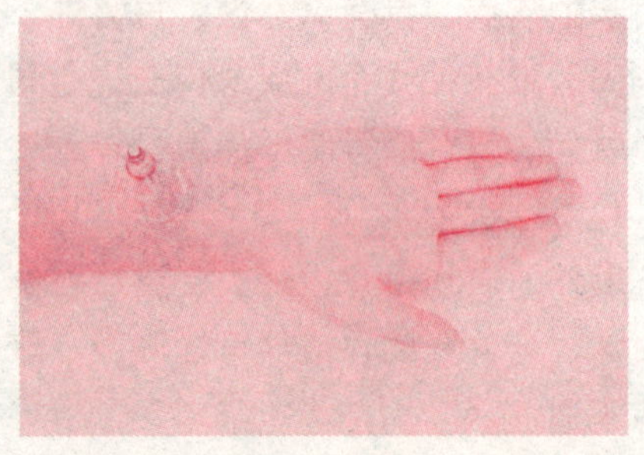

方法二:采用针罐法，取风池穴、肺俞穴、心俞穴、鸠尾穴、中脘穴、气海穴、神门穴、丰隆穴、三阴交穴部位，用毫针进行针刺，通过捻转提插得气。再用闪火法将火罐以针刺处为中心吸拔于上述穴位上，扣在针上，留罐

10～15 分钟后起罐起针。隔日 1 次，5 次为 1 疗程。

方法三：采用火罐法和刺络拔罐法，取大椎穴、足三里穴、长强穴、百会穴进行吸拔，留罐 10～15 分钟。接着，充分暴露背部，施术者用梅花针在大椎穴部位叩刺，至被刺部位皮肤的针眼渗出血后，用火罐吸拔于穴位上，留罐 5～10 分钟，至罐内出血数滴。抽搐明显者加拔肝俞穴、肾俞穴、太溪穴、三阴交穴；喉中痰鸣、昏蒙不醒者加拔脾俞穴、肾俞穴、丰隆穴、气海穴。隔日 1 次，10 次为 1 疗程。

神经衰弱

神经衰弱是指精神容易紧张和脑力容易疲劳，常伴有情绪烦恼和一些心理生理症状的一种神经症，是一种常见的慢性功能性疾病。青壮年期发病较多，脑力工作者较常见。造成神经衰弱的原因主要有三点：其一，精神过度紧张，工作学习压力大，得不到适当的休息；其二，长期思虑过度，思前想后过度用脑；其三，生活规律失常，或规律的生活节奏突然受到严重、持续的干扰。

1. 主要症状

容易兴奋、易激惹；脑力易疲乏，注意力不集中；头痛，部位不固定；失眠，多噩梦，同时伴有心动过速、汗出、厌食、便秘、腹泻、月经失调、早泄等症状。

2. 拔罐治疗

(1) 拔罐选穴：

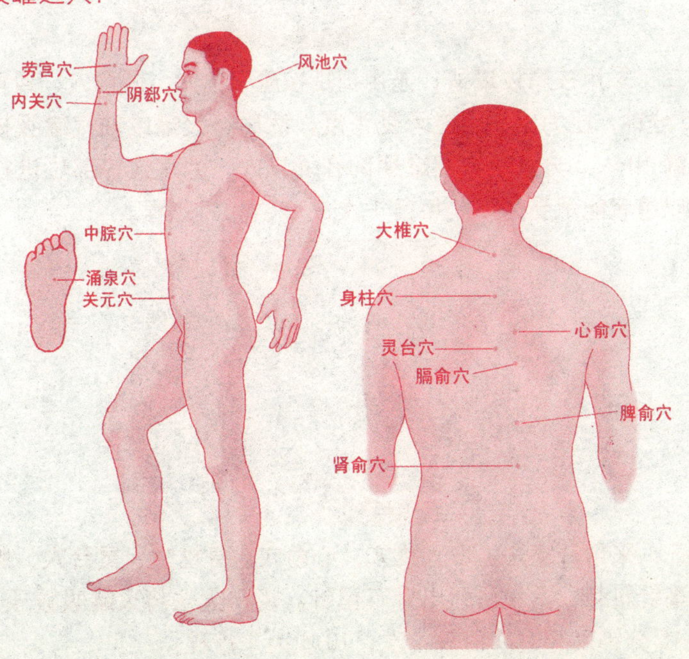

中脘穴、关元穴、内关穴、阴郄穴、大椎穴、身柱穴、风池穴、心俞穴、膈俞穴、肾俞穴、涌泉穴、劳宫穴、灵台穴、脾俞穴。

(2) 拔罐方法:

方法一：采用真空抽气罐法或火罐法，取中脘穴、关元穴、内关穴、阴郄穴，用抽气罐或者火罐进行吸拔，留罐时间为 10～15 分钟。再取大椎穴、身柱穴、风池穴、心俞穴进行吸拔，留罐时间为 10～15 分钟。隔日 1 次，10 次为 1 疗程。

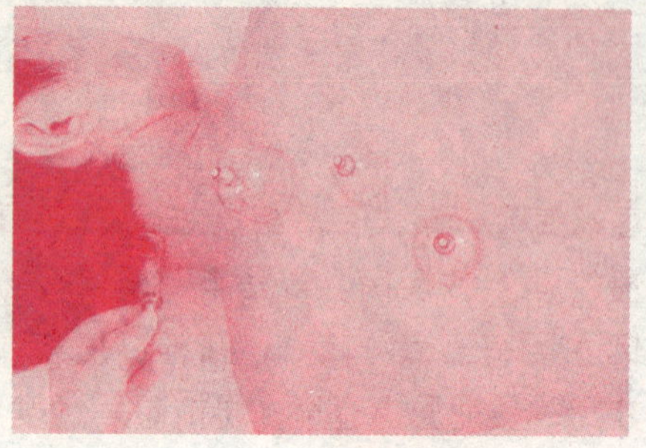

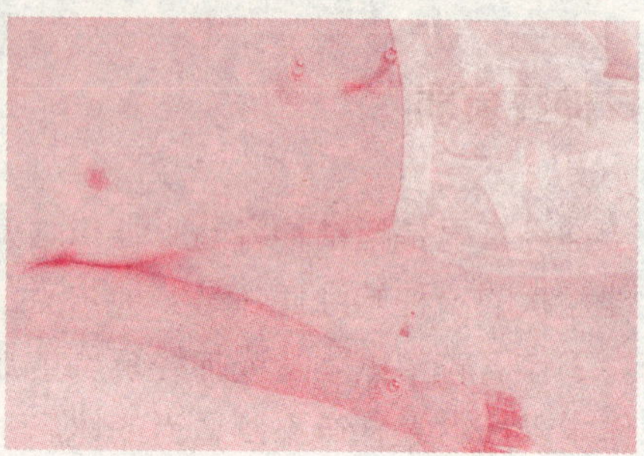

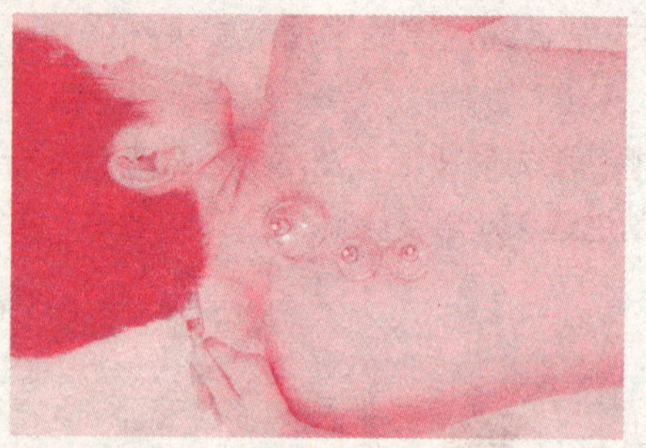

方法二：采用按摩拔罐法，先用拇指按摩心俞穴、膈俞穴、肾俞穴、内关穴 10～15 分钟，压力以患者能承受为度，然后将火罐或抽气罐吸拔在上述穴位上，留罐 10～15 分钟。在留罐期间在涌泉穴、劳宫穴等部位进行按摩或指压，压力以患者能承受为度。每日 1 次，10 次为 1 疗程。

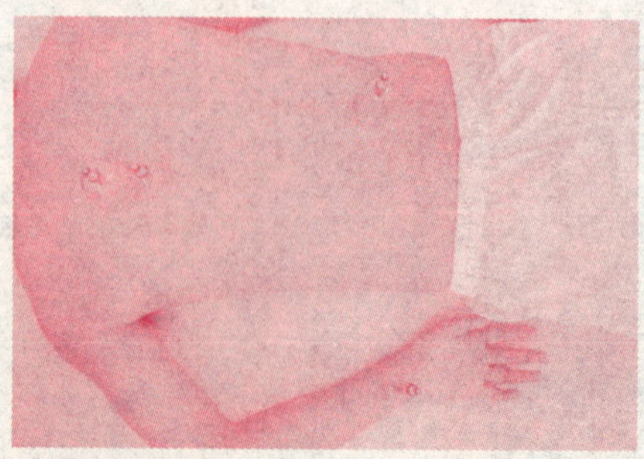

方法三：采用针罐法，取大椎穴、心俞穴、身柱穴、灵台穴、脾俞穴、肾俞穴，用毫针斜刺，得气后即出针不留针。用闪火法将火罐吸拔于上述穴位，留罐 10～15 分钟后起罐。每日 1 次，10 次为 1 疗程。

癔症

癔症是一种常见的精神障碍，是由明显的精神因素，如生活事件、内心冲突或情绪激动、暗示或自我暗示等而引起的一种急性神经官能症。癔症有明显的遗传因素特征，患有癔症的人通常情感丰富、暗示性强、自我中心、富于幻想，而且一遇到急剧的、突发的精神刺激可引起癔症的突发。除了遗传外，患有颅脑外伤、急性发热性疾病、妊娠期或月经期时引起大脑皮层功能减弱，引起癔症。

1. 主要症状

（1）多数表现为精神障碍，或意识朦胧状态，自言自语。

（2）突然发生哭喊吵闹、捶胸顿足、撕衣毁物、碰壁撞墙。

（3）患者对所经过的一段时间的部分内容遗忘。

（4）白天出现漫游症状。

（5）感觉障碍，对一般的声、光刺激难以忍受，或对刺激的感觉性降低或缺失，有的还表现为突然失明、耳聋等。

以上种种情况在患者清醒后可部分记起，或完全没有记忆。

2. 拔罐治疗

（1）拔罐选穴：

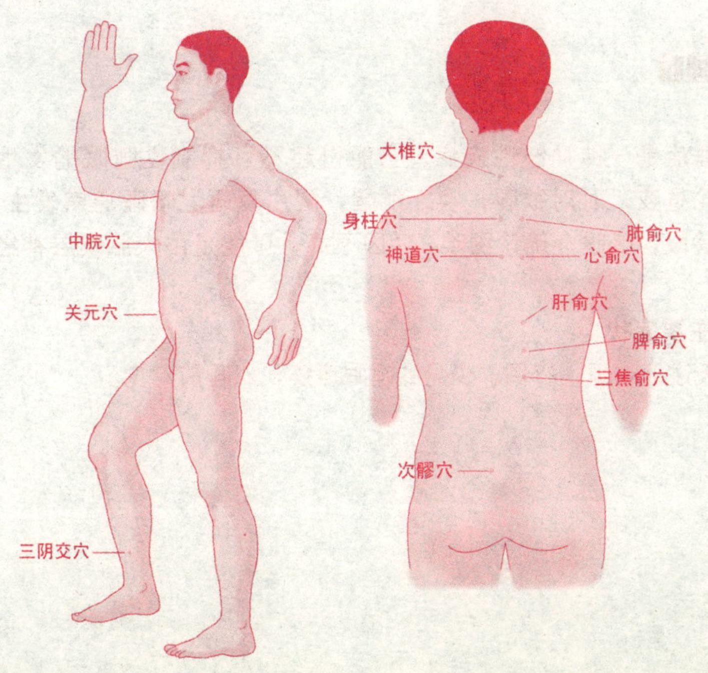

大椎穴、心俞穴、肝俞穴、神道穴、脾俞穴、身柱穴、肺俞穴、三焦俞穴、次髎穴、中脘穴、关元穴、三阴交穴。

(2) 拔罐方法:

方法一:采用刺络拔罐法,取大椎穴、心俞穴、肝俞穴,或神道穴、脾俞穴、身柱穴,用三棱针进行快速点刺,至微出血后,用火罐吸拔于上述穴位上,留罐 10～15 分钟,至罐内出血数滴。每次选取一组,交替拔罐。每日 1 次,10 次为 1 疗程。

方法二:采用温罐法,取肺俞穴、心俞穴、三焦俞穴、次髎穴、中脘穴、关元穴、三阴交穴,用抽气罐或者火罐再进行吸拔,留罐时间为 10～15 分钟。起罐后,用艾条温灸上述穴位 5～10 分钟,也可先用毫针轻刺后再拔罐。隔天 1 次,10 次为 1 疗程。

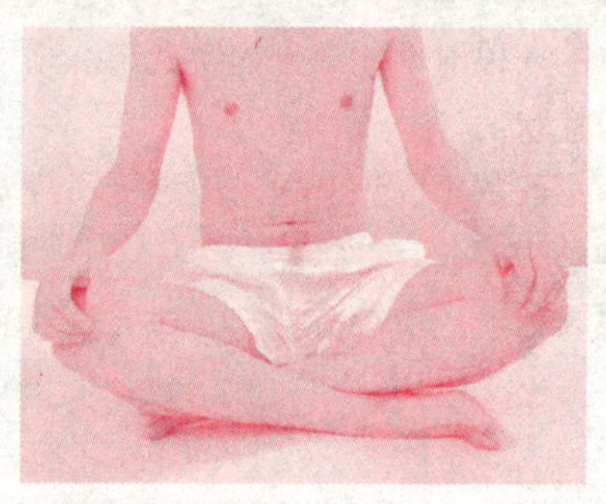

嗜睡症

嗜睡症是一种神经性疾病,它能引起不可抑制性睡眠的发生。其特点是:不论昼夜,时时欲睡,唤之能醒,醒后复睡。嗜睡通常发生在 15～30 岁的年龄段,嗜睡症确诊困难,病因不清,可能是由大脑皮层神经功能紊乱所致。

1. 主要症状

白天过度嗜睡,猝倒,少见的睡眠瘫痪,入睡前幻觉。

2. 拔罐治疗

（1）拔罐选穴：

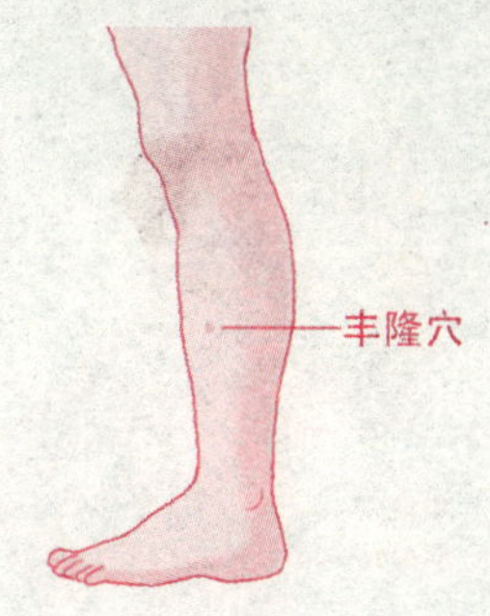

丰隆穴。

（2）拔罐方法：

采用刺络拔罐法，取丰隆穴，用三棱针直刺穴位血络出血，用火罐吸拔于丰隆穴上，留罐 10～15 分钟，至罐内出血数滴。隔日 1 次，10 次为 1 疗程。

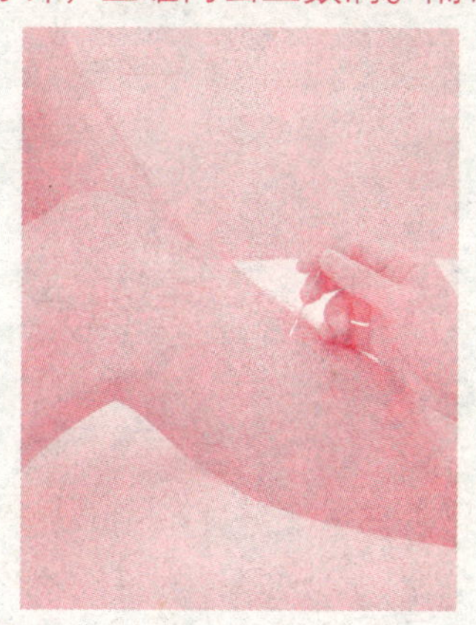

黄疸

黄疸是指由于血清总胆红素浓度升高而引发的皮肤、黏膜、巩膜黄染。分为溶血性黄疸、肝细胞性黄疸和胆汁瘀积性黄疸。本拔罐法对于溶血性黄疸疗效不大。黄疸的诱发原因较多，如患有各种疾病如病毒性肝炎、肝硬化、肝癌、败血症、伤寒等引起肝细胞广泛损害，患有各种疾病如胆结石、胰头癌、胆管炎、药物性胆汁瘀积等疾病引起胆道梗阻及胆汁排泄障碍等，都会引发黄疸。

1. 主要症状

目黄、身黄、小便黄，可伴有发热、头痛、呕吐、乏力、食欲下降、皮肤瘙痒、右上腹疼痛等症状。

2. 拔罐治疗

(1) 拔罐选穴：

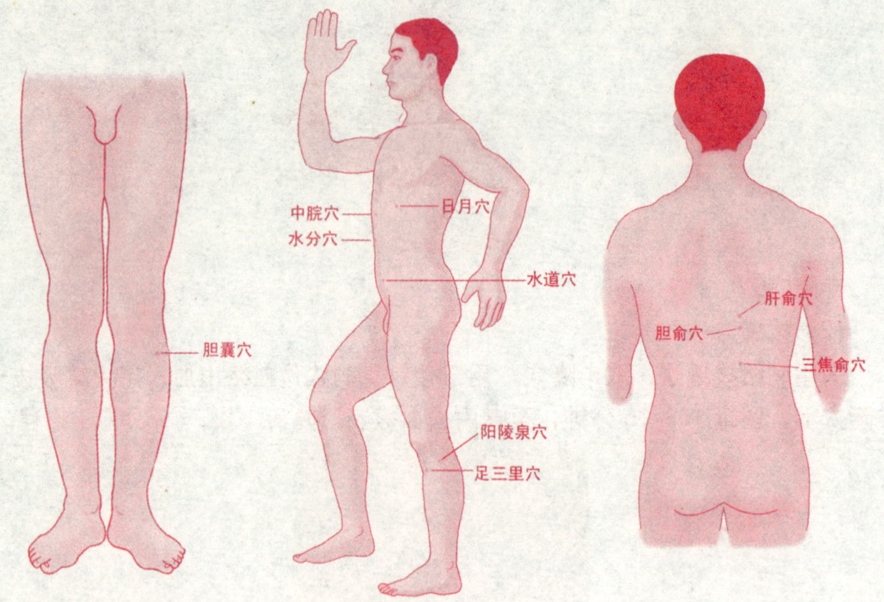

日月穴、中脘穴、水分穴、水道穴、足三里穴、胆囊穴、阳陵泉穴、肝俞穴、胆俞穴、三焦俞穴。

(2) 拔罐方法：

采用真空抽气罐法或火罐法，取日月穴、中脘穴、水分穴、水道穴、足三里穴、胆囊穴、阳陵泉穴，用抽气罐或火罐进行吸拔，留罐时间为 10～15 分钟。再取肝俞穴、胆俞穴、三焦俞穴进行吸拔，留罐时间为 10～15 分钟。每日 1 次，10 次为 1 疗程。

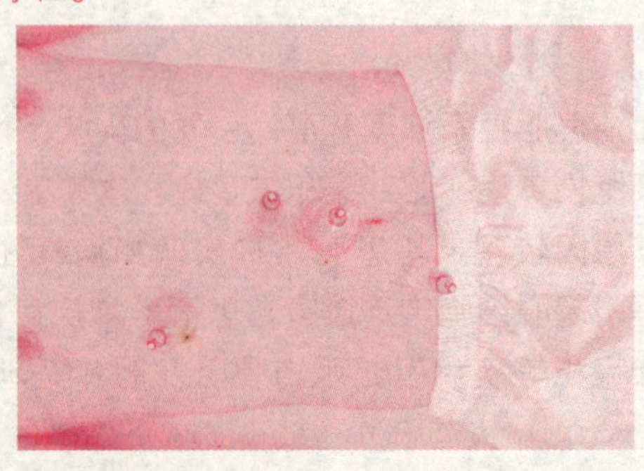